地域包括ケア時代の

医療ソーシャルワーク
実践テキスト

第3部では地域共生社会におけるMSWの役割とその方法論を提起している。2021年より「地域共生社会の実現のための社会福祉法等の一部を改正する法律」が施行されている。法はつくられても，実践者たちの不断のチャレンジの積み重ねがなければ，実効性のある中身は実現しないだろう。

本書の一番のチャレンジは地域共生社会に対応する戦略も盛り込んだことである。

MSWに期待される役割の変化を概観し，地域共生社会が求められる社会状況を認識すれば，MSWが活躍する時代が到来したと理解できる。新社会福祉法の「地域共生社会の実現のため」には分野・制度の縦割りを越えた「共生型サービス」や住民も巻き込んだ「重層的支援体制」が掲げられている。

MSWはもともと患者のニーズに応えて分野を問わず「共生型サービス」を実践してきた。また，退院支援，在宅医療にかかわれば，必然的に地域資源にもつながる。しかし，国が30年前に『医療ソーシャルワーカー業務指針』で示した「地域活動」領域の実践の集積は残念ながら乏しい。MSWが地域に出向いての実践には，財政的，所属組織的などの環境の未整備が足かせとなっているのも事実である。

にもかかわらず，目の前の患者・家族の実態から見えてきた生活問題の奥に踏み込み，地域実践に乗り出した先駆的事例がある。そこでは，ケースワークにとどまらず，職種を越え，さらに住民と協働したソーシャルアクションに挑んでいる。これら変化を生みだす力，コーディネートスキルなどの実践技法も加えて示した。

各執筆者たちはいずれもMSWたちであり，MSW歴のある教員たちである。地域共生社会実現のために，今こそMSWの出番だとの自負を持って，ソーシャルワークの原点からの思考，MSW職の魅力，チャレンジしていく面白さなどを伝えたいと執筆している。MSWを志望する学生，新人MSW，関連分野の方々も，このテキストを活用して実践力を高めていただければ幸いである。

本書発刊の次のステップとして本書を使った全国的な研修の展開を計画している。すでに，初版を使って「面接技法」や「疾病がもたらす生活障害」の研修を各地で開催したが，いずれも好評だった。特にケアマネジャーの方々の参加が多い。医療と福祉にまたがる職種としての学習ニーズが同じなのだろうと感じている。研修会が職種を問わず開催され，講師依頼があることを待している執筆陣たちである。豊かな実践力を持つ専門職のよりよい支援が，利用者のもとに届くことを何より願ってやまない。

2021年8月

編者を代表して　村上須賀子

はじめに

　ありがたいことに，2018年に発刊した本書の第1版が完売し，改訂版の制作となった。

　発刊のもともとの動機は，現場の医療ソーシャルワーカー（これ以降，本文中においてもMSWとする）から教員になった者たちの「社会福祉士が医療の場で活躍するには，その養成課程に欠落部分が多いのではないか」という，問題意識であった。加えて，胎動を始めた地域包括ケア時代における新たなMSW実践をも視野に入れたテキストが必要だと考えた。

　そこで，日本医療ソーシャルワーク学会内でMSWを中心に医師，研究者などでプロジェクトチームを組み，この地域包括ケア時代においてMSWに求められている能力は何かを明確にする議論を行って本書の構成を企画した。したがって，社会福祉士の国家試験受験科目である「保健医療と福祉」とは一線を画し，より，医療ソーシャルワーク実践に踏み込んだ内容とした。

　養成課程の教科書ではないにもかかわらず多くの読者の手に渡ったということは，MSWたちの実践上のテキストのニーズにかなっていたのだと意を強くしている。

　改訂版では，3部構成とし，実践に主眼を置いた，より網羅的，具体的な内容も補充した。

　第1部では医療ソーシャルワークの基礎とし，初版の面接技法や社会資源活用に加え，患者の自己決定，権利擁護の項目を設けた。また，MSWのテキストであることから，国がソーシャルワークの中でも特にMSW業務に特化して示した『医療ソーシャルワーカー業務指針』の解説からまず始めている。MSW業務を実践するために，どのような知識と支援スキルと業務実践上の組織（環境）が必要であるかの視点で，本書全体を読み進めていただきたい。

　本書でMSWの基礎として取り上げた知識の特徴の第一は「疾病がもたらす生活障害」の章である。実践の場が医療領域である以上，共通言語として，ある程度の医学知識は欠かせない。ましてや，チーム医療の一員として組み込まれ，カンファレンスに参加する立場としては不可欠であろう。執筆依頼をした医師たちは，単に疾患の医学知識だけでなく，その疾患が生活に及ぼす影響に力点を置いて解説し，生活支援上における留意点についても医師の視点から指摘している。ことに，在宅療養支援診療所医師の豊かな実践経験からの提言は，地域包括ケア時代のMSW実践に示唆的である。

　何より実践の基礎は面接技法である。ここでは「解決構築アプローチ」に絞り，事例を多用し，明日からでも実践できるように多くの頁を割いている。

　第2部では実践現場の現状を示した。第1部に示した医療ソーシャルワークの基礎を，実践現場でどのように展開しているかについて，多くの個別事例から読み取れるだろう。

　地域包括ケアに向けた「MSWのポジショニングはいかにあるべきか」は，今後の重要課題ではある。その模索例を挙げ，今後の議論の材料として提供している。

推薦のことば
地域共生社会に向けての医療ソーシャルワークの生きた実践例を学ぶ

　日本医療ソーシャルワーク学会（会長・中川美幸）は今日的な地域包括ケア時代に対応する画期的な医療ソーシャルワーク書を再度上梓した。これにより退院支援の枠を越えた医療ソーシャルワークの生きた実践例を学ぶことができるだけでなく，地域共生社会におけるMSWの役割の可能性を展開している。

　従来の医療ソーシャルワーク論は，どちらかといえば患者および家族へのさまざまな物心両面の支援と退院支援を中心としており，必ずしも地域包括ケアシステムの構築には対応していなかった。またソーシャルワーク技術においても，地域資源を開拓し創造するコーディネイト・スキルの強化にはほとんど言及されていなかった。そのため，例えば，社会福祉士ないし精神保健福祉士の養成施設を経て国家資格を取得したとしても，本格的な医療ソーシャル論も学ばず，医療現場実習もほとんど体験していない。このような新人がMSWとして働きはじめる際の苦難は図り知れないものがあった。

　本書はMSWとして歩みはじめ，患者や家族と共に歩を進める後輩たちを挫折させず，確かな力量を発揮する手法として，日本医療ソーシャルワーク学会のベテランMSWが全力投球し出来上った労作である。

　各々の章では，MSWを目指す学生，新人MSW，初学者のための最新の必須知識が盛り込まれており，特に相談援助に行き詰まりを感じた時の判断のポイントを実際例から学びやすく記述され，繰り返しになるが，医療ソーシャルワークの今日的実践例を学ぶことができる。ここには社会福祉士や精神保健福祉士の業務と理解を越えた医療ソーシャルワーク独自の詳細な解説がある。

　なお本書の特色は，なんと言っても，まず第3部「地域共生社会における医療ソーシャルワーカーの役割」にあり，MSWによる地域包括ケアシステム構築につなげる仕組づくりが，そして地域共生社会づくりに対するMSWの貢献について，本邦で初めて提案されている。

　「おわりに─新しいMSWのポジショニング」では，1989年の「（医療）ソーシャルワーカー業務指針」をさらに進化・深化させた2002年の「医療ソーシャルワーカー業務指針」を踏まえて，次のような積極的な提案をしている。すなわち，MSWを単なる保健医療分野の社会福祉士とする誤った見解がMSWの独自性を無視し，MSWの業務や専門性の向上の足かせとなってきたとの指摘を行い，MSWの教育養成では卒後の現任者教育にもっぱら委ねられ，卒前教育が全く疎かにされているとしている。ましてやMSWの病院や診療における配置基準が存

在せず，さらに2025年を目途としている地域包括ケアシステム構築に向けた期待されるMSWの養成は不問にされているとして，新たな教育課程（社会福祉士養成課程に上乗せしたMSW養成課程）を意欲的に提案している。

　私もそれに共感できる内容だが，国家資格としては医療福祉士[1]（私の造語では地域医療福祉士[2]）を社会福祉士の上級資格としてしまう可能性の難点が払拭できない。しかし言うまでもないが，もし社会福祉士や精神保健福祉士の養成内容に上乗せしたMSW養成課程が担保されなければ，配置基準も診療報酬その他も十分な実現は極めて困難であることは間違いない。

　いずれにしても，本書はこれからの地域共生社会におけるMSW養成を担保するテキストとして構想した優れた挑戦的専門書である。地域包括ケア時代にふさわしい医療ソーシャルワーク専門職の必要性は，本書によっても十分に語られていると考える。関係各位にはぜひ必読のものとして推薦したいものである。

引用・参考文献
1）京極高宣：医療福祉士への道～日本の医療ソーシャルワーカーの歴史的考察，医学書院，2008.
2）京極高宣：在宅医療に関わる多様な職種と求められる人材，在宅医療と人材養成・人材確保（明日の在宅医療 第6巻 第1章），P.25～26，中央法規出版，2008.

日本医療ソーシャルワーク学会 顧問
（国立社会保障・人口問題研究所 名誉所長）
（日本社会事業大学 名誉教授）
（社会福祉法人浴風会 名誉理事長）

京極髙宣

目次

第1部

医療ソーシャルワークの基礎

利用者理解入門

1. 利用者理解の視点

「目の前の利用者をどのように理解するのか？」の基本は，横軸の理解と縦軸の理解とがあると考える。

横軸理解—エコロジカル視点

横軸の理解の視点は，エコロジカル視点である。エコロジカル視点とは，人もまた他の生物と同様，過去から現在までの個体と環境とのバランスの中で生きてきて，今ある環境の変化の中で微妙に変容を遂げる生態学的な有機体であるとする視点である。ソーシャルワークで言えば，人と環境は切り離しては考えられず，その両者は相互作用的でダイナミックな関係であるととらえる。「人は環境により影響を受ける。そして，環境もまた人の意識変革によって，人が変わることで環境も変わり得る」との視点である。人も環境（システム・制度）も固定したものではなく，歴史的な変化を遂げるとしている。したがって，個人と環境の平面図は固定したものではなく，常に変動している。これは，「歴史的な変化の中にある人」という人間観であり，歴史観である（**図1**）。

例えば，交通事故の後遺症で高次脳機能障害を抱えて退院し，職場復帰を目指す患者支援を考えてみよう。単に本人の社会復帰への意欲に働きかけるのみでは，成就は困難であろう。家族の支える力はどうか？　職場の同僚，上司の理解と協力はどうか？　労働環境はどうか？　改善要求を支援する団体はあるか？　ピアサポートはあるか？　高次脳機能障害者を支援する社会保障制度はどうか？　など，当事者に関連する「環境」の状況を次々確認していく必要があるだろう。このような視点で第2部第2章の事例群を読んでみてほしい。ソーシャルワーカーのエコロジカル視点が具体的に理解できるだろう。また，この視点の視覚的活用法として，ジェノグラム，エコマップ，ソシオグラムを後述する。

縦軸理解—生活史把握

ソーシャルワーカーは時として，「この人はどうしてこの考え方をするのだろう」とか「この親子関係はどうしてこのように疎遠なんだろう」とか，患者家族の生活の仕方の理解に苦しむことがある。そのような時，その人たちの人生の歩みをたどってみると，「あーなるほど，そうなのか」と腑に落ちることがある。筆者が経験した被爆者たちの生活史を例に述べてみる。

被爆者川本美紀子さん（仮名）は，「原爆が原因で病気になった」と国が認める「認定被爆者」の申請をして却下となり，落胆していた。MSWとしてかかわった筆者は不服申し立てを提案したが，「もう，いいです」と応じない。

53歳（面接当時）でつややかな白髪となっている彼女の生活史を，筆者は聴き取っ

図1　エコロジカル視点

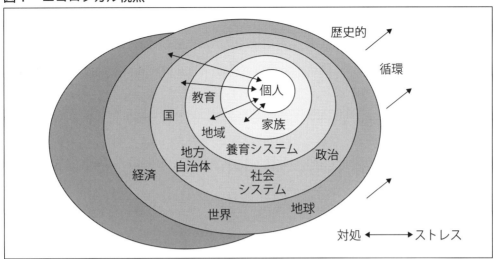

ていった。被爆時，工場の窓際にいたためガラス片をまともに受け，左顔面裂傷，両眼失明。被爆直後の急性症状に始まり，白内障手術，顔面形成手術，慢性肝障害，肝硬変，食道静脈瘤破裂と，病歴はまさに「病との闘いの連続」と言えるものであった。父の死没後，生活苦もあり，医療特別手当が支給される「認定被爆者」の申請をしたのである。

　「被爆後しばらく，私は死んだ方がいいとばかり思っていた。バラックでムシロを敷いて寝ていただけです」と何度かの面接後にやっと語り始めた。当時，18歳。その時代を生きた小柄な乙女の姿を想った。そして，今まで聞いたり，読んだりした被爆体験や敗戦直後の日本人の暮らしなど，自分の知識を総動員して聴き続けた。と同時に，可能性を夢見ていた18歳の頃の自分の記憶を重ねてみた。彼女は，病弱な身を押して，視覚障害者更生施設へ入所し，30歳で遅い自立への旅立ちを始めている。筆者の30歳は，共働きで出産と育児に一番慌ただしく活力に満ちた時代だった。

　こうした病歴と生活歴を1枚の生活史年表に落とし込んでいった（「生活史年表」〈P.12〉参照）。それは，筆者自身の生活史にも引きつけて想いをめぐらし，感じ，記憶していく過程であった。その末にやっと，彼女の人生の可能性を奪ってきた原爆への憤りとそれを認めぬ国へのやるせなさ，絶望が「もう，いいです」と言わしめたのだと，筆者の胸に落とすことができたのである。

　生活史把握の意味は，このような利用者理解の方法という側面に加えて，語る人にとっての意味がある。語る人にとっての意味は，自らのアイデンティティー獲得過程としての意味である。

　これも被爆者の例から説明してみよう。

　山崎静子さんは，爆心1.7kmで被爆し，息子は原爆白内障と難病による肢体不自由という重複障害を抱えていた。夫は戦死し，「戦傷病者戦没者遺族等援護法」の年金受給中だった。老いて働けなくなった静子さんは重度障害の息子に加給年金申請が可

能ではないかと気づいた。申請には戦後の病歴，生活歴の申立書を要し，筆者と共に親子の生活史年表づくりに取り組んだ。煩雑な申請作業が終わると，静子さんは修学旅行生などに被爆体験を語り始めた。親子の生活史を確認することで自らの人生を客観視し，「私の生きてきた歩み，その証言には意味がある」と認識しての行動である。自らのアイデンティティーを獲得し，自分の使命，つまり，被爆者としての使命を果たそうと語り部を積極的に続けたのである。利用者が自分らしい生活を構築していくプロセスにおける自らの客観視のツールとして，生活史年表は有効である（**表1**，記入の手順などは後述）。それはまた，ワーカーにとっては利用者と目標を共有するツールともなるのである。

生活史年表

表1に示したものは，筆者の教え子で現職のMSWの生活史である。

◆記入の手順

①生まれた年を0とし年齢を書き込み，家族の年齢も書き込む。家族全員の歳月を刻み込む。

②西暦と和暦を刻む（聴き取りをしていく時，和暦で覚えている場合が多い）。

③生活の変化と影響を受けた出会いを記入していく。

◆生活史作成によって見えてくるもの

・病気，事故，家族の死，転職などの危機が，どのようなライフステージで起こったのか理解できる。

・危機状態の時の家族関係とその後の家族員への影響も理解できる。

・景気の変動，被災，事件，社会保障制度の変遷など，社会背景と重ねつつ理解できる。

・人とのつながり，人的資源の質と量を推し量ることができる。

・今，目の前にいる人の個性（価値観）を知る方法となる。

表1　生活史年表の例

西暦	和暦	年齢	生活史 私	家族構成と家族の年齢						出会い	世の中の動き
				祖父	祖母	父	母	妹	夫		
1983	昭和58	0	山口県に生れる	72	69	36	33				東京ディズニーランド開園
1984	昭和59	1		73	70	37	34				
1985	昭和60	2		74	71	38	35	0		妹生まれる	
1986	昭和61	3		75	72	39	36	1			
1987	昭和62	4	父の転勤でアメリカに引っ越し	76	73	40	37	2			
1988	昭和63	5	祖父、在宅で看取る	77	74	41	38	3			
1989	平成1	6	祖母、がんで亡くなる		75	42	39	4			
1990	平成2	7				43	40	5			
1991	平成3	8				44	41	6			
1992	平成4	9				45	42	7		初恋　近所のマーク	アニメ「美少女戦士セーラームーン」放送開始
1993	平成5	10	アメリカから山口県の実家へ戻る			46	43	8			
1994	平成6	11				47	44	9			
1995	平成7	12	喘息のための3カ月入院。院内学級に通う			48	45	10			阪神・淡路大震災
1996	平成8	13	小学校卒業。中学入学			49	46	11			HIV訴訟和解
1997	平成9	14				50	47	12			
1998	平成10	15				51	48	13		担任の小泊先生	長野冬季五輪開催
1999	平成11	16	中学卒業。高校衛生看護科へ入学			52	49	14		部活の顧問三原先生	
2000	平成12	17				53	50	15			
2001	平成13	18	高校卒業。准看護師取得。福祉系大学へ入学			54	51	16			
2002	平成14	19				55	52	17		村上須賀子先生・ゼミ仲間	
2003	平成15	20				56	53	18			ミクシィ　サービス開始
2004	平成16	21				57	54				
2005	平成17	22				58	55			実習指導者　永本さん	
2006	平成18	23	大学卒業。MSWとして就職。精神保健福祉士の資格取得			59	56			先輩ソーシャルワーカー	Twitterサービス開始
2007	平成19	24	ひとり暮らしを始める。社会福祉士の資格取得								iPhone発売
2008	平成20	25									
2009	平成21	26									
2010	平成22	27	病院を転職							原爆相談員の会	
2011	平成23	28								舟橋恵惠先生・被爆者藤井澄さん	東日本大震災
2012	平成24	29	介護支援専門員の資格取得								
2013	平成25	30									2020年五輪に東京開催が決定
2014	平成26	31									Instagram日本語アカウント開設
2015	平成27	32								被爆者　川中宏子さん	被爆70年
2016	平成28	33									
2017	平成29	34									
2018	平成30	35								松本さん夫妻	平成30年7月豪雨
2019	令和元	36	結婚								
2020	令和2	37							44		COVID-19によるパンデミック，東京五輪延期

13

ICFの視点から

◆アセスメントツールとして活用できるICF（国際生活機能分類）

　ソーシャルワークにおける利用者理解の前提として，エコロジカル視点に基づく人と環境との相互作用への理解は不可欠である。利用者と共に，人と環境との相互作用をアセスメントするために有用なツールの一つとして，国際生活機能分類（International Classification of Functioning, Disability and Health：ICF）がある（**図2**）。

図2　ICFの概念図

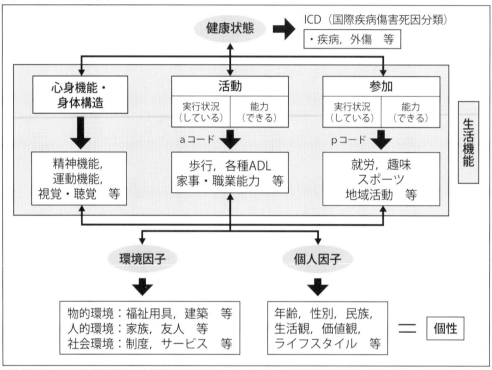

厚生労働省大臣官房統計情報部編：生活機能分類の活用に向けて―ICF（国際生活機能分類）：活動と参加の基準（暫定案）―，P.4，厚生労働統計協会，2007.

　これはWHOが2001年に採択したもので，人の健康状態を「心身機能・身体構造」「活動」「参加」「個人因子」「環境因子」という5つの要素の関連でとらえ，人の生活機能に関する項目がアルファベットと数字を組み合わせて分類されている。ICFは，多職種協働（Interprofessional Working：IPW）によって展開されている保健医療分野において，多職種間の共通言語となっていることから，MSWにとっても，有効に活用されることが期待される。

◆生活機能の評価項目コードおよび評価点

　ICFでは，個人の活動や参加について，**表2**に示す評価項目コードごとに「実行状況」「能力（支援なし）」「能力（支援あり）」の3つで評価を行い，その表記法は**表3**のとおりである。評価点（暫定案）が提示されている。なお，活動と参加の評価項目コードの冒頭に用いられるアルファベットには，活動ではa（activities）が，また

表2　評価項目コード

○b110～b899：**心身機能**

○s100～s899：**身体構造**

○d110～d999：**活動・参加**（学習と知識の応用，一般的な課題と要求，コミュニケーション，運動・移動，セルフケア，家庭生活，対人関係，主要な生活領域，コミュニティライフ・社会生活・市民生活）

○e110～e599：**環境因子**（生活品と用具，自然環境と人間がもたらした環境変化，支援と関係，態度，サービス・制度・政策）

厚生労働省大臣官房統計情報部編：生活機能分類の活用に向けて―ICF（国際生活機能分類）：活動と参加の基準（暫定案）―，P.4，厚生労働統計協会，2007.

表3　評価点（暫定案）

〈評価コードごとの評価点の表記法〉

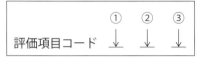

①実行状況の評価点
②能力（支援なし）の評価点
③能力（支援あり）の評価点

〈評価点基準〉

0：普遍的自立　　1：限定的自立　　2：部分的制限　　3：全面的制限
4：行っていない（活動の場合）／行うことができない（参加の場合）

厚生労働省大臣官房統計情報部編：生活機能分類の活用に向けて―ICF（国際生活機能分類）：活動と参加の基準（暫定案）―，P.4，厚生労働統計協会，2007.

参加では p（participation）が用いられる。

◆ICF評価点の活用例

40歳，男性，Aさんの場合

交通事故で脊髄損傷となり，訓練により通常は車いす使用の状態だが，短距離の歩行も可能となり，会社側の環境整備により，職場復帰を果たすことができた。事故前にはテニスを愛好していたが，新たな楽しみとして車いすテニスを希望している。評価点とその変化は，次のとおりであった[1]。

①a4104立つこと	急性期a4104.444，訓練後a4104.220，a4104.020に改善。
②a4500短距離歩行	訓練後a4500.430，a4500.230，a4500.030に改善。
③a9201スポーツ	訓練後，車いすテニス可能となり，a9201.040に改善。
④p850報酬を伴う仕事	訓練後p850.400，職場の環境整備でp850.000に改善。

このように，ICFの活用により生活機能の変化を数値で表すことができる。多職種からなる保健医療分野のチームケアにとって，患者の社会生活機能の評価にあたって共通理解を得られると共に，ソーシャルワークにおいて，数値を根拠としたアセスメントの可能性を示唆するものである。

2. 利用者理解の方法 (マッピング技法)

　ソーシャルワークでは，利用者理解の方法，すなわちアセスメントにおいて各種の図表が活用されている。図表は，アセスメントにおいて活用されるほか，モニタリングや効果測定において活用されるものもあるが，本節で取り上げる図表は，アセスメントに用いられるものに限定している。

　アセスメントに用いられる図表には，ジェノグラム，エコマップ，ソシオグラム，ソーシャルネットワークマップ，ソーシャルネットワークグリッド，PIE（Person-in-Environment System）などがあるが，本節ではこれらのうち前3者を取り上げている。

　ちなみに，モニタリングや効果測定に用いられる図表については，目標達成スケール（Goal-Attainment Scale：GAS）や単一事例実験計画法における時系列記録（Time Series Record）などがある。

　なお，図表は，言うまでもなくソーシャルワーク記録の一部でもある。そこで，ソーシャルワーク記録における図表の位置づけについては，第1部 第3章 第8節「医療ソーシャルワークの記録」（P.58）にて説明する。

ジェノグラム (家系図)

　ジェノグラム（genogram）は，三世代以上の家族の情報を図式化した世代関係図のことで，ソーシャルワークにおいてはマックゴールドリックとジャーソンによって開発された（**図3**）。ジェノグラムは，世代間伝承などの理解や，誕生・結婚・離死別などの出来事についての理解に活用できる（**図4**）。ジェノグラムを基に家族関係を書き入れたものがファミリーマップ（family map）であり，家族成員間の情緒的関係の理解に活用できる（**図5**）。

　ジェノグラムやファミリーマップを利用者や家族と共に作成することによって，自らの状況理解に活用することもできる。

エコマップ (社会関係図)

　エコマップ（eco map）は，生態学視点（ecological perspective）の立場から，ハートマンによって考案された図表で，生態地図とも呼ばれる。

　エコマップは，利用者および家族を図示したジェノグラムやファミリーマップを中心に置いて，利用者および家族を取り巻くさまざまな環境（関係職種，関係機関，ソーシャルサポートなどの社会資源）との関係について，ファミリーマップの表記法に類似した線や矢印によって図示するものである（**図6**）。エコマップでは，家族関係などについてはファミリーマップと同様の表記法が用いられるほか，人と環境との関係については他の表記法も用いられる（**図7**）。

　エコマップの表記法には，利用者および家族を中心として軸を入れ，例えばフォーマルな社会資源とインフォーマルな社会資源などに区分して表記する，未活用の社会

図3　ジェノグラムの例

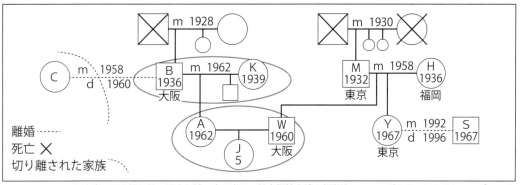

平山尚，平山佳須美，黒木保博，宮岡京子：社会福祉実践の新潮流—エコロジカル・システム・アプローチ，
P.238，ミネルヴァ書房，1998.を引用，一部改変

図4　ジェノグラムの表記法

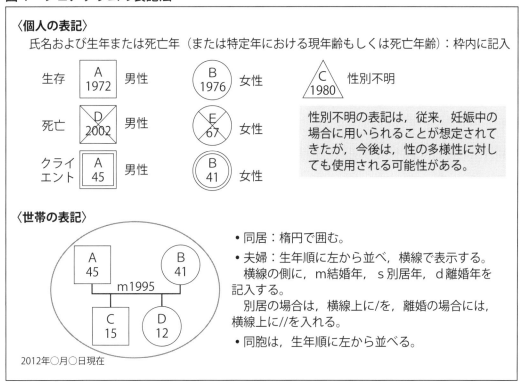

〈個人の表記〉
　氏名および生年または死亡年（または特定年における現年齢もしくは死亡年齢）：枠内に記入

性別不明の表記は，従来，妊娠中の場合に用いられることが想定されてきたが，今後は，性の多様性に対しても使用される可能性がある。

〈世帯の表記〉

・同居：楕円で囲む。
・夫婦：生年順に左から並べ，横線で表示する。
　横線の側に，m結婚年，s別居年，d離婚年を記入する。
　別居の場合は，横線上に/を，離婚の場合には，横線上に//を入れる。
・同胞は，生年順に左から並べる。

2012年○月○日現在

図5　ファミリーマップの表記法

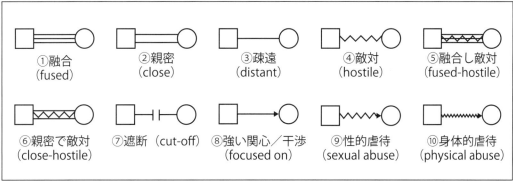

村松励：非行臨床におけるジェノグラム（Genogram）の活用，人文科学年報，No.40，P.68，2010.

図6　エコマップの例

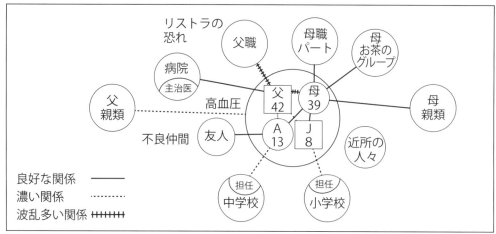

リストラの恐れ

父職

母職パート

母お茶のグループ

病院
主治医

父42

母39

父親類

高血圧

母親類

不良仲間

友人

A13

J8

近所の人々

良好な関係　　――――
濃い関係　　　…………
波乱多い関係　++++++

担任中学校

担任小学校

平山尚, 平山佳須美, 黒木保博, 宮岡京子：社会福祉実践の新潮流—エコロジカル・システム・アプローチ, P.237, ミネルヴァ書房, 1998.

図7　エコマップの表記法

1．組織 人

2．―――― 強い関係　　―――― 中等度の関係　　……… 弱い関係

3．+++ストレス・葛藤のある関係

4．―――→ 資源・エネルギーの流れ　　⇒ 将来の資源・エネルギーの流れ

資源の囲みを点線で表記するといったさまざまな工夫も見られる。

　エコマップを利用者や家族と共に作成することによる効用は，ジェノグラムやファミリーマップの場合と同様である。

ソシオグラム（人間関係図）

　ソシオグラムは，ハートフォードによって開発されたもので，グループの成員間の人間関係を図示するものである（**図8**）。ソシオグラムの表記法は例示以外の記号が用いられることもある（**図9**）。

　ソシオグラムは，ソーシャルワーカーがグループや組織に介入する場合に，グループや組織のアセスメントに有用である。ソシオグラムは通常，ソーシャルワーカーが観察などによって得られた情報に基づいて図示し，グループや組織の課題や変化を把握することができる。ソシオグラムをグループや組織に対して開示または共有する場合には，グループや組織の成員に与える影響について十分な考慮が必要となり，ソシオグラムの取り扱いには慎重さが求められる。

図8　ソシオグラムの例

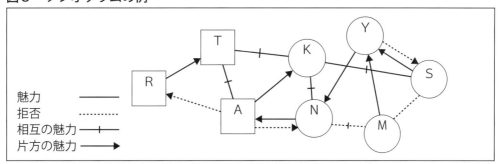

平山尚，平山佳須美，黒木保博，宮岡京子：社会福祉実践の新潮流—エコロジカル・システム・アプローチ，P.240，ミネルヴァ書房，1998.

図9　ソシオグラムの表記法

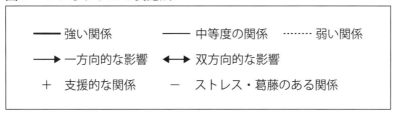

コラム 初めの一歩を考える

　私自身を振り返ってみる。大学で医療福祉は学んだが，実際に現場に入ってみると「何もできない自分」がいた。いざ患者と面接をしようとすると，途中で何を聞いたらよいのか分からなくなり中途半端に。そんな自分に院内の他職種からは「先輩MSWだったらうまくいくのに」と言われ（新人が先輩ほどできないのは当たり前なのだが），自分が劣っていると感じて落ち込んだ。また，退院支援をしていく中で，期限内に意向が違う患者と家族のケースの「結果」を求められたりすると，ソーシャルワーカーの役割って何だろうと悩んだりもした。

　このような私も気づけば，職歴12年目に入った。なぜ続けてこられたかと振り返ると，職場のMSWの先輩や同僚，大学時代の同期生や友人など，多くの人の支えがあったからだと感じる。先輩には相談を，友人には愚痴を聞いてもらったりした。また，同僚に経験年数の近いMSWがいない私にとって，医療ソーシャルワーカー協会の新人研修は心強い交流の場となった。そして，何より患者や家族から笑顔で「ありがとう」と言われると，また頑張ろうという力になった。

　新人時代，よく読み返していた本がある。

　「入職して，初めの3ヶ月は，息ができるだけで良しとしよう。次の3ヶ月で，職員とクライエントが見分けられるようになれば十分，9ヶ月になる頃には，どの人にも笑顔で挨拶ができるようになっているでしょう。」「焦らず，滅入らず，着実に。肩の力を抜いて，あなたらしさを忘れずに……さあっ！」「がんばれ，がんばれ，がんばれ！」[1]

　この言葉に新人1年目だった当時の私は支えられた。この言葉は，もちろん社会人なので実際に「息をするだけ」というわけにはいかないが，「私，ひとまず笑顔であいさつができているから大丈夫」と思うことができて救われた。誰しもが通る苦しい新人時代。そこをどう乗り越えるのかが大きな課題でもあると思う。

　今，医療情勢は厳しさを増している。病院の働く環境は人手不足で多忙である。そのため，新人にも即戦力を求められてしまうところがある。「あせらずに」を強調しておきたい。できることを一つひとつ積み重ねていけば大丈夫。患者や家族，それに先輩，仲間たちが支え，育ててくれることを信じて歩み続けてほしい。

引用・参考文献
1）荒川義子編著：医療ソーシャルワーカーの仕事―現場からの提言，川島書店，2001.

第2章

医療ソーシャルワーカー業務の実際

1. 医療ソーシャルワーカー業務指針の意味

一つの専門職が社会的に認知されるということは，どういうことだろうか。その業務の範疇が第三者にもおよそ認識され，なおかつその業務で生計を営み得る賃金が保障されることや，職場の組織体の中に位置づくことなどが必要であろう。

MSWの場合，業務の範疇に関しては1989（平成元）年に厚生省（当時）より『医療ソーシャルワーカー業務指針』（以下，「業務指針」）が示され，その業務は国からの認知を受けている。

医療機関で働く人々は医師，看護師をはじめ，国家資格者が多数を占めている。しかし，MSWは，国が「業務指針」を示しているにもかかわらず，その他の保健医療サービス専門職のように独自の国家資格化はされてはいない。医療領域のソーシャルワーカーは，精神科医療領域のみ精神保健福祉士が位置づけられている。他方，一般医療領域では社会福祉士が診療報酬上カウントされており，雇用の条件とされている場合が多いが，厳密にはMSW独自の国家資格とは言い難い。この社会福祉士とMSWの関係は，「業務指針」の成立過程から理解することができるであろう。

高齢社会を目前にした1987（昭和62）年に，社会福祉分野の専門職として「社会福祉士及び介護福祉士法」が制定された。その国会審議の衆参両院社会労働委員会において，厚生省は，「社会福祉士」とは別建てで精神科医療も含めて医療機関全般のソーシャルワーカー資格として「医療福祉士」の資格をつくることを表明し，翌1988（昭和63）年「医療ソーシャルワーカー業務指針検討委員会」（以下，検討委員会）が発足している。MSW業務は生活全般の問題にかかわる業務の特性上，いわば「よろず相談的」で「その範囲が必ずしも明確でない」ことから「何をする人か」を国家資格法制定の前にまず規定する必要があった。検討委員会のメンバーは，日本医師会，日本看護協会，保健所，全日本病院協会，日本病院会，日本精神病院協会，社会福祉・医療事業団，それに当事者団体の日本医療社会事業協会（現・日本医療ソーシャルワーカー協会）である。半年余りの議論の末，1989（平成元）年「業務指針」は全国に掲示されたのである。次のステップは国家資格法の国会上程であったが，資格化をめぐるMSW職能団体内の意見の不一致により紛糾し，「医療福祉士」国家資格は残念ながら日の目を見なかった。しかし，厚生省のお墨付きの「業務指針」は残されている。その後，13年を経過した2002（平成14）年に「業務指針」は改訂された（巻末資料2〈P.230〉参照）。精神保健福祉士法も成立し，介護保険も稼働を始めた時代背景の変化に合わせたものと言われている。

2. どのような範囲の業務を実践するのか

「業務指針」ではMSWの業務の範囲を**表1**の6領域で示している。

第2部 第2章の事例群（P.169〜191）を読みながら理解を深めてほしい。これらの事例のプロセスで分かるように，6領域の業務の範囲はそれぞれ独立したものではなく，MSWたちは一つの事例の中にそれぞれの領域を重層的に関連させながら援助過程を組み立てている（**図1**）。

①療養中の心理的・社会的問題解決，調整援助

療養中の生活全般に関する問題，例えば，家事，育児，就労など，生活上の問題解決への援助，家族関係の調整や患者同士，学校，職場，近隣などとの人間関係の調整をも含む。

ことに，がん，エイズ，難病など，疾病の受容が困難な場合や，患者の死による家族の精神的苦痛の軽減などは，心理的アプローチが重要となる。

また，第2部 第2章の事例群が示しているように，在宅療養環境整備のため関係機関などと連携し，介護保険，在宅ケア諸サービスの活用援助が多数を占めている。さらに，患者会，家族会等の育成援助，支援なども業務として含まれている。

ここでは，MSW業務全般の幅広い範疇を挙げている。事例群を読めば共通している基本的な業務内容であると分かるが，第2部 第2章 第1節「5）緩和ケア病棟における実践」（P.175）の事例などは，その典型例と言えるだろう。

②退院援助

今日，医療は機能分化し，疾患，症状に応じて医療機関を選択しなければならない

表1　業務の範囲

①療養中の心理的・
　社会的問題解決,
　調整援助

②退院援助

③社会復帰援助

④受診・受療援助

⑤経済的問題の解
　決,調整援助

⑥地域活動

図1　MSWの業務構成

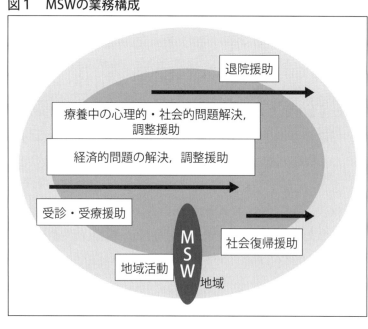

時代である。度重なる診療報酬の改定などにより長期入院は不可能になっている。終末期のがん患者でさえ在宅療養への移行が図られているのが現状である。事例群にあるように，医療機関は急性期病院，回復期リハビリテーション病棟，地域包括ケア病棟，医療療養型病棟，介護老人保健施設と種別はさまざまで，入院期間，患者群もさまざまである。制度が複雑化しているので，情報を検索し，機能特化した医療を適切に選択し得る人は一般的にはまれである。転院の際の橋渡し役が必要で，こうした「移動を伴った医療」を不安なく滑らかに進める役割としてMSW同士の連携が期待されている。

　もとより，退院という環境の変化は，「放り出される」という心理的危機をはじめ，経済的危機，家族関係の危機をも伴う。危機の回避には，患者を，病を抱えた生活者の視点でとらえ，医療と福祉をコーディネートして患者・家族に届けることができるMSWの役割が不可欠であると言える。ことに，在宅医療への移行には，住宅環境の整備，訪問看護，訪問介護などの在宅ケアサービスの導入など複雑なケアプランを要する。

　こうした退院援助業務は，在院期間の短縮を目指す国の政策に資することから，近年診療報酬点数に位置づけられるに至っている。その影響で，退院促進を主とした役割として，社会福祉士のMSWの雇用が進んでいる。第2部 第2章の事例群で，医療機関の種別が異なっていても退院援助の割合が多いのは，MSW業務がいかにこの退院援助業務にシフトされているかの証左と言えるだろう。

　しかし，時として，特異な退院支援が必要となることもある。例えば，退院先が日本国外だった場合などである。第2部 第2章 第3節「5）不法残留患者の帰国に向けた支援」(P.190)では，病院内，病院外，各機関に対して経験豊富なMSWが，複雑な状況の中，迅速性を持って多種多様な調整に当たっている。

③社会復帰援助

　ソーシャルワーカーの本分である社会復帰援助ではあるが，今日の一般病院において入院期間が短縮されている実態では，復職・復学へのプロセスに1人のソーシャルワーカーが継続してかかわることは困難となってきている。そのため，ソーシャルワーカー同士の連携や他機関との連携がここでも大切である。

　医療の進歩は目覚ましいものがあり，療養生活の質も激変して，治療を続けながら就労を継続できる人々が増えている。その典型例が「がん」であろう。復職に関しては職場の労働条件上の配慮，同僚の人たちの理解など，職場上司との交渉や高額医療費への対処などもあるが，何より本人への心理的サポートが重要である。第2部 第2章 第2節「5）がん治療と就労の両立を目指した援助」(P.184)の事例でも，その配慮から診断直後の介入が図られている。

　また，高次脳機能障害や発達障害の人たちへの就労支援も今日的課題である。第2部 第2章 第2節「6）発達障害者への支援」(P.185)の事例では，家族もまた，社会資源として力を発揮している。

④受診・受療援助

　生活者としての「人」が診断を受け，治療を受けるということは何を意味するだろうか。誰しも診断，治療，入院，退院など療養過程における変化には，それが日常的に体験していない事柄ゆえに何らかの不安がつきまとうものである。MSWは，患者・家族のそうした心情を受け止め，適宜医療者に伝える。ことに，患者が療養上の指導を受け入れがたい場合にはその心情や背景といった診療に参考となる情報を提供するなど，患者・家族と医療者の橋渡し役を担う。適切な受診や受療を選択できるよう，病院，診療所などの具体的な情報を提供することもこの業務に含まれる。

　誰しも受診に躊躇するのが精神科領域だろう。この領域への偏見はまだ拭えない状況だ。第2部　第2章　第2節「1）自立支援医療制度を活用した受診・受療援助（精神科・心療内科）」（P.178）は，受診・受療への導入と治療継続への支援に心砕いた事例である。

　「業務指針」の受診・受療援助の項に「診断，治療を拒否するなど医師等の医療上の指導を受け入れない場合に，その理由となっている心理的・社会的問題について情報を収集し，問題の解決を援助すること」と記述されている。その典型事例が第2部　第2章　第1節「7）精神科病院併設の共同住居における実践」（P.177）である。本事例は，統合失調症の妄想も影響して検査入院前に失踪して頑なに受診を拒否した精神障害者である。多くの関係者に本人と共に調整した結果，すべての支援者の協力のもと，本人の希望どおり積極的な検査・治療は行わず，温存療法を選択し可能な状況まで日常生活を送ることとなっている。

⑤経済的問題の解決，調整援助

　ソーシャルワーカーの中心課題は，時代が変わろうとも経済的問題の解決である。ほかの医療専門職がかかわりにくい「お金」の問題は，独自領域とも言える。医療の場においては，医療費の支払い問題は表面化しやすく，緊急性も高いことから他部門からも相談依頼として持ち込まれる割合が高い。

　依頼のきっかけは制度利用など経済的問題であっても，その背景には療養生活上のさまざまな問題があることも予測しつつ聴き取ることが大切である。初期の面接において，患者・家族と信頼関係を築いていくことがその後の援助過程の基盤となるからである。第2部　第2章　第2節「2）難病（パーキンソン症候群）患者への支援」（P.179）の事例は，長い支援の経過をたどったが，支援の入り口は経済的問題への援助であった。

⑥地域活動

　「業務指針」の地域活動の項には「患者のニーズに合致したサービスが地域において提供されるよう，関係機関，関係職種等と連携し，地域の保健医療福祉システムづくりに」とある。業務の範囲である「退院援助」「社会復帰援助」では，特に地域とのかかわり抜きには援助は組み立てられない。病院内のみに留まっていては仕事にな

るまい。まずは,「システムづくり」の前に「地域の理解を求め,普及を進めること」から始めなければならない現実もある。ことに,認知症,障害者,特に広汎性発達障害,精神障害者,HIVに対する理解への積極的な働きかけが求められていると言える。第2部 第2章 第2節「3）HIV感染症患者へのソーシャルワーク」（P.181）では,退院援助の際に顕在化したHIVに対する偏見差別をなくすための啓発活動にも取り組んでいる。

＊　＊　＊

MSWの業務の範囲で「退院援助」の占める割合が格段に大きな比重を占めている。医療政策上,在宅医療にシフトしていくことが顕著な今日だが,MSWの退院援助には限界要因が立ちはだかる。それは,受け皿としての地域の医療福祉の不整備である。「退院援助」のその先の「安定した在宅療養生活の継続」を視野に入れるならば,「地域医療福祉システム構築への関与」も業務の範囲に位置づけられるのも必然である。

1989（平成元）年に示された最初の「業務指針」において,すでに「地域の保健医療福祉システムづくりに参画を行う」との文言がある。加えて,「地域の患者会,家族会,ボランティアの育成」にも言及している。国が「医療福祉士」国家資格を想定して作成した「業務指針」におけるMSWへの期待は多岐にわたり,大きいのである。今や国の喫緊の課題として挙げている地域共生社会における「地域包括ケアシステム構築」にこそ,医療と福祉にまたがる専門職として培ってきたMSWの強みがより期待されている時代と言える。

しかしながら,この「地域活動」の業務実践は広がりを見せていない。「業務指針」が示されて30年を経た現在も,実践の集積を見ないのはなぜか一考を要するところである。MSWの努力と力量に帰することであろうか。否である。

前述のように,「退院援助」と「地域活動」は表裏の関係にあることから,院内で退院援助業務への要請が高まれば高まるほど,受け皿としての「地域包括ケアシステム」を希求することになる。実際,MSWらは「出来てはいないが,今後取り組むべき業務」として20余年前にはすでに認識している[注]。

しかし,退院援助業務量が増大している今日,診療報酬点数にならない院外活動にまで時間を割く余力がないのが現場の実態である。一般的に組織の管理者は,目に見える範囲での働き方を優先させたがる。病院内,診療所内で雇用されているMSWにとって,「地域活動」の業務遂行を可能とするシステム整備がぜひとも必要だ。診療報酬上の評価や地域の自治体からの参画要請など外圧が高まることが望まれる。なお,先駆的な実践を第3部「地域共生社会における医療ソーシャルワーカーの役割」で触れている。参考にしてほしい。

注）村上須賀子：新時代の医療ソーシャルワークの理論と実際—ヒロシマに学ぶ,医療ソーシャルワーカーの業務実践の変化と退院援助,P.49～52,大学教育出版,2005.

3. どのような方法で実践するのか

「業務指針」では，業務の方法についても記述している（**表2**）。

①個別援助に係る業務の具体的展開

「業務指針」では，個別援助を，明確に社会福祉実践過程であると位置づけている。この実践過程の詳細は，第1部 第3章「医療ソーシャルワーク実践の基礎」（P.32）で理解を深めてほしいが，概略は次のとおりである。

まず，面接を重視すること。患者，家族との信頼関係を基盤としつつ，患者，家族の意思を適切に反映するよう継続的なアセスメントが必要であること。具体的には，初期面接では，患者，家族の感情を率直に受け止め，主訴等を聴取して問題を把握し，課題を整理・検討，分析して明らかにする。次に援助目標を設定し，課題の優先順位に応じて援助計画を作成する。実施には面接，グループワーク，社会資源の情報提供，活用，調整などの方法を用いる。モニタリングの結果により援助方法の変更を図る，とある。

表2　MSWの業務の方法

①個別援助に係る業務の具体的展開　　②患者の主体性の尊重
③プライバシーの保護　　④他の保健医療スタッフ及び地域の関係機関との連携
⑤受診・受療援助と医師の指示　　⑥問題の予測と計画的対応　　⑦記録の作成等

医療ソーシャルワーカー業務指針（厚生労働省健康局通知 平成14年11月29日 健康発第1129001号）

②患者の主体性の尊重

「業務指針」では，「患者が自らの健康を自らが守ろうとする主体性をもって予防や治療及び社会復帰に取り組むことが重要である」とし，「解決方策の選択肢の提供等を行うこと」としている。しかし，選択肢の提示に終わるのでは不十分であろう。患者が選択し，その選択肢の実現のために寄り添い，伴走することがソーシャルワークと言える。

「バイステックの7原則」を引くまでもなく，利用者の主体性の尊重，つまり，利用者の自己決定の尊重は，「ソーシャルワークの基本の基」である。しかしながら，第1部 第4章「患者の権利と医療ソーシャルワーカーの役割」（P.66）で示しているように「言うは易く行うは難し」で，この自己決定の尊重を貫き通すには，ワーカー側の十分な配慮と，時として覚悟も必要とする。特に「退院援助」や「受診・受療援助」など，医療職とかかわる場面において，患者の意思を表明する後押し役であったり，場合によってはアドボカシー機能を発揮しなければならない。また，家族間の葛藤の調整役など，患者の主体性の尊重のため，MSWらがいかに心を砕いているか，第2部 第2章の事例群の数々に読み取れるであろう。

③プライバシーの保護

　いかにプライバシー保護を行うか常識的なことが６項目にわたって羅列してある（巻末資料２「医療ソーシャルワーカー業務指針」（３）プライバシーの保護〈P.232〉参照）。特に留意したいことは，「医療に関する情報については，説明の可否を含め，医師の指示を受けること」である。診断，治療，説明の領域は，医師に委ねる大原則を忘れてはならない。この領域を侵さないことが，福祉職であるMSWがトラブルから身を守ることになると考える。

④他の保健医療スタッフ及び地域の関係機関との連携

　ケース・カンファレンス，入退院・入退所委員会への参加や地域のケアマネジメントに携わる機関や職種などとの連携を図ることが記されている。連携が広がってきた今日，現状と大きな齟齬はないと思われる。ここで注目しておきたいのは，「地域の関係機関の提供しているサービスを十分把握し，患者に対し，医療，保健，福祉，教育，就労等のサービスが総合的に提供されるよう，また，必要に応じて新たな社会資源の開発が図られるよう，十分連携をとること」の部分である。「新たな社会資源の開発を図る」と掲げられている目標は大きく重要である。しかしその実現は，連携を取るだけで成就するとは思えない。例えば，第３部 第２章 第５節「連携システムづくりの実践技法」（P.218）で示しているように，もっとダイナミックな手法を要するであろう。「新たな社会資源の開発を図る」に関しては，「地域包括ケアシステム構築」にもかかわる重要な要素であることから，連携の項に埋もれさせるのではなく，「業務指針」の別項目として記述されるべきであろう。

⑤受診・受療援助と医師の指示

　受診・受療援助は，社会福祉士の業務範囲には含まれない，MSWならではのより医療にコミットした業務の領域である。それ故に，この領域の業務のみ「医師の指示」を要するとわざわざ「業務の方法等」の項で特記してある（**表３**）。ちなみに，社会福祉士は医療に踏み込まないという法の成立過程の前提から，医師との関係は「連携」である。また，精神保健福祉士法での医師との関係は「主治医の指導」を受けると規

表３　「業務指針」に記載されている医師の指示

①医師からの指示により援助を行う場合はもとより，患者，家族から直接に受診・受療についての相談を受けた場合及び医療ソーシャルワーカーが自分で問題を発見した場合等も，医師に相談し，医師の指示を受けて援助を行うこと。

②受診・受療援助の過程においても，適宜医師に報告し，指示を受けること。

③医師の指示を受けるに際して，必要に応じ，経済的，心理的・社会的観点から意見を述べること。

医療ソーシャルワーカー業務指針（厚生労働省健康局通知 平成14年11月29日 健康発第1129001号）

定されている。この医療との関係の「連携」「指導」「指示」の違いは，社会福祉士，精神保健福祉士，MSWのそれぞれの医療との関係を如実に示していると言えるだろう。

　特に留意しておくべき点は，医師の指示はあくまで「受診・受療」についての相談に限定されているということである。MSWのすべての業務に医師の指示を要すると誤解しないでほしい。残念ながらこの誤解によりMSW業務すべてに「医師の指示」を要すると解釈し，MSWの独自性や専門性が脅かされるとの意見により，資格制度の方向が紛糾した経緯がある。治療の範囲の受診・受療に関しては医師が責任を持つという医療界の大原則が規定されているに過ぎない。ただし，一方的に指示を受けるのではなく，福祉の領域である経済的・心理的・社会的観点はMSWの立場から意見を述べることが求められていることも記述されている。本書を執筆した医師たちをはじめ，MSWと協働経験のある医師たちからよく聞かれるのは，「もっと患者の生活について発言してほしい。教えてほしい」という声である。連携が重視される中，医療の場における「福祉の専門家」であるMSWへの期待は高いのである。

⑥問題の予測と計画的対応

　問題が生じたり相談を受けたりしてからではなく，「社会福祉の専門的知識及び技術を駆使して生活と傷病の状況から生ずる問題を予測し」とある。「特に退院援助，社会復帰援助には時間を要するものが多いので」ともある。近年，特に退院援助に関して入院・受療開始の早い時期からのニーズの把握が求められ，診療報酬上の評価もあり入院前面談が広く行われる状況に至っている。

⑦記録の作成等

　本書の第1部 第1章 第2節「利用者理解の方法（マッピング技法）」（P.16）および第1部 第3章 第8節「医療ソーシャルワークの記録」（P.58）で詳しく触れているため，そちらを参照されたい。

4. どのような環境で実践するのか・適切に果たすための環境整備

組織上の位置づけは、「業務指針」に次のように記載されている。

　保健医療機関の規模等にもよるが、できれば組織内に医療ソーシャルワークの部門を設けることが望ましい。医療ソーシャルワークの部門を設けられない場合には、診療部、地域医療部、保健指導部等他の保健医療スタッフと連携を採りやすい部門に位置付けることが望ましい。事務部門に位置付ける場合にも、診療部門等の諸会議のメンバーにする等日常的に他の保健医療スタッフと連携を採れるような位置付けを行うこと。

医療ソーシャルワーカー業務指針（厚生労働省健康局通知　平成14年11月29日　健康発第1129001号）

　組織上の位置づけは重要である。医療ソーシャルワークのプロセス上、連携は欠かせないツールであるが、医療にコミットした業務であることから、その拠点は事務部ではふさわしくないだろう。以前は事務部の医事課所属が多かったが、病院機能評価や診療報酬上の評価も加わり、近年、多くの医療機関では「地域連携室」や「地域医療連携室」などの部門を設置し、そこへの配置が進んでいる。これらの医療機関では、MSWが看護師などの他職種と共に配置され、上司はおおむね他職種である場合が大半である。

　上司が他の専門職である場合の問題点は、勤務評定上、MSWの専門性が的確に評価されるだろうかという疑問である。現場のMSWから「勤務評定が導入されたがどのように進めたらよいだろうか」と相談を受けた。評価項目には面接の的確性、アセスメント力、権利擁護の配慮などが並んでいた。最後に評価者の欄に驚いた。地域連携室の看護師長だという。「評価者がこれでは困るのではないか」と指摘しても、当のMSWは「直属の上司だから」と、意に介さなかった。勤務評定は人事にも連動する。MSW部門の発展性に危惧を抱いた場面だった。

　また、第2部 第1章でも触れられているように、「地域連携室」などに所属し先輩が他職種である場合、後輩のMSWが自らの専門性を高めるための卒後教育環境としては、不十分と言えよう。「業務指針」にある「できれば組織内に医療ソーシャルワークの部門を設けることが望ましい」とはかけ離れる実態が広がっている。

　また、部署の名称も、患者支援センター、医療支援センター、入退院支援室、在宅支援室、がん相談支援センター、総合相談室などさまざまである。

　これでは、患者、家族がMSWにアクセスするためにどこを訪ねればよいかが判然としないのではないだろうか。

5. 「業務指針」の活用法

　職場で少数のMSWが，圧倒的多数の他の保健医療専門職スタッフに対して，自らの専門領域を自己紹介し，医療チーム内で足場を確保するために「業務指針」は重要な活用資源である。ことに，職種の異なる上司に業務内容を説明するのは，やっかいな仕事だが，行うべき業務の標準を「業務指針」として，「国が」示していることはその後ろ盾になる。また，MSW実習時や新人指導の教材としても活かし，MSWのアイデンティティー確立の資料ともなるであろう。

　「業務指針」は，MSWの業務内容のみならず，その業務環境の整備に関してまでも言及している。

　筆者の経験であるが，病院改築の度にMSW室は潰され，これまたその都度，独立した相談室の確保に交渉を要した。その際も，業務の方法である「プライバシーの保護」の項を活用した。例えば，「面接や電話は，独立した相談室で行う等第三者に内容が聞こえないようにすること」と，具体的に明記されているので，面接室の確保，専用電話の確保につなげることができ，「記録等は，個人情報を第三者が了解なく入手できないように保管すること」とあるので専用ロッカーを確保することができた。

　また，その他の項の（3）において研修にも触れている。「業務の適正な遂行，多様化する患者のニーズに的確に対応する観点から」として社会福祉等の専門的知識，技術の研修および調査，研究，プライバシー保護に係る留意事項，一定の医学的知識の習得，経験年数，職責に応じた体系的な研修などと列挙されている。MSWらは，目の前の患者に誠実に向き合えば，おのずと自らの力量を高めたいと望み，研修意欲も高い。「業務指針」を裏づけに研修の機会を獲得していってほしい。

　さらに，冒頭の「趣旨」において，「学生の実習への協力等指針に盛り込まれていない業務を行うことを妨げるものではない」とあり，日常業務以外の発展業務も包含させている。「業務指針」を読み込み活用していくことで，MSWの現場実践は確立していき充実するであろう。

　残念なことに，社会福祉士養成課程ではこの「業務指針」の学習は浅い。これらを知らねば，活用すべくもない。MSWの実践力にこだわる本書において，「業務指針」を柱に組み立てている所以がここにある。

6.「業務指針」の進化を求めて

　国からのお墨付きである「業務指針」は，MSWにとって大きな拠りどころではある。しかし，長年MSWの先駆者たちが培ってきた実践や，新たな医療環境のもとで苦戦し業務を開発し進化させている実践者たちの役割を網羅しているわけではない。ここで，医療ソーシャルワークはソーシャルワークの一分野であることから，参考にすべきは国際的な標準であろう。

　人々の生活は地球規模で変化している。2014年，「ソーシャルワークのグローバル定義」が14年ぶりに改訂採択された。世界的定義でさえ時代の変化に沿って改訂されているのである。その定義では，「社会変革・社会開発・社会的結束，人々のエンパワメントと解放を促進する」と高らかにソーシャルワークの意義を掲げている。さらに，注釈において「実践」にも触れ，「ソーシャルワークの参加重視の方法論は，生活課題に取り組みウェルビーイングを高めるよう，人々やさまざまな構造に働きかける」とある。つまり，働きかけの方向は「人々」や「さまざまな構造」の両方向なのである。具体的には「さまざまな形のセラピーやカウンセリング・グループワーク・コミュニティーワーク，政策立案や分析，アドボカシーや政治介入など，広範囲に及ぶ」とあり，そのために人々の希望・自尊心・創造的力を増大させるとある。実にアクティブで力強い定義である。

　強調しておきたいのは，ソーシャルワークの本質とは，単に傾聴し，相談に乗るだけではないということである。また，単に社会資源の紹介，調整だけでなく，「人々やさまざまな構造に働きかける」とあるように，広範囲に及ぶ。目指すところは，社会変革・社会開発・社会的結束，人々のエンパワメントと解放を促進するという崇高で，奥深いものなのである。たとえ医療分野と限っているにしても，ソーシャルワーカーと冠する「業務指針」であるならば，その視点において，このグローバル定義の片鱗でも付加したいものである。また，「実践」についても個別援助にのみ触れているが政策立案や分析，アドボカシーや政治介入など，創造的「業務の方法」も付加されてよいだろう。当面は，本書の事例群や第2部 第2章「医療ソーシャルワーカーのさまざまな実践」，第3部 第2章「医療ソーシャルワーカーのこれからのロールモデル」の実践例にある，変化を求めて格闘する筆者たちの姿勢や，連携の術，システムづくりの術を参考にしてほしい。

第3章

医療ソーシャルワーク実践の基礎

1. 面接の基本的な手順

ソーシャルワーク面接の目的と意義

　面接技法は，ソーシャルワークに限らず，心理療法やカウンセリング，治療や看護場面など，対人支援の各分野においても必須の技能である。それは支援を意図するコミュニケーションであり，コミュニケーションの基本様式（送り手と受け手の間で交わされる言語的メッセージ，非言語的メッセージの循環）を取りつつも，日常生活上の会話とは異なる専門的支援技能と呼ばれる。難しいのは，どの対人支援分野の面接においても，支援者－被支援者という「特殊な関係だけに終始するわけではない。むしろそうした特殊な面を抜きにした人と人との係わりの面が，知らず知らずのうちにお互いの関係の主な絆になっている」[1]と指摘されることである。支援者とは，「専門家の面と個性をもつ個人という面との二重性をもち」，非支援者との関係において，「この二重性が相互の関係に微妙に影響する」[1]と言われる。ケースワーク関係を7つの原則で表したバイステックも，クライエントとワーカー間で起こる「態度と情緒の力動的相互作用」を，支援関係の重要な素材とした。それを受けて，武田，津田らは，「ワーカーのクライエントに対する態度，姿勢，表情は，ワーカーがクライエントに対して抱いている気持ちや感情として伝わってゆく」[2]と指摘している。それは，ワーカーの個性・資質，感受性といった側面が，支援の質や効果に影響を及ぼすことを意味する。

　これまでのソーシャルワークの専門性に対する定義についてのジベルマンのレビューなどによれば，ソーシャルワークの関心の焦点は，ほぼ「社会的ニーズ」「社会的機能」「社会的脈絡」「社会改良」にあると指摘される[3]。これらの関心の焦点は，「環境の中の人」や「エコシステム」といった概念の中で位置づけられ，ほかの対人支援分野と異なるソーシャルワークに特有なものと考えられる。したがって，その機能に沿うソーシャルワーク面接もまた，他分野の面接とは異なる展開を持つものと考えられる。

　バートレットは，ソーシャルワークの社会的目的を「人々の成長や発達を最大限に活かし，環境を改善させる交互作用を生み出すように，人々の適応能力と環境の性質とを適合（matching）すること」としている[4]。ソーシャルワーク面接の意義は，面接が展開することによって，この社会的目的が達成されることである。

　医療におけるソーシャルワーク面接においても，そのミッション（職業としての使命感）は変わることはない。「退院（転院）を支援する特殊な関係」に終始することなく，「環境の中の人」という視点から，患者・家族の生活課題を理解し，態度と情緒の力動的相互作用を伴う面接技法を通じて，患者・家族とその環境の，「生きる力

と活かす力」を引き出すこと[5]が肝要なのである。

ソーシャルワーカーに求められる資質 (面接の基本的態度)

　ソーシャルワーク面接は，面接という手段に，ワーカーとクライエント間の相互信頼や，情緒的交流が織りなす誠実で温かな関係性が結ばれることによって，効果的な支援技法となる。ワーカーとクライエント間のこの「関係性」の重要性は，ソーシャルワークのあらゆるテキストで，必ず語られる。ソーシャルワーク辞典では，「関係性」を，「作業と支援の雰囲気を創造する，ソーシャルワーカーと利用者間の感情的，認知的，行動的な結びつきであり，それらの力動的な相互作用」と定義している[6]。この「関係性」を育む「面接者」の好ましい態度について，ソーシャルワークの多くの著作の中で「クライエントを尊重する姿勢，関心を寄せること，世話に富み，信頼や親愛にあふれ，誠実で，謙虚で，同調的で，受容的で，熱意があり，理解的で，支援的で，保証的で，忍耐強く，安定していて，案じてくれていること」[7]などが指摘されている。

　ノーセンも専門的支援関係に共通する構成要素（ingredients）として，①受容の質や無条件の温かさ，②共感性，③誠実さや真正の3点を指摘しており[8]，これまで蓄積された知見から，「よりよい支援関係」の構成要素として，この3点は合意されるものと考えられる。いずれにしても，これらソーシャルワーカーの諸条件がすべてそろえられたとしても，クライエント自身がワーカーとの関係を「信頼し得る環境（reliable environment）」と知覚し，認めない限り，その支援は成功しない。つまり，ワーカーの一方的な思い込みでは全く意味をなさないのである。

　一方で，このような専門的支援関係の構成要素は，ソーシャルワーカーという肖像を「模範的な善行者」[9]として描く。ソーシャルワーカー自身も完全な個人ではない以上，「クライエントを尊重する姿勢，関心を寄せること，世話に富み，信頼や親愛にあふれ，誠実で，謙虚で，同調的で，受容的で，熱意があり，理解的で，支援的で，保証的で，忍耐強く，安定していて，案じてくれていること」を，人格として絶えず要求されることは，時に「息苦しい」。そして個人の個性，資質が，支援の質や効果に影響を及ぼすことを意味するというのであればことさらである。だからと言って，MSWは，これら支援関係に求められる構成要素を欺瞞的に演じることでクライエントを欺き，結果，ワーカー自らをも欺くものでもない。また，クライエントの決定を唯一のものとして，クライエントに迎合し，従順的に，盲目的に振る舞うことでもない。「ソーシャルワーカーは，自分自身が人間らしさや率直さの手本とならなければならず，『専門家である』という仮面の背後に隠れてはならない」[10]のである。これら肯定的支援関係の構成要素は，ワーカーの人格的成長に確かに融合（blending）されつつ，クライエントにどう認知されるかをコントロールするのではなく，ワーカーがコミュニケーションしているその態度をコントロールするのである[11]。だからこ

そ,「純粋性」とも呼ばれる「真正（Authenticity）」という資質は,個性を持つワーカーが,「自らの言語的・非言語的メッセージを一致するように,そしてクライエントを傷つけることのないように,否定的で防衛的な反応をコントロールできるように,相当な自己覚知をワーカーに要求する」[8]のである。

　これら受容,共感性,誠実さという構成要素は,ワーカーの個性とうまくブレンド（混然一体となって調和している）されスキルとなる。それは自己覚知と深くかかわり,ワーカーという一人の人間が,内面的態度と外面的な態度・行動を一致するように修練するインターパーソナル・スキルなのである。

ソーシャルワーク面接の段階

　支援に効果的な面接とは,ソーシャルワーカーの個性や人格と深くかかわるため,第1部 第1章で示されたような社会福祉の価値や視点,専門職の倫理観を自らの人格に融合（blending）させながら,独自の「面接スタイル」を築いていくことになる。面接がアートであり,技術であると言われるゆえんである。ソーシャルワーク過程全体に及ぶ面接の主たる機能は,先に述べたソーシャルワークの社会目的に沿って展開されることであるが,個々（1回1回）の面接にも,クライエントの課題に応じた個別性の高い目的や目標が存在し,終了までのプロセスがある。具体的には,クライエント共に目標を設定したり,情報収集や資源の説明を目的としたり,支援計画についての具体的な契約,あるいは課題解決に向けてのクライエントとの共同作業や,終結に向けての話し合いなどである。これらの目的は,1回もしくは複数回の面接で,クライエントと共に達成される。

　ソーシャルワーク面接の段階は,①準備期,②開始期,③共同作業期,④終了期があり,各段階の各面接に異なる焦点と作業がある。

　準備期は,クライエントと接触する前に行っておくべきことで,まずは面接の環境と内容を設定し,（ケースに）波長を合わせることを目的とする。それは,クライエント自ら訪ねてきたのか,望まずに連れてこられたのかなど,どのように面接が開始されたのか,面接の場所（施設,居宅,病室など）,ワーカーとクライエント双方の面識の程度や予想される支援期間などの要因によっても影響を受ける。

　ソーシャルワーク面接は,成長と変化を志向する。ジョンソンとヤンカは,面接そのものを成長と変化の機会ととらえ,その基本的なプロセスを,1）アセスメントの段階,2）計画段階,3）活動段階,4）評価と終結段階の4段階で示している。1）アセスメントの段階はさらに,（1）（クライエントの）関心やニードを見極める,（2）その関心やニードの性質を見定める,（3）（クライエントの）エコシステム内の潜在的なストレングスや資源を見極める,（4）（支援に）必要な情報を選択し,収集する,（5）手に入るその情報について分析的に検討するの5つの下位段階で構成される[12]（**表1**）。

表1　変化のためのプロセス

1．アセスメントの段階
　①（クライエントの）関心やニードを見極める
　②その関心やニードの性質を見定める
　③（クライエントの）エコシステム内の潜在的なストレングスや資源を見極める
　④（支援に）必要な情報を分析し，収集する
　⑤手に入るその情報について分析的に検討する
2．計画の立案
3．計画の実行
4．計画の評価
5．評価と終結

◆アセスメント

　後に続く計画段階や活動段階の土台となるもので，このアセスメントの質によって，好結果をもたらす計画や作業につながるのである。また，アセスメントは，成長と変化が起こるような新たな情報が得られたり，別の関心やニードが明らかになった時など，これらの面接段階すべてを通じて行われる。よりよいアセスメントのために，学生や経験の少ないワーカーは，このアセスメントの5段階に沿って，作業を進めるとよい。その際，この5段階は一方向に進んでいくものではなく，相互に入り組んで進めていくことが肝要である。

◆計画段階

　ワーカーとクライエントの協働過程であり，アセスメントで見定められた，クライントの持つストレングスや資源を素材として組み立てられる。その計画は，クライエントが強く望む生活について，具体的に肯定的な言葉で，実行可能なものとして文章化されなければならない。文章化された「計画」には，成長と変化を起こすための目的や目標，課題を含んでおり，それらは行動可能な言葉で，望む結果が分かりやすく明確に記述される。

◆活動段階

　ワーカーとクライエントが協働して，計画を実行する段階である。それは，計画上で明らかになった目的や目標に到達できるようにデザインされた課題を，ワーカーとクライエント双方の同意のもとに実行することである。

◆評価と終結段階

　「評価」は，成長と変化の全プロセス（アセスメント，計画，作業，終結）の質に対して行われる。そして，クライエントのニーズが充足し，計画が達成され，さらなるニードがない時，サービスの終結となる。

さまざまなアプローチの活用

　保健医療分野に特別なソーシャルワーク面接があるわけではない。患者（利用者）のニーズとその状況に応じて，各種のソーシャルワーク・アプローチを選択し，それ

図1　3つの実践モデルの関係

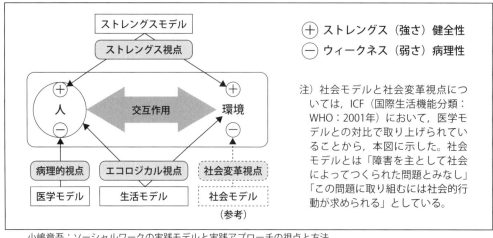

小嶋章吾：ソーシャルワークの実践モデルと実践アプローチの視点と方法，
相澤譲治監修，津田耕一，橋本有理子編：新版 ソーシャルワークの理論と方法Ⅰ【基礎編】，P.39，みらい，2021.

ぞれのアプローチに基づく面接を展開していくことは，他の分野・領域のソーシャル
ワーク面接と全く同様である。ソーシャルワーク・アプローチの依拠するモデルに
は，病理的視点に基づく医学モデル，エコロジカル視点に基づく生活モデル，スト
レングス視点に基づくストレングスモデルがあり（**図1**），それぞれのモデルに依拠し
た各種のアプローチが開発されている。

　医学モデルに依拠したアプローチには，心理社会的アプローチ，機能的アプローチ，
問題解決アプローチ，課題中心アプローチ，行動変容アプローチ，危機介入アプロー
チがあり，また，生活モデルに依拠したアプローチには，エコロジカルアプローチ，
ジェネラリストアプローチがある。さらに，ストレングスモデルに依拠したアプロー
チには，エンパワメントアプローチ，ナラティブアプローチがある[13]。

　受診・受療援助の事例には，精神科受診の事例（P.48）や脳外科受診へのつなぎの
事例（P.53）といった，自施設機能の適切な利用援助として，医学モデルに基づく機
能的アプローチが用いられている。その他のソーシャルワーク・アプローチの活用を
例示すると，経済的問題の解決，調整援助には問題解決アプローチが，救急医療にお
いては危機介入アプローチが，嗜癖に対しては行動変容アプローチが，家族関係に対
しては家族支援アプローチが，ディスエンパワーの状態に対してはエンパワメントア
プローチが，問題へのとらわれに対してはナラティブアプローチが有用である。次節
の解決構築アプローチは，ナラティブアプローチの一種である。

　このように，医療ソーシャルワークにおいては，各種のソーシャルワーク・アプ
ローチを柔軟に活用することが求められる。同時に，それぞれのソーシャルワーク・
アプローチにおいて活用されるソーシャルワーク面接の方法を習得することが必要と
なる。重要なことは，各種のソーシャルワーク・アプローチは，あくまでも患者（利
用者）のニーズや状況に沿って選択されるべきことであり，MSWが習得済みの，ま
してや得意とするソーシャルワーク・アプローチを適用することでは決してない。

2. MSWにとっての解決構築

　今，MSWは，退院支援を主に業務としている。これは，病気や障害を抱えた患者やその家族がこれからの生活を再構築する重要な支援である。その支援の過程においては医学知識や面接技術が必要となるのだが，MSWがそれらを教育課程で学ぶ機会は十分とは言えない。現場に出てから必要な知識を得て，自分の感性に頼りながら「患者の未来」を左右する支援に携わっているのが実態である。

　そこで本章では，解決構築アプローチ（Solution Building Approach：SBA）を取り入れた医療ソーシャルワーク面接について述べ，MSWが専門家として面接し，支援する一助にしたい。従来の面接技法からSBAの面接技法に切り替えることは，「右利きを左利きに切り替えるようなもの」とも言われる。だが，SBAは実に分かりやすく，実践に活かすことができ，ほんの少しの成果であっても実感することができる面接技法である。SBAは，若いMSWにとっても経験が豊富なMSWにとっても，患者らの尊厳を冒さない，患者の自己決定を可能にする面接技法であるということに気づくはずである。

　この節では，解決構築の哲学，解決構築アプローチの2つの活動，基本的な姿勢である「一歩後ろからリードする」について述べる。

解決構築の哲学 (表2)

　解決構築の面接技法は，1980年代にスティーヴ・ディ・シェーザーとインスー・キム・バーグがBFTC（Brief Family Therapy Center）の仲間たちとつくり上げたものである。解決構築の考え方は，問題に焦点を当てて解決をしようとするのではなく，問題が解決した時に生活の中で何が違っているか，問題が起こっていない時，少しでも解決後の生活に近い時などを明らかにし，彼らの力や資源を引き出すことで解決をつくり出そうとする。私たちは，クライエントがその人なりの人生を生きてきたことに対する敬意と，解決する能力があると信じ希望を持って支援する。

　「うまくいっているなら，治そうとするな」と「うまくいっていることが分かったら，もっとそれをせよ」という2つの行動を自覚するのは案外難しい。なぜなら私たちは，日常の中でこれがうまくいっている，だから続けよう，と自覚して行動することは少ないからである。

表2　解決構築の中心哲学

「うまくいっているなら，治そうとするな」 「うまくいっていることが分かったら，もっとそれをせよ」 「うまくいかないなら，二度と繰り返すな。何か違うことをせよ」

インスー・キム・バーグ著，磯貝希久子監訳：家族支援ハンドブック―ソリューション・フォーカスト・アプローチ，P.39～40，金剛出版，1997.

では，どうすればよいか。

うまくいっている行動を言語化する問いかけをするのである。人は，言語化することで決断したり行動したりすることができる。うまくいっていることを続けるために，その行動を自覚し，その自覚によって繰り返し行動を起こすことができる。

最後の「うまくいかないなら，二度と繰り返すな。何か違うことをせよ」は，MSWの支援が大きくかかわってくる。病気や障害によって「うまくいかない」ことがあり「何か違うこと」をするには，社会資源の情報提供が不可欠だからである。そこでは「何が足りない」ではなく，「何があればよくなるか」という問いかけによって，うまくいっている生活のイメージがつくり上げられていく。

2つの活動

SBA^{注)} は，大まかに2つの活動[1]を行う[2]。1つは，クライエントが望んでいる生活のイメージをつくることであり，具体的には，ウェルフォームド・ゴール（これだったらやれそうだ，という目標）をつくることである。ウェルフォームド・ゴールには，**表3**のような特徴がある[1]。

もう1つの活動は，彼らの長所などの資源を使って，解決を構築していくことである。MSWの支援では，社会資源を活用することが含まれる。

面接では，彼らのゴールを協働でつくり出し，彼らの資源を引き出すための対話をいかにして行うかが重要である。MSWは，社会資源の情報を提供するという方法を持っているため，クライエントの望む生活に無関心なまま情報提供をして支援を終了するという危険性がある。次項で述べる「一歩後ろからリードする」は，そのようなことを防ぐ姿勢である。

注) SBAは有効な面接技法であり，全体像を把握することが望ましいが，本章では，あくまでもそれを応用した医療ソーシャルワークについて述べている。ソリューション・フォーカスト・アプローチとSBAは同義である。

表3　ウェルフォームド・ゴールの特徴

①クライエントにとって重要であること。 ②具体的で，行動の形で表現できること。 ③大きなことではなく小さなこと。 ④何かの終わりではなく違うことの始まりであること。 ⑤現実的で達成可能なこと。 ⑥「〜がない」ではなく，「〜がある」と表現できること。 ⑦社会的な関係や相互作用として表現できること。 ⑧クライエントの努力が必要なこと。

ピーター・ディヤング，インスー・キム・バーグ著，桐田弘江，住谷祐子，玉真慎子訳：
解決のための面接技法―ソリューション・フォーカストアプローチの手引き 第4版，P.14，金剛出版，2016.

一歩後ろからリードする

　インスー・キム・バーグは，福岡でのワークショップの際，ホワイトボードに絵を描いた。それは，「一歩後ろからリードする」[3] について描かれていた。クライアントの一歩後ろにセラピストがいて，一緒に前に進んでいる。後ろのセラピストの視線はクライアントの視線より幅広い線で描かれており，セラピストの手はクライアントの背中を，そっと，軽く，促すように押しているのである。インスーは，「私たちはクライアントを前から引っ張っていくのではありません。彼らが前に進みやすいように後ろからリードしていくのです」と説明をした。この「一歩後ろからリードする」という教えは，MSWが早合点をして，短絡的に情報を提供しがちになる支援を防いでくれる。

事例

　長男夫婦が認知症の母親の行動に手を焼き，「母を施設に入所させたい」と相談に来た。MSWは，家族らが今までどのように介護を工夫してきたのかを尋ね（**資源探し**），そのことを「よい方法ですね。大変な中，どうやって考えついたのですか？」と家族が頑張ってきていることを彼らが発した言葉をキーワードにして詳細に尋ねた（**詳細に聞く**）。さらに，同居している孫たち（長男夫婦の子どもたち）の考えを聞いてみると，子どもたちは，祖母に対し共稼ぎの長男夫婦に代わり育ててもらった感謝の気持ちを持っていることなどに長男夫婦は気づいていった。MSWは，長男夫婦に「お母様にどのように生活してほしいですか（**望む生活**）？　そのことを，お母様はどのようにお考えでしょうか？」と尋ねると，「このままでいいです。今までどおりやってみます」と，長男夫婦は自信に満ちた態度で帰った。介護保険の申請についても説明したが，そのことについても「また，その時期が来たら」という返事であった。

　この事例では，MSWは，自分の経験や知識などからくる思い込みなどを避け，短絡的に施設を紹介したりせず，家族がこれまでしてきてうまくいったことを詳細に尋ね，加えて同居している孫たちの考えを尋ねた。また，望む生活について尋ねると，夫婦は，自分たちがやれていること，今までの母親の手助けに対する感謝の気持ちに改めて気づき，面接は終了した。

3. 医学モデルと解決構築アプローチ

　医療従事者は，治療をするという目的で仕事をしている。そこには問題を深く掘り下げ，原因を追究し，診断し，治療していくというプロセスがある。原因と解決とは結びつくのである。これらを行うための対話を医学モデルのアプローチと言う。MSWの支援は生活支援であり，生活そのものに病気や障害が含まれている。一般的にSBAでの支援では，医学モデルのアプローチは必要ないと考えられるが，第1部第2章で述べられている『医療ソーシャルワーカー業務指針』にある受診・受療援助においては，医学モデルのアプローチが必要となる。現在の社会福祉士養成のカリキュラムでは，医療機関で働くために必要な医学知識を十分に学ぶことができないが，現場で患者を通して医学モデルのアプローチを学ぶことが患者支援にもつながることになる。

SBAによるアセスメントの考え方

　SBAのアセスメントの考え方は，アセスメントをする代わりに「望む生活」，つまりどのように生活をしたいか，今と何が違えばよいかなどを尋ねる。アセスメントには基準となるものがあり，その基準に沿って支援をしていく。私たちは自分の生活を誰かの尺度でアセスメントされたり，決められたりすることは望まない。生活支援の基準は「クライエントの望む生活」である。

責任の所在

　MSWは「クライエントの望む生活」のイメージをつくる，資源を引き出すという2つの活動を行うための対話を進めていく。MSWはクライエントの生活については知らないのであるから，クライエントを知るための対話をどのようにしていくかはMSWの責任である。クライエントは，私たちの（おそらく初めて受けたであろう）質問に答えていく。出てきた答えは，クライエントのものである。そこには自分の人生に対する責任を生じるのである。

4. 解決構築アプローチの効果的な質問

コンプリメント

『解決のための面接技法 第4版』（以下，『面接技法』）では，「コンプリメントの第一の目標はクライエントが率直にコンプリメントを受け入れることではなく，クライエントが自分の肯定的変化，長所，資源に気づくことである」と述べられている[4]。一般にコンプリメントは，「褒める，労う」と言われているが，若いMSWは，自分より年長であるクライエントに対し，褒めたり労ったりすることは失礼ではないかと言う。確かに，私たちも褒めたり労ったりする行為は上から目線ではないかと気になっていた。

では，どうすればよいか。筆者は，褒めたり労ったりしたいと感じた時は，「失礼になるかもしれませんが」と断って「すごいなーと思います」と伝えたり，クライエントの行動を要約して敬意を払って伝え直したり，非言語的な態度で伝えたりしている。そのことだけでも，クライエントは自分の肯定的変化や長所や資源に気づいてくれるものである。

コンプリメントには，直接的コンプリメント，間接的コンプリメント，セルフコンプリメントの3つがある（**表4**）。

クライエントは問題の真っただ中にいることが多く，自分の長所などに気づかないままのことが多い。彼らの経験の中からそれらを引き出す質問が私たちに求められている。アウグスティヌスは，過去は記憶の中に，未来は希望の中に存在すると述べている[5]。MSWが患者や家族の今までの努力や工夫をコンプリメントすることで，彼らは未来に希望を見いだすきっかけに気づくことができる。

表4　3つのコンプリメント

直接的コンプリメント

クライエントの言動に対し，例えば「わーあ！　すごい。頑張っていますね」など，我々の率直な感情を表すことを言う。

間接的コンプリメント

クライエントがクライエントの肯定的な部分を（クライエントに）暗示する（ための）質問である。主な使い方は2つある。一つは，クライエントが（面接者に向かって）述べた（クライエントにとって）望ましい結果について（クライエントに）もっと話してほしい時に，「どうやって…？」という質問がある。もう一つは，関係を通して何か肯定的なものを暗示する質問である。例えば，「仮に，お子さんがここにいて，私がお子さんに，『お母さんはあなたたちにどんなよいことをしてくれますか』と質問したら，お子さんは何と言うでしょうか」という質問である。

セルフコンプリメント

クライエントが自分のできているところを自分で気づき，「〜ができたんです」と表現した時に，「どうやってやったのですか？」と間接的コンプリメントに持っていき，補強する。

> **事例**
>
> 　禁酒を勧められている患者に「何がうまくいっていますか？」と質問すると，「３日も酒をやめることができた」と答えた。それに対し，「わー，３日もやめることができたのですか。どうやって？」と尋ねる。そのことを具体的行動として言語化できるように続けて「もう少し詳しく教えてください」と尋ね，うまくやれていることを続けるという成果につなげることができる。

　コンプリメントは，患者や家族に役立つだけではない。患者や家族をコンプリメントすることは，面接を楽にしたり，私たちの苦手意識をなくしたりするのに役に立つ。１つでもコンプリメントできるところを探して彼らに伝えるだけで，MSW自身が楽になり，彼ら自身も変化するという経験したことがあるのは，筆者だけではないだろう。コンプリメントは，患者や家族を力づけるだけでなく，MSW自身も楽にしていくことを知ってほしい。

コーピング・クエスチョン

　コーピング・クエスチョンは，「クライエントの注意を，不安で恐ろしい出来事による不安や孤独や苦痛から引き離し，苦痛に満ちた状況を切り抜けるために（自分が）していることに（の方に）向け直すものである」[6]。例えば，大変な出来事が急に起こった時（夫が脳梗塞で倒れたりなど）にどうやって乗り越えてきたかなどを尋ね，切り抜けてきた自分に目を向けてもらう質問である。コーピング・クエスチョンをMSWが使うとしたら，次のような事例になる。

> **事例**
>
> 「急な入院で驚かれたでしょう」
> 「ご主人が急に病気になられ，ばたばたされたでしょう。どうやって乗り切ってこられたのですか？」

　このような声かけは，患者や家族が自分の大切なこと，努力や工夫について改めて考える機会を提供する。また，突然の病気や障害に驚く患者や家族に「どうやって乗り切ってきたか」を尋ねることは，患者や家族にとって，「自分たちはここまで来られたのだ」「自分たちには〜があったから」と，今の悲観的な気分を肯定的な方向に向け直し，自分たちが使えるさまざまな資源や新たな力に気づくきっかけをつくる。この対話は，コンプリメントにつなぐことができる。

スケーリング・クエスチョン

　スケーリング・クエスチョン[7]は，現在までのよい変化を言語化し，未来への道筋を明らかにする質問である。この質問は，スケールを使って，最悪の状態を１，これでよいと思える状態を10とすると，今の状態はどれ位かを考えてもらう。クライエ

ントは，このような質問を受けたことがないので，答えるのに時間がかかったり，できていることを答えずに，あれができていないからと，できていないことに注目して答えることもある。そのような時は，その答えに対しては優しく無視をして，質問を粘り強く繰り返す。続けてMSWは，どうやってそれがやれたのか，これからほんの少し改善するために必要なこと，あるいは役に立つことは何かを尋ねる。この質問には，「ほかには？」「どうやってやれたのですか？」など，特徴的な質問を使っていく。

　MSWは，退院支援の時に使うことが多い。次に事例を挙げる。

事例

MSW「退院の準備を始めた時を１，これで何とか準備できそうを10だとしたら，いま，どのくらいですか？」

クライエント「うーん，３ぐらいかな」

MSW「わー，３も。まだ準備を始めて間もないのに３もあるのですね」

クライエント「ええ」

MSW「１からどうやって３までできたのですか？」

クライエント「ようやく，介護保険の申請に行けたから」

MSW「そうですね。お忙しい中，介護保険の申請にいらっしゃいましたね。いかがでした？」

クライエント「おっしゃるとおり簡単でしたよ。安心しました。とりあえずほっとしました」

MSW「はい，ほっとされたのですね。よかったです。ほかには？」

クライエント「うーん，母がデイケアに行くことを『うん』と言ってくれたから」

MSW「そうですね。お母様がデイケアに行くことを『うん』とおっしゃってくださったのでした。どうやって，そのようなことができたのですか？」

クライエント「子どもたちが皆で，お母さんのことが心配だからと，説得に来てくれたのです。特に，兄が言うと，母は『そうね』となるので。兄を使ったことかな，うまく説得できたのは」

MSW「お兄様を上手に活用なさったのですね。どうやってお兄様にお願いなさったらよいか，分かっていらっしゃったのですか？」

クライエント「兄と私は仲がよくって，お願いしたら『そうだね。僕からお母さんに言おう』と言ってくれたんです。母も父がいなくなってからは，兄のことは一番大事な人なんです」

MSW「お兄様と仲がよいって，いい関係をつくっていらっしゃるのですね」

　このように話を進める。「ほかには？」という質問は，患者や家族にとって答えにくい質問ではなく，彼らの新たな気づきを誘うものである。「もうないです」と答え

るまで続けていくと，数多くの成功や努力などが現れてくる。

> ■事例
>
> MSW「では，今の状態の3から3.5とか4に上がるためには，どのようなことが役に立つでしょう？」
>
> クライエント「うーん。介護保険の調査があるって聞きました。母がちゃんとできれば少し上がるかしら」
>
> MSW「介護保険の調査をお母様ができることで少し上がるのですね。ちゃんとできるって，もう少し詳しく教えていただけますか？」

　スケーリング・クエスチョンでは，「ほかには？」「どうやってやったのですか？」などの質問をすると，さらに長所や努力したことが明らかになり，次のステップへ進みやすくなる。

どうやってやれたのですか？

　間接的コンプリメントの時によく使う質問であるが，よい行動を繰り返し行うことができるように意識化するために言語化するのを手伝う質問である。

例外探し

　「例外」とは，クライエントの生活の中で，問題が起こってもおかしくない状態になっていても「問題が起こらなかった」り，問題が起こってもその問題の「程度が深刻ではなかった」りした場合のことである[8]。

> ■事例
>
> クライエント「どうしたらよいか分からないんです。どうなったんでしょうか？元気だった夫が分からない病気にかかってから，こうなったんです。そばに夫がいても，夫が入院していても同じようにドキドキして息苦しくて…どうしたらよいのでしょう。先生は，お薬を出しているからそれを飲んで様子を見ましょうと言うばっかりで」
>
> MSW「このような状況では，眠れなかったり，ドキドキしたりするのは当たり前のことですよ」
>
> クライエント「どうしたらよいのか分かりません」
>
> MSW「今までにほんのちょっとましだった時，あるいは，ほんのちょっとでも楽だわと気づく時は？」
>
> クライエント「うーん。娘が電話をくれて話している時は，ドキドキしないですねー。ええ，それに娘が食事を作ってきてくれた時も，しなかったですねー。でも，それが終われば，またドキドキするんですよ」
>
> MSW「そうですか。娘さんとお電話したり，お食事を持ってきてくださるのが

役に立つのですね。そうですかー」

クライエント「そうか，こちらから娘に電話したり，食事を持ってきてと頼んだ
　　りしてみよう」

MSW「いい考えですね。そうなさってみて，またどうなったか教えてください。
　　ほかに，どのようなことが役に立つかも注意してみてください」

クライエント「はい」

ミラクル・クエスチョン

　『面接技法』からこの質問を抜き出す。

「これから変わった質問をします。今晩あなたが眠り，家中が寝静まっている間に奇
跡が起こるとします。それはあなたがここへいらっしゃることになった問題が解決す
るという奇跡です。でもあなたは眠っているので奇跡が起こったことを知りません。
明日の朝，あなたが目覚める時にどんな違いから，奇跡が起こり，問題が解決したの
だと分かるでしょうか」[9]

　この質問は，ゆっくりとおおげさに尋ねるのがよい，という。この質問から奇跡の
一日を話してもらい，その一日の中で，最近最もそれに近いことが起こった日につい
て話してもらうのである。

　筆者は，「奇跡」という言葉に慣れないため，「問題が解決したとしたら」という問
いかけをしている。ほとんどの患者は，この質問で解決している自分を思い浮かべる
ため，うれしそうな顔で答えてくれる。そこから，「できそうなことをできる時にやっ
てみてください」と勧めている。

関係性の質問

　関係性の質問[10]は，クライエントにとって重要な他者の視点でクライエントを見
たら，クライエントの言動がどのようになるか，ということをクライエント本人に考
えてもらうものである。重要な他者は，故人でもよいしペットでもよい。クライエン
トのことを理解してくれている他者である。

　自殺企図の患者の事例を挙げる。

事例

MSW「ポチが日本語を話せたとしたら，今，あなたにどのように声をかけるで
　　しょうか？」

クライエント「『馬鹿なことをしないで，早く帰ってきてご飯をちょうだい』っ
　　て言うと思います」

　また医療機関では，転院先やこれからの治療方針など，重要な何かを決めなくては
ならない時に患者の意思を確認できない場合がある。筆者の場合は，「お母さん（患

者）が言葉を話せるとしたら，どのようにおっしゃるでしょうか」のように尋ねる。家族たちは，真摯に患者の今までの言動に向き合い，患者にとって最善の方法と思える決断をすることができるようになる。

ほかには？

資源を広げ，多くの情報を得るために使う。粘り強く「ほかには？」という質問を繰り返すと，クライエントは思いもかけず，いろいろなことを思い出したり考えたりする。質問する側が，こんなに「ほかには？」と尋ねると嫌がられないかと心配するが，クライエント自身はそのようには考えていないことが多い。

5. 解決構築アプローチを応用したMSW面接の特質

生活者を支援する

　患者や家族が，新たな生活をつくり上げようとする時，その生活は，治療者側の評価によって大きく左右されがちである。治療者側が，医療の専門家としての基準で患者の予後をアセスメントし，それに沿った生活を勧める。患者にとって，彼らの意見は，十分に権威的であり，ゆえに治療者の助言をないがしろにすることは簡単ではない。例えば，「一人暮らしを望む患者」の今後の生活を考える時，医師や看護師などは，病状や予後の評価と，一人暮らしであることや近くに身寄りがないことから，患者や家族に「一人暮らしは無理です，責任を持てない」などと説明することになる。MSWには「一人暮らしで，自宅に退院するのは無理だから施設を探して」といった依頼になる。患者も仕方なくその助言に従う。患者が納得しない場合には，家族が，医療スタッフの説明を使って患者を納得させようとすることになる。しかし，本章コラム（P.65）の事例にもあるように，友人らの協力で一人暮らしが実現することも可能なのである。

　つまり，患者や家族が，治療者の助言を受け止めながら現状を理解した上で，患者のしたい生活，できる生活とはどのようなものなのかを考えることを支援することは可能なのである。そのためには，当然であるが，MSWは「望む生活」の情報を医療チームで共有することが重要である。それらのことができて，初めて生活者を支援することになる。これがMSW支援の特質の一つである。

医学モデルを使う受診・受療援助 (図2)

　医療ソーシャルワークの支援の一つに受診・受療援助がある。私たちは，患者を生活者として理解するが，それには病気や障害が含まれるということは繰り返し述べた。受診・受療援助では，生活のしにくさを医療の介入で改善へと結びつけるために医学モデルの対話が必要である。このことは，MSWの支援の特徴の一つである。

図2　医学モデルを使う時

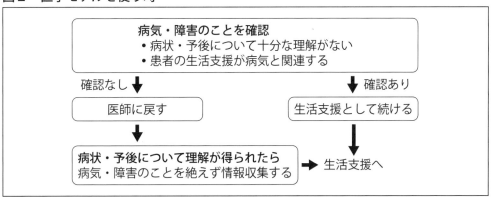

大垣京子：医療ソーシャルワーカーの働き，村上須賀子，横山豊治編著：保健医療サービス，久美出版，2010.を引用，一部改変

　A氏は83歳の男性。脳梗塞発症後1カ月目にリハビリテーションを受けるために B病院に転院してきた。麻痺は軽い。妻と二人暮らしだが，毎日，近くにいる2人の娘たちが食事の用意などいろいろな世話をしたりしていた。入院前からA氏は，身体が不自由になりがちで「死んだ方がいい」などと話していたようである。入院中はこれに加えて不眠もあったため精神科を受診し，内服薬が出ていた。A氏は麻痺が軽いこともあって「早く自宅に帰りたい」と強く希望した。娘たちもその方がよいと判断し，2週間後に退院した。娘たちは，前にも増して実家に顔を出すようにすると話していた。MSWは，娘たちが働いていることもあって介護は容易ではないと考え，介護保険を利用することもできると説明したが，娘たちは「まだいい。両親は家に他の人が入るのを好まないと言っているし，自分たちでまだ何とかできる」ということであった。

　退院後，ひと月たって娘が父親の担当であったMSWを訪れてきた。娘は「父親が動けなくなった。しゃべっていることも分からない。あれほど本が好きだったのに本も読まない。介護が難しい。すぐに入れる施設を探してほしい」と切羽詰まった様子であった。娘の訴えを整理すると，娘は気がついていなかったが，精神科の薬が変更された時と患者の動きが悪くなった時期が一致するようであった。そこでMSWは，娘の同意を得た上で，精神科医に現在のことだけでなく入院中の経緯，家族の介護に対する考え方，生活の内容を報告した。その結果，家族面談が行われ，内服薬の中止指示が出された。翌日，薬を調整するために入院することになった。A氏は，約2週間で退院。以前の元気を取り戻した。

　この事例では，受診・受療援助の重要性を示した。家族の「施設を紹介してほしい」という依頼を受診・受療援助に変えることができるのが，MSWの面接の特質でもある。

フィードバック（メッセージを伝える）

　SBAでは，面接の最後にフィードバックを行う。ほとんどの患者や家族にとって，MSWからの質問は，初めて考える内容であったり，提供される情報は聞きなれない言葉ばかりであったりする。そのため，面接が終わったら忘れていることが多い。そこで，面接の最後には面接の内容を整理し，彼らが解決に向けて進めるようにコンプリメントを中心にメッセージを伝える。メッセージはコンプリメントにこちらの提案の内容，提案の理由，MSWが次までに準備すべき社会資源の内容などを伝える。MSWがフィードバックすることで，我々自身も宿題を再確認できる。MSWは，フィードバックする習慣を持たない。しかし，筆者は，メッセージを伝えることは患者や家族だけでなく，我々の課題を忘れないためにも，面接を省みるためにもMSW自身にとって役立つと考える。

6. 面接の流れ（SBAを取り入れた面接）

　MSWが行う面接の特質について本章第5節（P.47）で述べた。ここでは，SBAを応用したMSWの面接の流れについて述べる。

　面接は，何かのマニュアルどおりに進むわけではない。クライエントは千差万別であり，抱えている問題も違う。支援に必要なことは，「人はたった1回の人生を生きている，たった1回しか死なない」ということを心に刻み，クライエントの人生に真摯な態度で向い，敬意を持って接することである。

　それを具体的な行動にするために，面接の前に心がけておくことを述べる。

心に留めておくこと

◆要約と言い換えを使って傾聴する

　クライエントの話している内容をそのまま繰り返したり，話の本質をとらえて確認をしたりする。そうすることで，MSWが間違ってとらえている場合には，訂正をしてくれる。いずれにしても，クライエントは理解してくれていると感じたり，聞いてくれていると思う。

◆観察するよりされていることを意識する

　自信がないと思うと，早口になったり，意味なく笑ったり，にこにこし過ぎることになる。クライエントは，私たちを観察していて，「大丈夫かしら」と気になる。まず，自信がなくてどうしたらよいか分からない時は，同僚やスーパーバイザーに一言声をかける。

　MSWは，時間に追われていることが多い。面接が立て込んでいる時は，前の面接の名残を感じさせないためにも，深呼吸をしてから面接をしたいものである。案外，クライエントは忙しいことに気づき，早く切り上げようとしたりする。

◆ゆっくり・はっきり・きっちり

　高齢者は耳が遠いことがあるからと，大きな声で話すとかえって聞き取りにくい。クライエントに「このぐらいでよいか」尋ねることもよい。

◆知らないことは中途半端に答えない

　質問に対し中途半端な知識に頼って「だと思います」などと答えない。「後で調べてお返事いたします」でよい。その方が信頼を生むことになる。

◆キーワードを使う

　キーワード[11]は，クライエントの今までの人生が詰まった言葉である。その言葉でしか表現できないものであるから，クライエントとの対話はキーワードを使って進められる。どうしても分かりにくい言葉は，「詳しく教えてください」「どんな時に使うのですか？」などと詳しく尋ねる。

このように続けていき，具体的な行動として把握していく。

◆1つの流れに，1つの伝えたいこと，尋ねたいこと

　医療機関の言葉や社会資源の内容は，患者たちにとって分かりにくいものである。一度にいくつもの説明をすると分かりにくく混乱する。しかも，分かっていなくても「分からないのです」と伝えてくれないことの方が多い。説明の内容を書いたり，図解をしたりなどの工夫をする。

◆話はシンプルに

　伝えたことと，伝わることは別である。ごちゃごちゃしているとクライエントは，耳を閉ざすことを知っておく。「このスピードでよいでしょうか？」「分かりにくい話なのですが（自己開示），話を続けてよいでしょうか？」と，確認することも大切である。

◆「でも」「なぜ」「前にも言いましたが」「なるほど」を使わない工夫を

　クライエントが否定的な話をした時に，「でも」の後に肯定的な内容を使うのはよいが，そうではない話をしている時に「でも…」と区切ると，今までのクライエントの話を拒否したと受け取られやすい。

　インスー・キム・バーグは福岡で行われたワークショップにて，「なぜ」は後に否定的な言葉が続くことが多く，誤解を避けるために使わない方がよいと言っている。

　「前にも言いましたが」というMSWの言い訳は，「私は言いましたよ」というアリバイづくりに聞こえたり，「言ったのに覚えていないのか」という非難に聞こえやすい。医療機関の言葉は分かりにくいので，クライエントがすべてを覚えていることは少ない。それよりも，私が忘れていますがという意味で「前にも言ったかもしれませんが」と同じ説明をしていくと，覚えている時は「前に聞いています」と返してくれる。

　「なるほど」は，目上の人が目下の人に相槌を打ったりする時に使う言葉である。「そうですね」「はい」という言い換えをする。

◆急ぐ時ほど「ゆっくり」を意識する

　クライエントは，急ごうとしていることが分かる。時間がない時はゆっくりとした気分で次の時間を予約したり，今はどのくらいの時間しかないということを伝える。言外に伝えようとすると伝わらなかったり，こちらが否定的な感情になりやすい。

◆話は最後まで聴く

　気をつけていても，つい話を途中で切ったり，途中から自分の意見を言ったりする。最後まで話を聴いて質問に移る。クライエントが意味もない話を続けたら，頃合いを見て「その話は解決とどうつながるのでしょうか？」と知らない姿勢で問いかける。つまり，丁寧に対話の目的とのつながりを再確認する。MSWの個人的な関心ではなく，クライエントを理解したいという関心を持った態度で臨む。

◆否定的な感情を増幅しない

　私たちは心理学の専門家ではない。否定的な感情を扱う代わりにクライエントの感情が肯定的な方向に向くように，「どうやって乗り越えてきたのか？」などと尋ね，クライエントが自分の力に気づくようにする。

面接の手順（図3）

　繰り返しになるが，どのような面接でも，何かのマニュアルどおりに進むわけではないことを断っておく。

図3　面接の手順

> 1. **問題を尋ねる。面接の共通目標をつくる**
>   何に困っているか，問題の意味を明確にする。
>   例）情報が欲しい
>   ⇒その情報は何に役立つか，生活がどう変わるかを知ることが大切。
>
> 2. **病状の把握，特に予後についての確認**
>   今後の治療計画などについての理解
>
> 3. **ウェルフォームド・ゴールをつくる，資源を引き出す**
>   「望む生活」→具体的行動として言語化できるように→今とどう違えばよいか→そのためには……と考えていく
>   クライエントにとって重要，実現可能，努力がいる，小さな目標，関係性の中で語られる，何かがないことではなく何かがある
>   「望ましくないこと」の終わりではなく「新しい何か」の始まり
>   生活については，これまでの工夫，試み，さまざまな力を引き出す
>
> 4. **面接の共通目標：MSWがどのように役立つことができるか**
>   それに到達するために，何を話し合っていくか
>
> メッセージ
>   面接の目標＋コンプリメント
>   　　　　　↓
>   「おっしゃるとおり」とクライエントの目標や家族の考えを支持する
>   社会資源の提案・MSWがしておくことの整理を伝える・患者や家族へ行動してもらうことの提案

ピーター・ディヤング，インスー・キム・バーグ著，桐田弘江他訳：解決のための面接技法 第4版―ソリューション・フォーカストアプローチの手引き，P.15，112，113，金剛出版，2016.を参考に筆者作成

◆始まり

　まず，「どうなさいましたか？」と来談の理由を尋ねるが，私たちの対象の多くは患者であるため，続けて患者の体調を話題にするのは，導入部として適切なことが多い。家族が来談する場合であっても，患者の病状の把握も含めて確認することは重要である。先述したように，クライエントの望みを早合点したり思い込んだりして，先走っていろいろと社会資源などの提案をしてはならない。

　筆者は，患者の家族が着席するなり「病気のことを主治医からあまり説明を聞いていない」と訴えた際，思わず，病状説明を主治医に依頼しそうになったことがある。しかし，それを思いとどまって，来室の意図，面接する共通の目的を尋ねた。「ここでどのようなことがお話しできたら，相談に来てよかったと思っていただけますか？」と尋ねると，「長い入院で治療費が払えないのです」と話しはじめた。病状説明のことは，「これから先どの位入院費がかかるのだろうか」「いつ退院できるのだろうか」という心配から派生したものだった。

　MSWになりたての頃は，患者や家族からいろいろ言われると，どのように質問したり，答えたりしたらよいのか分からない。そのような場合は，「私はお役に立ちたいのですが，どのようにお役に立てるでしょうか？」と，来談の目的について尋ねるとよい。患者や家族から「こうしてほしい」「このようなことを知りたい」と返ってきたら，「そのことが，今の生活にどのように役に立つのでしょうか？」「すごいですね。詳しくご存じなんですね」「もっと，詳しく教えてください」などと返していくと，何を目標にどのような話を進めていけばよいかが分かってくる。クライエントは，困ったことなど問題を話すが，そのことが生活にどのように影響しているかを知ることが重要である。問題が解決したとしたら，今と違ってどのような生活になっているかが重要だからである。

　次に，面接の始まりの場面の事例を示す。「父親にデイケアを使いたいのですが」と家族から相談を受けた場合，次のように対話を続けていくことができる。

事例

MSW「どのようにしてデイケアを知ったのですか？　よくご存じですね」

クライエント「ええ，近くの父の友人が行っていますから」

MSW「デイケアがどのようにお父様の生活に役立つと思ってらっしゃるのでしょうか？」

クライエント「昼間は一人なのでどうやって過ごしているのかが分かりにくいのです。何か，近頃ボーとしていて，物忘れもひどくなっているようなんです。それで，どうかなと思って」

MSW「お父様のことをとても大事にしておられて，考えていらっしゃるのです

ね。物忘れについては，先生にご相談なさいましたか？」

クライエント「ええ，歳相応なので心配ないと言われて安心しました」

MSW「よかったですね。それで，お父様にどのように暮らしてほしいと思って
　いらっしゃるのですか？」

　最終的にはケアマネジャーを紹介することになるが，このように，問題の意味，つまりその問題が生活の仕方どのようにかかわっているかを尋ねていくと，どのように父親に暮らしてほしいか，父親はそのことをどのように考えているのかなど，望む生活が明確になってくる。また，デイケアがよい選択肢かどうか，ほかにも生活に役立つものがないか，なども話し合うことができるようになる。

　医学モデルを使う受診・受療援助の場合について述べる。先に，MSWの面接の特質として，受診・受療援助について事例を挙げて示した。私たちは，患者を生活者として理解するが，それには病気や障害が含まれるということは繰り返し述べた。受診・受療援助では，生活のしにくさを医療による改善へと結びつけるために，医学モデルの対話が必要になる。

事例

　B氏は79歳の男性。今までは元気で漁師をしていた。1，2週間前から歩き方がとぼとぼとなり，トイレに間に合わずに漏らすことが多くなった。昨夜はパジャマを着る手順が分からなくなりズボンを頭から被ろうとした。家族は，どうもおかしいと思い，精神科に入れないといけないと考え，相談室を訪れた。MSWは，急な症状の発現であるため，転倒したり頭を打ったことはないかと聞くと，3カ月前に屋根の瓦を直そうとして落ちたことが分かった。外来の受診を勧め，担当医師に屋根から落ちたことを報告，CT検査をすることになった。結果は，硬膜下血腫であった。脳外科へ転科し手術となった。

　この事例では，急な症状の発現であることに着目して，転倒や頭を打ったエピソードがないかなどを尋ねた結果，脳外科への受診，手術までに至った。ここでもMSWの受診・受療援助に，医学モデルの会話が役立った。

　先の事例（P.48）とこの事例からも分かるように，MSWの生活支援には，受診・受療援助が含まれているため，医学モデルの対話が必要になること，生活支援にも医学知識が必要であることが分かる。ただ，受診・受療援助と生活支援は密接につながっており，患者や家族は，生活の方に重点を置かざるを得ないことがある。経済的問題などはその典型である。本章コラム（P.65）の事例にもあるように，生活支援は治療方針によって左右されることがあるため，患者や家族にそのことを十分理解してもらうことが必要である。

◆望む生活をつくる, 資源を引き出す

病状の理解

　MSWが行う支援では, まず患者や家族が現状をどのように理解しているかという確認が必要である。病状や予後はこれからの生活に大きな影響を及ぼす。また, MSWも患者の病状や予後について理解する必要がある。患者や家族が病状や予後を理解せずに「望む生活」をイメージする危険を未然に防ぐことができるからである。その情報によって医師らが再度病状説明をすることで, 患者や家族は現状についての理解を深め, 実現可能な「望む生活」をイメージすることが可能になるのである。

　現実的でない生活を「望む生活」として話すクライエントには, 「どういうところから実現できそうか分かりますか?」と尋ねてみるとよい。「実現できない」と私たちが決めつけるのではなく, あくまでも「知らない姿勢」で尋ねることで信頼関係を損なわないで済む。クライエントの言動には, クライエントなりの理由がある。その理由についても確認してみるとよい。

望む生活を具体的に

　病気や障害で生活を変えなくてはならないことは分かっていても, どういう生活になるのか, どのようにしたらよいかを具体的に想像できる患者や家族は少ない。そのため, 望む生活を「安心できる生活」「不安でない生活」と, 漠然とした形で表現することが多い。

　抽象的な言葉を具体的な行動として言語化してもらうには, 「ほんのちょっとでも安心できる (不安でない) って分かるのはどんな時でしょうか?」と問いかけてみる。この問いかけには, いろいろな意味が含まれている。

　まず, 「ほんのちょっと」という言葉である。「ほんのちょっと」は, クライエントが満足できる, というあまりにも大きな進歩ではなく, クライエント自身が可能性として考えられる「あいまいな」気持ちを表現している。つまり, 患者や家族が難しい状況にある時には, あまりにも大きな進歩は現実性に乏しいし, 彼らも完全なものはあり得ない, できやしない, と思う。「あいまい」は, 彼らの「できない, できっこない」感情を少なくし, 可能性を広げるのに役立つ。実際, 私たちは先に進もうとする時, 大きく前進することはない。一歩一歩である。

　「望む生活」への第一歩は, 病気や障害を踏まえた上で, つまり, 「今の状況で」というただし書きの上で, 「どのように暮らしていくか」「どのように生きていくか」「その生活は, 具体的にどのようなものなのか」「それを実現するためには何が役に立つか」ということを患者や家族と協働して探すことから始まる。ほんの少しでも安心していると思った時などを尋ねながら, その時はどのような工夫をしたのかなどを聞き, 資源を引き出していく。クライエントは, 私たちが考えている以上に多くの力を持っていることに気づくはずである。

最後に，「あいまいな言葉を使う」「否定的な事柄を深く掘り下げない」「抽象的な言葉を具体的な行動として言語化する」という考えは，面接のすべてに通じることである。

◆共通目標

ここからは，面接の場で何を話し合っていくかについて，共通目標をつくることを考える。クライエントの目標を達成するために，クライエントとMSWはどのように進めるかを話し合う。クライエントの「望む生活」「今とどのように違えばよいか」などが分かれば，次のように尋ねればよい。

事例

「それに向かって，ここで，どのようなことがお話しできればよいでしょうか？」

「私は，どのようにお手伝いできるでしょうか？」

「私は，どのようにお役に立てるでしょうか？」

そこからは，少しずつ一歩後ろから進めていけばよい。今後の生活を考える上で，何があればよいかについて先述したが，この時に社会資源などの情報を提供していく。

◆フィードバック（メッセージを伝える）（図4）

本章第5節（P.47）で述べたようにメッセージを伝えるが，その前に「この進み方でよかったか？」「何か，言い忘れたことはないか？」などを尋ねるとよい。途中で確認してもよい。筆者は，この時に家族から「実は父は，『おじいちゃん』と，呼ばれるのがとっても嫌なんです。苗字で呼んでください」「実は耳が遠いのですが，聞こえたふりをします。『はい，はい』と分かったふりをするのです。右の耳が悪いので補聴器を必ず着けさせてください」と，大切な情報を伝えられたことがある。

◆チーム医療

何度も述べたが，医師や看護師など治療する側には，生活の情報が正確に伝えられていないことが多い。MSWは，患者や家族の情報を絶えず発信し，治療スタッフと共有することが大切である。そのことが，患者の「望む生活」の実現につながるので

図4　フィードバック〜患者や家族への応援歌

初めに，患者の目標＋コンプリメント（今までの努力や工夫など）

↓

目標について確認した後，そのために続けてほしいことを伝える

↓

・少しでも生活が楽になること，社会資源があればそれを提案
・患者や家族が動かなくてはならないことがあればそれを伝える
・MSWが準備したり，動かなければならないことがあればそれを伝える

ピーター・ディヤング，インスー・キム・バーグ著，桐田弘江他訳：解決のための面接技法 第4版—ソリューション・フォーカストアプローチの手引き，P.112，113，金剛出版，2016.を参考に筆者作成

ある。また，MSWにとっても治療の情報は，患者と共に生活を工夫するために必要である。同じ土俵で話し合いに参加し，理解するために，医学知識を学んでおくことが重要である。

2回目からの面接

SBAでは，前の面接で話したクライエントの課題が，できたかどうかを問わない。それは，クライエントがしていなかった時に，できなかったことに対して恥をかかせるだけで，クライエントに役に立たない質問である。それよりも「何がうまくいっていますか？」と問いかけるとよいという。「何も…」という返事であっても，「悪くならなかったのは，どんなことが役に立ったのですか？」と，尋ねることで肯定的な対話へつながる。

あるいは，スケーリング・クエスチョンで「面接を始めた時の状態を1，問題が解決した状態，ここに来なくてよくなった状態を10だとしたら，今の状態はどのくらいですか？」と尋ね，その後は「どうやってそこまで来られたのですか？」と続ける。こうすると，患者や家族の進歩が分かり，次のステップへとつなぐことができる。彼らが「前と変わらない」と答えても驚かなくてよい。「どうやって前のままに持ちこたえているのか」を尋ねればよいのである。

MSWは，退院支援の場合，施設見学を勧めることがある。家族も忙しくてなかなか行くことができない。しかし，チームカンファレンスで経過を報告する必要があるから確認しなければならない。このような場合にもこの質問は役に立つ。「行ってくれましたか？」と問いかけるより「何がよかったでしょうか？」と尋ね，「まだ行ってないのです」と答えが返ってきたら，「そうでしたか。どのような予定なのでしょうか？」と尋ねる。彼らは「行かない」のではなく，「行けなかった」のである。彼らが「行くつもり」であることを疑うような質問はしない。

終わり方

MSWの対象はほとんどが患者や家族である。入院患者では，退院した時が支援の終わりではない。特に，自宅に帰る患者の場合は，医療・福祉・介護の専門家と連携をとる必要がある。患者との面接が終了したとしても，地域へつなぐことを伝えておかなくてはならない。外来の患者の場合も，地域の専門家に関係する場合は，同じように連携する。地域の連携の中で終了するかどうかを決めていくことになる。

地域連携がなく，患者や家族だけで終了する場合は，患者らに「どうなったら相談室に来なくてよいでしょうか？」などと，尋ねてみることも一つである。こちらが，終わっていないと思っても，患者らが自分らの力でどんどん進んで終わりになる場合も多い。気にせずに終了にすればよい。

7. KOGAKIの3原則

この原則は，筆者の失敗や，悩んで考えたりしたものからできたものである。私は，研修会で話す時には「KOGAKIの3原則」と呼んでいる（**表5**）。

◆クライエントを信じる力
代わりに考えない　代わりに答えを出さない　代わりに動かない

「代わりに動かない」は，誰かの代わりに説得したりしないことを言う。MSWは，クライエントや家族から「デイケアに行くように言ってください」とか「施設に入るように言ってください」などと依頼されることが少なくない。誰かの代わりに動くことは，誰かの味方になることで，それは他の誰かを敵にすることである。それでは，支援はできない。その時は「いつもはどうしているのですか？」とか「どのようにすればよいとお考えですか？」など，彼らの考えを引き出すような質問をして，彼らが動けるようにする。

◆自己決定を可能にする力
観察する力　待つ力　退くことを恐れない力

クライエントの思考を理解し，信頼すれば，一歩後ろからリードすることが可能になる。今，クライエントがどこにいるのかよく観察し，MSWが進み過ぎないようにする。場合によっては，退くことも必要である。クライエントが生活を変えていくのには，時間がかかるということを知っておく。

◆自分を信じる力
傷つかない力　内省する力　領域を知る力

他の専門家を大切にすることが，自分の領域を知ることにつながる。そうやって専門家同士としてつながり合うことが大切である。しかし，一人職場であったり，MSWや先輩といっても1〜2年の差で一緒に働くなど，MSWを取り巻く環境は厳しいものがある。加えて，面接がうまくいかない，患者の信頼が得られない，院内での人間関係など，いろいろなことで悩む。その時に，思い出してほしい。あなたは，あなたの人間性を非難されているのではない。専門家としての足りなさを指摘されているだけである。努力をしよう。一歩一歩，進もう。仲間がいるはずである。一緒に学び続けることが，クライエントに役立つ，一番大事なことである。私の今までの経験から得た気づきを参考にしてほしい。

表5　KOGAKIの3原則

①クライエントを信じる力	②自己決定を可能にする力	③自分を信じる力
代わりに考えない	観察する力	傷つかない力
代わりに答えを出さない	待つ力	内省する力
代わりに動かない	退くことを恐れない力	領域を知る力

8. 医療ソーシャルワークの記録

記録の目的

　ソーシャルワークにおける記録の目的は，第一に利用者に対してよりよい支援の提供のため，第二に機関の機能向上のため，第三にソーシャルワーカーの専門性向上のためであり，それぞれさらに**表6**のような内容を含んでいる。

記録の種類

　医療ソーシャルワークにおいて用いられる記録には，**図5**のような種類がある。公式の記録としてのソーシャルワーク記録は，支援記録と運営管理記録の2つに大別できる。

　MSWが自ら担当した事例に関して個人的に記録していたノートなどの「実践記録」や，利用者による手記などの「当事者記録」などは，本来非公式の記録であるが，「実践記録」が業務上必要となったり，「当事者記録」，例えば療養生活上の手記や体験記などが利用者からMSWに提供された場合，公式の記録として保管されることがある。

表6　ソーシャルワークにおける記録の目的

1．利用者に対してよりよい支援を提供する	2．機関の機能を高める	3．ソーシャルワーカーの専門性向上に役立てる
（1）相談援助の継続性 （2）一貫性の保証 （3）利用者の利益や権利の擁護 （4）利用者との情報共有，利用者の参加と協働の促進	（1）法的義務 （2）職種間連携 （3）機関間連携における情報共有 （4）機関の管理運営	（1）援助者自身の省察 （2）教育・訓練 （3）調査研究

図5　ソーシャルワーク記録の種類

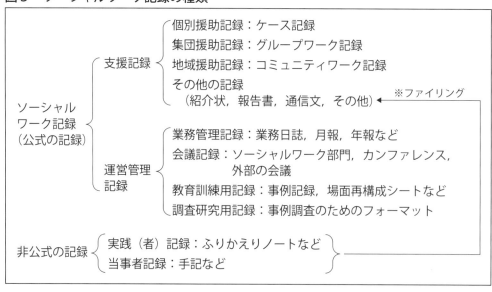

記録の方法
◆記録の形式
　記録には音声や映像が用いられることもあるが，ここでは文字や図表を用いた書面による記録に限定すると，叙述形式，項目形式，表形式，図形式の4つの形式に分類することができる。書面による記録はまた，筆記記録と電子記録とに分類することもできる。電子記録には音声や映像を取り込むこともできるが，ここでは音声や映像による記録は除外しておく。

◆叙述形式と文体
　叙述形式の記録とは，文章記述によるものである。文章記述には，大別して叙述体，要約体，説明体という3つの文体が用いられる（**表7**）。

表7　叙述形式の記録と文体

文体		記述方法
叙述体	過程叙述体	過程を忠実に記述
	圧縮叙述体	過程を圧縮して記述
	逐語体	過程をありのまま再現
要約体		過程やその解釈・見解の要点を記述
説明体		過程の解釈・見解を記述

◆項目形式
　項目形式の記録とは，文章の冒頭に数字，アルファベットなどの文字や「・」などを付け，項目ごとに文章記述をするものである。順序性のある場合には数字やアルファベットなどが用いられ，また順序性のない場合には「・」が用いられる。また，アルファベットは項目に意味を持たせるために，項目の意味を示す用語の頭文字として用いられる場合もあり，ここでは意味のあるアルファベットを用いた項目形式の例を紹介する。
　項目形式の記録は，主として経過記録において用いられる。ソーシャルワーク記録における経過記録には叙述形式が多く用いられているが，電子カルテが普及している看護記録では，項目形式の経過記録が主流となっており，その代表例は問題指向型記録法（SOAP）である。一方，ソーシャルワーク（ケアマネジメントを含む），およびケアワーク（レジデンシャルケア，介護，保育など）に適合的な経過記録法として開発された生活支援記録法（F-SOAIP）がある。

問題指向型記録法（SOAP：ソープ）
　POS（Problem-Oriented System）は，Lawrence Weedが1968年に開発した診療記録システムで，1973年に日野原重明によって我が国に紹介されたものである。POSの1つのサブシステムがPOR（Problem-Oriented Record）である。PORは，基礎情報（Data Base），問題リスト（Problem List），初期計画（Initial Plan），経過記録（Progress Notes），および経過一覧表（Flow Sheets）から成り，このうち経過記

録において，問題ごとに S（Subjective Data：主観的情報），O（Objective Data：客観的情報），A（Assessment：アセスメント），P（Plan：計画）という4項目を用いて記録するものであり，いわゆるSOAPと呼ばれる。なお，PORからSOAPの4項目のみを切り離して使用するのは，本来の用法ではない。

生活支援記録法（F-SOAIP：エフソ・アイピー）

生活支援記録法（F-SOAIP）は，嶌末・小嶋が開発した経過記録法で，経過記録についてF（Focus：焦点），S（Subjective Data：主観的情報），O（Objective Data：客観的情報），A（Assessment：アセスメント），I（Intervention／Implementation：介入または実施），P（Plan：計画）という6項目を用いて記録するものである。SOAPと比べてみると，S，O，A，Pの4項目は共通している。異なる点は，第1に，SOAPの場合には，#（Number）を用いて問題点に番号を振り，#ごとにS，O，A，Pの4項目を順に用いて記録するが，F-SOAIPでは，ソーシャルワーカーが場面ごとに焦点化した事柄をF（Focus）とし，P（Plan）がある場合は末尾に置くので，SOAIの4項目を順不同で用いて記録する。第2に，SOAPでは主として，医師の指示に基づく介入または実施内容については，別の様式（カーデックス）に記録するため，介入または実施内容を記録する項目が用意されていないが，ソーシャルワークでは利用者との相互作用が重要であるため，F-SOAIPにはI（Intervention／Implementation）の項目を不可欠としている。

このように，F-SOAIPとSOAPとの異同は単純であるが，項目に整合性があるため，既にSOAPを採用している場合でも，F-SOAIPを導入することが可能である点も重要な特徴である。

◆表形式

表形式の記録は，あらかじめ設定した項目ごとに，選択肢にチェックをしたり，単語や短文で記入することによって，情報を整理することができるような記録の形式である。具体的には，フェイスシート，アセスメントシート，プランニングシート，モニタリングシートなどで用いられる。

特定の時点における情報については一覧性が高く，あらかじめ設定した項目については情報の漏れがなくなるという利点があるが，動態的情報を記録することが難しく，あらかじめ設定されていない項目については情報が漏れやすいという弱点がある。

◆図形式

図形式の記録は，事実や解釈などを視覚的に把握したり理解することを容易にするために，記号や図表を用いて表示する。

利用者理解のためのアセスメントツールとして用いられる生活史年表，ジェノグラム，ファミリーマップ，エコマップ，ソシオグラムについては，第1章 第1節（P.12）および第2節（P.16）を参照してほしい。

記録の様式

　医療ソーシャルワークにおいて用いられる記録の様式には，ソーシャルワークのプロセスに沿って，次のような様式がある。プロセスシートには利用者との相互作用である動態的情報が記載され，その他のシートには静態的情報が記載される。

◆フェイスシート（基本事項用紙）

　フェイスシートには，利用者の基本的属性や状況といった基本的な事項を整理し記録する（**表8-①**）。個別援助記録の場合には，利用者の氏名，性別，年齢，紹介経路，主訴，家族構成，生活歴，経済状況，居住環境，就労・社会参加状況，身体状況，精神状況，社会的交流状況，社会資源の状況などが記録される。

　主として支援過程の初期段階において記録されるが，支援過程の中で随時更新される。記録を更新する場合には，更新の日付と共に，加筆または修正の内容が分かるように記録されることが望ましい。

◆アセスメントシート（事前評価用紙）

　アセスメントシートには，利用者のさまざまな側面におけるニーズや，支援の現状，解決すべき課題などがまとめられる（**表8-②**）。アセスメントの内容は支援過程の中で修正されていく可能性がある。そのため，アセスメントシートには，経時的に追加して記録できるよう記録様式が工夫されていることが多い。

◆プランニングシート（支援計画用紙）

　プランニングシートには，アセスメント結果を基に，支援目標と支援課題を記録する（**表8-③**）。支援目標は，長期目標・中期目標・短期目標，あるいは主目標（メインゴール）と副目標（サブゴール）などと段階的に設定される。支援課題は，活用する社会資源，関係機関・関係職種の役割分担，時間的な要素（期間，頻度など）を，利用者と合意を得ながら記入する。

◆プロセスシート（経過記録用紙）

　プロセスシートには，MSWと利用者との相互作用を時系列的に記録する場合と，定期的または随時に要約的に記録する場合がある。筆記記録のフォーマットは，左端に日付欄，中間に内容欄，右端に備考欄が設けられていることが多く，時系列的または要約的な記録のいずれにも対応できる（**表8-⑤**）。電子記録の場合には，筆記記録によるプロセスシートのイメージで記録できるようなフォーマットになっているシステムであれば，筆記記録と同様にいずれにも対応できる。前述のような箇条形式を採用し，項目ごとに入力欄を設けているようなフォーマットとなっている場合には，要約的な記録は可能だが，時系列的に記録することはできなくなるという難点がある。

◆モニタリングシート（経過観察用紙）

　モニタリングシートには，プランニングの項目ごとに経過観察結果について，定期的または随時に記録される（**表8-④**）。プロセスシートに記述される場合もある。

表8　相談援助記録の記入例

①フェイスシート

氏名	Aさん		生年月日	○年○月○日生　（63）歳	性別	女	日付	・　・
住所	××市○○町				電話	○○		
紹介経路	主治医	紹介理由	検査入院を拒否している					
主訴	Bさん，Cさんを置いて入院できない							

家族関係

生活歴（家族歴・職歴・学歴・病歴など）

歳	本人	長男 22大学卒業	長女 18高校卒業
44		22大学卒業	18高校卒業
50	離婚	24発病	
	結婚		
54	腰痛		
	離婚		
	専門外来受診	30	26

家族員	年齢	性	職業	備考
B	30	男	無職	統合失調症，精神障害者保健福祉手帳2級，障害基礎年金2級。新聞記事の切り抜きとスクラップ作業を日課にしている。
C	26	女	主婦	喘息。主たる家事の担い手。

傷病　腰痛，難病	医療保険　健康保険	公費負担医療　なし
身体障害者手帳（　）級	療育手帳（　）級	精神障害者保健福祉手帳（　）級
日常生活自立度（　）	認知症高齢者の日常生活自立度（　）	要介護度（　）
職業　会社員	年金保険　厚生年金保険	各種手当
住居の所有形態　賃貸	建物の構造　県営アパート	居室の構造　3K

②アセスメントシート　③プランニングシート　④モニタリングシート

	ニーズまたは状況	支援の現状	当面する支援課題	支援目標	支援計画	モニタリング
身体	腰痛，杖歩行	専門外来を受診	療養の継続を支援	治療の継続	治療継続の困難に対する支援	定期受診を継続中
精神	将来に見通しを持てず無気力になることあり		精神的サポート	障害の受容	疾病の進行に伴う障害受容の支援	外来受診日に訴えを傾聴
日常生活	歩行や外出に不自由を来している			ADL低下に伴う生活の再構成	社会福祉サービスの活用を支援	障害福祉サービス利用意向要確認
経済生活	特になし			特になし		
居住環境	3Kの県営アパートで，Bさんの声が周りに響くため，近隣に遠慮がち			障害の重度化に伴う環境整備	必要に応じて住宅改修の支援	現在のところBさんの声は近隣に支障のない状態に落ち着いている
社会交流	普段近隣とは交流がない		孤立感を解消する	患者会での交流	患者会への参加を支援	患者会に意欲的に参加している
家族関係	精神科受診中の長男への対応困難，男児のいる長女は家事に協力的			長男の社会参加	長男への支援	
職業生活	会社員として，生計を維持している		療養と職業の両立を図る	仕事と療養との両立	必要に応じて職場との関係調整	
自己実現	特になし			生きがいづくり	患者会への参加を支援	患者会に意欲的に参加している

⑤プロセスシート

日付	F・S・O・I・P	A・記入者印
5／11 主治医の紹介 により来談	F：入院への躊躇 S：入院指示を受けたが，精神科受診中の長男の夜間急変が心配で， 　　入院期間が長引くことが不安で入院に躊躇 O：主治医より約2週間との説明を受けている。 I：精神科夜間救急外来を紹介したことにより，Aさんの不安を解消 　　することができ，入院することとなった。	優先課題は，入院に伴う 不安を解消し，安心して 治療に専念できるように することである。 　　　　　　　　㊞
5／18 Aさんの来談	F：長男の就労の可能性 S：①長男は，昼間は新聞の切り抜きに熱中しているが，夜間に妄想 　　　があり，6〜7年間入院を繰り返している。就労させたい。 　　②長女（離婚）と7歳の男児は喘息で通院中。長女は長男の世話 　　　や家事を引き受けている。 　　③家計をまかなっており，仕事の継続を希望。 O：①カルテによれば，長男はX精神科病院に入院歴あり。 　　②長女と男児は当院通院中。 I：福祉的就労についての説明。 P：当面，X精神科病院の精神保健福祉士と連携し，Bさんに地域作業 　　所の見学を働きかけることになった。	家族のそれぞれが生活課 題を抱えているが，長男 の社会参加への支援とし て福祉的就労を進めてい くことをを当面の優先課 題とすべきか。 　　　　　　　　㊞

◆エヴァリュエーションシート（事後評価用紙）

　エヴァリュエーションシートは，支援の終結後に支援過程全体を振り返って，アセスメント，プランニング，支援過程，モニタリングなどの適切性の評価，目標達成の評価などが記録される。

◆クロージングシート（終結時用紙）

　クロージングシートは，支援の終結時に支援過程全体を要約体で記録するものである。支援終結の理由もここに記録される。

記録の留意点

◆正確に書く

　記録はソーシャルワーク実践の証拠であるから，客観的な事実であれ主観的な事実であれ，またMSWの解釈であれ，記録はすべて正確に書かれなければならない。詳細な内容は忘却されやすいので，正確に記録するためには支援直後できるだけ早期に記録することが望ましい。

　正確に書くためには，次の点に注意する。

・6W3H（When, Where, Who, What, Whom, Why, How, How long, How much）に沿って書く

・主語と述語との関係を明確にする

・時制を考慮する

・特殊な用語や俗語を避ける（ただし逐語記録の場合には，発言を「　」書きとし，

用いられる言葉をそのまま記録する）

・相談援助記録は公的な文書であるから，ボールペンなど消すことのできない筆記用具を用いる。訂正が必要な場合には訂正箇所に二重線を引いた上に訂正印を押し，訂正内容を明記することとし，修正液などは用いない

◆分かりやすく書く

記録の内容が自他を含めて分かりやすく理解できるように記録されなければならない。簡潔明瞭な文章表現であることが大前提であるが，適切な字体を用いること，適切に表題，段落，箇条書きなどを用いる。

◆必要な情報のみを書く

ソーシャルワーク実践に必要な情報のみ記録すればよく，不必要な情報は記録すべきではないが，必要な情報と不必要な情報を区別することは容易ではない。また，必要な情報であってもMSWが気づいていない事柄は記録されない。記述式の場合には，必要な情報の取捨選択はMSWに委ねられているため，MSWが気づいていないか必要性を理解していない情報は記録されない。項目式の場合には，あらかじめ設定されていない項目については遺漏しやすい。このように，ある記録の形式を採用した場合に起こりやすい弱点にも留意しておく必要がある。

◆面接中の記録の仕方

一般的には，面接中にメモを取ることは，重要な事実については事務的な手続きとみなされるが，利用者の訴えによっては面接に集中することを優先させ，せいぜい重要語句を書き留めるにとどめるのが望ましい。メモを取ることによって，MSWが利用者の訴えから気を逸らしたり，逆にメモを取られることに利用者が気をとられてしまうことの可能性についても配慮する必要がある。

記録の活用方法

ソーシャルワーク記録は，**表6**（P.58）で示したような記録の目的を果たすために活用されるが，ここでは利用者の参加と協働を促すための記録の活用方法を紹介する。

MSWがソーシャルワークのプロセスに利用者の参加と協働を促すことは，利用者のエンパワメントを図る上で重要であるが，記録においてもそのような視点を貫くことが求められる。

例えば，フェイスシートに含まれるような項目については，可能な限り，「相談申込書」などを用いて利用者自身に記入してもらったり，表形式や図形式などの場合には面接中に利用者と共に作成することも可能である。また，記述形式の場合も，利用者から要求があって初めて開示するというよりも，あらかじめ開示できることを告知しておくことが望ましいし，可能な限り利用者に対して記録の閲覧を促すことも重要である。このように，記録において利用者の参加と協働を図ることによって，ソーシャルワークへの利用者の参加と協働の実現につなげることができる。

コラム 医療機関におけるMSWの存在意義とは？

　私はMSWとして次のような患者を担当したことがあった。患者を担当しながら度々頭に浮かんだのは，「退院後の生活は誰が何を元に決めるのか」というフレーズだった。

　患者は，会社員として働く一人暮らしの50代の男性で，家族や親戚もいない人であった。症状としては脳出血による左上下肢の麻痺と高次脳機能障害があり，介護保険では要介護4の認定を受けていた。協力的な職場の友人が多く，友人たちが病院への転院手続きや患者の身元引受人をも引き受けていた。

　退院後，患者は友人たちが暮らしている地域に転居してでも一人暮らしを続けたいと希望し，また，友人たちはそれをどうにかサポートしたいと考えていた。だが，病院スタッフの目には「病識のない患者，非現実的なことを言い出した友人たち」として映り，私には「転倒リスクも高い，一人暮らしは無理なのでどうにか施設への退院になるように話を進めてほしい」と依頼が来たのであった。

　この話を聞き，医療従事者が障害状況にばかり焦点を当て，退院先を判断しようとしていることや，想定している退院後の生活に当事者である患者の考えが反映されていないことに違和感を覚えた。私は患者の自己決定をサポートするために，患者の考えやその土台にある価値観を聴き，それを再度チームへ伝えることが必要だと考えた。

　患者や友人たちと面接を重ね，互いの信頼関係がどのように育まれてきたのかということや，なぜ患者は退院後も一人暮らしを続けたいと希望しているのかということを改めて聴いていった。友人たちには疾患の特性，具体的に介助が必要な場面や内容について説明し，友人としてどこまで患者をサポートできるのかということを明確化していった。友人たちには対応が難しいと判断されることが出てくると予測されたため，緊急通報システムの導入や，先々の生活を考え成年後見制度の情報を提供した。その結果，友人たちは自分たちなら患者の暮らしをサポートできると具体的に思い描ける状態となった。この状況をチームとも共有し，家屋環境の整備や介助者の協力体制を整え，ケアマネジャーとの連携，地域の協力も加わった結果，患者は退院し，新生活をスタートさせていったのであった。

　この例に挙げた患者について，医師や看護師，セラピストたちは，「脳出血，左麻痺，高次脳機能障害があって転倒リスクは…」と評価していく。医療従事者として疾患や障害状況に焦点を当てることは重要なことだ。私たちMSWの専門性の根拠は，この点を踏まえた上で，その患者の価値観や社会的背景，相手を取り巻く環境などをとらえてかかわることにこそある。患者を「一人の人」としてとらえること，患者の価値観に目を向けてその人が主体性を発揮できるようにかかわること，これこそがMSWとして医療現場に存在する意義だと考えるのである。

第4章

患者の権利と 医療ソーシャルワーカーの役割

1. 自己決定の尊重

　ケンブリッジ大学のバーバラ・サハキアン（Barbara Sahakian）教授の研究[1]によると，人は無意識の取捨選択も含め，1日で最大3万5,000回の決断を行っているそうだ。このように人は，1日だけでもこれほど多くの選択と決断を行っている。医療の場面では，どうだろうか。ここでは，人生の最終段階における医療やケアの決定と，MSWの支援について考える。

自己決定とは

　まず，自己決定について整理する。

　人が自分の生き方について，自分自身で自由にする選択する権利があるという考え方を「自己決定」と言う。この自己決定は，社会福祉の領域では，ケースワークの原則として重要視され，バイステック（Biestek, F. P.）のケースワークの7原則の一つだ。この7原則[注1]は，クライエントが共通に持つ人間としての基本的な7つのニーズと相互作用するものであり，自己決定の原則とは「クライエントは，自分の人生に関する選択と決定を自ら行いたいとするニーズを持っている。彼らは，ケースワーカーから選択や決定を押しつけられたり，あるいは『監視されたり』（bossed），命令されたりすることを望まない」[2]というクライエントのニーズに応じた内容となっている。

　前述したように，人は生活の中で，実に多くの選択肢の中から何かを選び，決定しているが，時には周囲からの助言や支援を受け，判断しながら決定していることもある。つまり，自己決定とは必ずしも自分だけで行うものではなく，他者の関与や環境との関係も含めた行為であると言えよう。そしてMSWは，クライエントが自己決定できるよう，専門職としてそのプロセスにかかわり，寄り添っていくことが大切であろう。

　このような社会福祉領域での自己決定を踏まえた上で，ここからは，「人生の最終段階における医療・ケアのガイドライン」をインフォームド・コンセントと，アドバンス・ケア・プランニング（以下，ACP）に絞って考える。

人生の最終段階における医療・ケアのガイドライン

　厚生労働省は，2007年，「終末期医療の決定プロセスに関するガイドライン」を作成した。そして，最初のガイドライン策定から約10年たった2018年，近年の高齢多死社会の到来に伴った，地域包括ケアシステムの構築が進められていることを踏ま

注1）「バイステックの7原則」というケースワークの原則は，1957年にフェリックス・P・バイステックがその著書『ケースワークの原則』で記したものである。ケースワークの基本的な原則とされている。「個別化，意図的な感情の表出，統制された情緒的関与，受容，非審判的態度，クライエントの自己決定，秘密保持」が7原則である。

え，それまでの「終末期医療の決定プロセスに関するガイドライン」から「人生の最終段階における医療・ケアのガイドライン」（以下，ガイドライン）に名称を変更し，その内容も変更された。変更された項目は，次の4点である[3]。

1つ目は，人生の最終段階における本人や家族等を支えるために，「看護師やソーシャルワーカー，介護支援専門員等の介護従事者などの，医療・ケアチームで本人・家族等を支える体制をつくることが必要」と，医療・ケアのチームにMSWや介護従事者が含まれることが明示された。

2つ目に，ACPの取り組みの重要性が述べられている。つまり，患者本人が大切にしていることや価値観，希望する人生の最終段階における医療・ケアについて，前もって考え，家族等の信頼できる人や医療・ケアチーム等と繰り返し話し合い，共有することが必要であると書かれている。さらに，患者本人の意思は変化し得ることも考慮し，日頃から繰り返し話し合っておくことが重要だとしている。

3つ目は，患者本人が自分の意思を伝えられない状態になった場合に備え，患者本人の意思を推定する者について，元気な頃から家族等の信頼できる人を決めておく，代理決定委任者の重要性が記載されたことである。

最後は，繰り返し話し合ったことはその都度文章にまとめ，患者本人や家族等だけでなく，医療・ケアのチームと共に共有することの重要性が述べられている。

これらの変更点も含めガイドラインをまとめると，意思決定における大切なことは，①一人で決めない，②しっかり話し合う，③倫理的な問題はガイドラインに沿って，チームで話し合い，意思決定を行う，④「疑わしきは生命の利益に」[注2]，⑤ACPの重要性の啓発の5つが挙げられるだろう。

では，意思決定支援にMSWは，どのようにかかわるのだろうか。次に，意思決定とMSWの支援について述べる。

人生の最終段階における医療・ケアのあり方の決定とソーシャルワーク

まず，人生最終段階における医療・ケアのあり方を決定する上で，最も大切なことは本人の意思決定である。私たちは日々，何かを取捨選択しながら暮らしている。自分で決めるということは，医療の領域においても当然であり，「人間として当たり前のこと」を指している。そして，本人が自分で決めるためにまず大切なことは，医療者側からの十分な説明である。つまり，インフォームド・コンセントだ。

インフォームド・コンセントとは，説明（Information）に基づく，同意（Consent）であり，直訳すると「知らされた上での同意」のことである。つまり，「患者が診療を受けた後，自分の状態について医師から説明を受け，患者は納得した上で医師が提

注2）川崎協同事件1審判決（横浜地方裁判所 平成17年3月25日）の中で，「疑わしきは生命の利益に」と説示されている。

案した治療方針に同意する」ことである。したがって，インフォームド・コンセントは，医療者側から患者に一方的になされるものではない。患者も自らの価値観によって，どのような治療を受けたいかを医療者に伝えられることが大切である。

　では，医療の現場で患者が自分のことを自分で決めるために，MSWとして，どのような支援が必要になるのだろうか。

　そもそも，医療の専門家である医療者と，医療の専門家でない患者の間に，医療に関する知識に差があることは当然であろう。MSWは患者の意思決定に関する支援を行う場合，まず，患者が自分の身体（病気や障害など）のことを，どの程度理解しているかを確認する必要がある。患者の理解が不十分である場合や患者の意思が変化した場合に，MSWは，何度でも患者への病状説明の場を設定する。加えて，MSWはインフォームド・コンセントの場に同席し，場合によっては，医師の言葉を患者に分かりやすく言い換えたり，患者の思いを代弁するなど，患者が医師の説明を理解し，患者自身の意思を伝えることができるよう支援する役割を持つ。

　またMSWは，患者の意思が揺れ動くことを理解し，患者に意思が揺れ動くのは当然であることも伝え，支援することも大切である。

　さらに，本人が意思を伝えられない状態になる可能性も考え，「万が一の場合」についても本人が考えることができるように支援することも，MSWは忘れてはならない。もちろん，支援経過や決定した事項については，きちんと記録に残しておくことが重要である。

事例

　患者は80代男性。誤嚥性肺炎で入院してきた。既往にアルツハイマー型認知症があり，こちらから声をかければその場の受け答えはできるが，自分から何かを話すことはなく，短期記憶も低下していた。入院後，誤嚥性肺炎は軽快したが，入院中の検査で肺がんを疑う所見が認められた。患者には子どもはおらず，介護している妻に主治医から病状説明が行われることになり，MSWも同席した。

　主治医は，患者の妻に肺がんの疑いがあることを説明した。加えて，確定診断を望むなら，当院では検査に限界があるため，高次の医療機関を受診する必要があることも説明した。また，確定診断がついたとしても外科的な処置は難しい可能性があること，その場合には経過を見ながらできる範囲で症状に対処していくことになるだろうとも説明した。

　病状説明に同席していたMSWは，患者の妻へ，医師の説明がどの程度伝わっているのかを確認するため，患者の妻の発言を要約や言い換えを行って確認した。さらに，「お話のスピードは速くないですか？」「ここまでで何か質問はありませんか？」といった声かけをしながら立ち会った。

患者の妻は医師の説明は理解できていたが，どのような治療方針を選択するかは迷っていた。MSWは患者の妻に，「ご主人がこの場にいらっしゃったら，何とおっしゃるでしょうね？」と尋ねた。患者の妻は，しばらく考えた後，「『診断だけは受けたい』って言うかもしれません。何でも白黒はっきりさせる人ですから」と答え，高次医療機関への受診を選択した。

　高次医療機関の受診から戻った患者と患者の妻に対し，医師が再度話をするのでMSWにも同席をしてほしいと，病棟から依頼があった。

　患者と患者の妻は，高次医療機関を受診したが，受診先の医師から「治療をしないのであれば，苦しい思いをする検査は必要ないのではないか」と説明を受け，本人もその場で「苦しいのは嫌」と言ったため，何もせずに帰ってきたということであった。そこで，当院の医師は，本当に確定診断や治療を受けなくてよいのかを確認するために，話し合いの機会を持ったのだ。

　当院の医師が患者と患者の妻に，「何もせず，このまま経過を診ながら必要に応じ対処方法を考える，でよいですか」と尋ねると，患者本人は黙っていたが，患者の妻は悩み出し，「やっぱりもう一度，検査をしてもらいに行きましょうか」と発言し，同席しているMSWに向かって，「あなたならどうします？」と尋ねてきた。MSWは自分の考えを述べるのではなく，患者の妻に「今まで大切なことはどのように決めてきたのですか？」と返した。患者の妻はすぐに，「今までは何でも主人が決めてきました」と言い，続けて「主人はすぐに忘れるけれど，その場では分かっています。その主人が『苦しいことは嫌』と言ったので，もういいです。このままで」と答えた。患者の妻は患者にも「それでいいですよね」と声をかけ，患者も「うん」とうなずいた。

　医師は，「分かりました。でも，また気が変わったらいつでも言ってくださいね」と声をかけ，話し合いは終了した。

　この事例でMSWは，患者と家族が意思決定を行うために，どのようにかかわっていただろうか。

　意思決定を行うために大切なことは，前述のとおり，まず，患者や家族等が病気について正しく理解していることが重要である。このことを踏まえ，あらためて事例を見ると，MSWは，要約や言い換えを通して，患者の妻が医師の説明を理解できているかを確認している。さらに，決めかねている患者の妻に対し，患者の妻が治療方針を決定できるよう支援を行っている（第1部 第3章 第2節「MSWにとっての解決構築」P.37参照）。このようなMSWのかかわりの根底には，前述したバイステックの「自己決定」の原則があり，このことはクライエントの尊厳を守る上でも大切であると言えよう。

本人の意思が確認できない場合

　ガイドラインでは，本人の意思が確認できない場合についても明記されている。次の4点が，ガイドラインに書かれている内容である[3]。

①家族等が本人の意思を推定できる場合には，その推定意思を尊重し，本人にとっての最善の方針をとることを基本とする。

②家族等が本人の意思を推定できない場合には，本人にとって何が最善であるかについて，本人に代わる者として家族等と十分に話し合い，本人にとっての最善の方針をとることを基本とする。時間の経過，心身の状態の変化，医学的評価の変更等に応じて，このプロセスを繰り返し行う。

③家族等がいない場合及び家族等が判断を医療・ケアチームに委ねる場合には，本人にとっての最善の方針をとることを基本とする。

④このプロセスにおいて話し合った内容は，その都度，文書にまとめておくものとする。

　ガイドラインで示されている，本人の意思が確認できない場合の「家族等」とは，法的な意味での家族や親族のみを指すのではなく，本人が信頼を寄せている友人など広い範囲の人を含んでいる。また，本人が信頼を寄せている人は1人でない場合もある。ここで事例を紹介する。

事例

　筆者の勤務する病院で，数年前に脳梗塞による重度の片麻痺と言語障害と嚥下障害が残った患者に胃瘻造設を検討することになった。この時，この患者に身寄りはなく，本人が病気を発症する前に信頼を寄せていた人はアパートの大家だった。そのことを知った担当のMSWは，「患者が元気な時，自分が病気になって意思を言えなくなったらどうしてほしいか，何か話していなかったですか？」などと本人の意思を推定するための面接を大家に行っている。その結果をMSWは，病院の倫理委員会で報告をし，情報共有を図った。病院は，外部の弁護士も入れた倫理委員会を数回行い，結果，患者に胃瘻を造ることが決定した。

　意思決定を行う際に，患者本人が意思を伝えることができる場合でも，患者にとって医療者の言葉は，医療者側が思っている以上に力を持って届いていることがある。そのことをMSWは心に留め，患者や家族等を支援することが大切である。

　繰り返しになるが，自分の意思を訴えることができない患者の場合，医療者側の意向だけで，安易に治療方針を判断することは避けなければならない。患者の意思を確認できない場合であっても，MSWは，丁寧に患者の入院前の生活の様子を，それまでかかわりのあった方々から聴取する。また，患者に身寄りがない場合には，事例のように，患者本人が信頼を寄せていた人を見つけ，話を聞く。MSWは，患者の尊厳

を冒さないためにも，このような丁寧なかかわりを忘れてはならない。

人生会議（ACP）とMSW

　ガイドラインで示されているように，厚生労働省はACPの重要性を述べている。しかし，厚生労働省の「人生の最終段階における医療に関する意識調査報告書」では，「人生の最終段階における医療について家族等や医療介護関係者との話し合いについて」話し合ったことがある人の割合は，一般国民で約40％となっている[4]。この数字から推測すると，多くの人は「もしもの時」については，「今はそんなこと考えられない」や「病気になったら考える」と思っているということではないだろうか。

　このような状況に対し，MSWは，少しでも多くの人に「もしもの時」について元気なうちから考えてもらったり，大事な人と話しておく機会を増やしたりするための活動を看護師等の多職種と共に取り組んでいくことも必要であろう。実際，病院の中で患者や家族に向けた講座を開催したり，地域に出かけていき，地域の方々にさまざまなアイデアで，「もしもの時」を考えてもらう場を生み出しているMSWもいる。加えて，ACPを患者や地域に啓発・普及するだけでなく，院内でも職員に対し，ACPに関する勉強会の開催やチーム内での情報共有を行うための工夫が必要であろう。

＊　＊　＊

　人は誰もがその人なりの価値観を持ち，さまざまな選択をしながら人生を歩んでいる。それは，医療に関する選択の場面が訪れても同じことのはずである。MSWにとって，病気と共に生きる患者の生活の再構築を実践することは，支援の基盤である。そのことを忘れず，MSWは，患者の人生を左右する重要な選択について，患者本人の価値観や意向を可能な限り，でき得る限りの方法で把握し，場合によっては代弁する。これらはMSWとして当たり前のことであるが，今一度肝に銘じ，日々の実践を行う際に留意する必要があろう。

2. 医療ソーシャルワークから考える倫理的課題

医療における倫理的問題

　倫理的課題については，多くの書籍や研究がなされている。MSWとしても価値を根底にソーシャルワークを実践していくため，倫理という領域に足を踏み込まざるを得ない。ことに人の生命にかかわることが主である医療現場において，倫理的課題に遭遇する例はあり得る。

　医療における倫理問題は多岐にわたり，時代と共に変化していくことから，日本医師会でも医師の基本的責務として，医の倫理向上への取り組み，倫理と法，医学・医療の不確実性など基礎的事項を掲載している[1]。倫理的課題においては，具体的にどのような場面でそれらが関係してくるのか，支援していく中でなぜその視点が必要になるのかは業務の中に溶け込んでいるため，支援する側が常に意識しなければならない。

　医療現場においては，患者の権利を保障するという観点から，医療従事者が遵守しなければならない医療倫理には4つの原則がある（**表1**）。これらは，患者の公平性，利益の優先，リスク要因は何があるのかなどを考慮しながら進めていくことになる。

　直近の例を挙げると，COVID-19の感染爆発時における人工呼吸器ECMOの分配基準についてニュースになっていたことは記憶に新しいのではないだろうか。2020年に諸外国で感染が拡大した時，重症者が使用できる呼吸器の台数に限りがあるため，高齢者でなく，若年層への装着を優先する（助かる見込みのある患者を対象とする）という呼吸器装着に対する問題が世の中で議論されていた。高齢者や重度の障害者を医療の現場において別々に扱うことになれば，医療倫理の原則④にある「正義」について反することになるだろう。できる限り多くの生命を救うことが望まれるが，こうした活用できる資源の限界（人的資源含め）なども重なり，医療現場の倫理的課題として差別のない，公正で透明性のあるプロセスが求められている。

　このように，身近で起こっている出来事で考えていくと，倫理とは一言で表現するとするならば，医療やケアを提供する過程の中で「何が正しいのか」を問うことから始まるのではないだろうか。

表1　医療倫理の4原則

①**自律尊重**（respect for autonomy）
　患者の自己決定が尊重されなければならないこと

②**与益**（beneficence）　患者の最善の利益を考えて行動しなければならないこと

③**無危害**（non-maleficence）　患者に有害なことをしないこと

④**正義**（justice）　公平・平等に取り扱うこと

倫理的視点をなぜ意識しなければいけないのか

　倫理的視点をなぜ意識しなければいけないのかという点については，いくつかのケースを用いて述べていく。　医療職によってもそれぞれの倫理観はあるが，我々も，「社会福祉士の倫理綱領」や「医療ソーシャルワーカー業務指針」の中でも倫理について触れている部分があることは把握していることだろう。

◆社会福祉士の倫理綱領

　「社会福祉士の倫理綱領」の中にはクライエントに対する倫理責任として，①クライエントとの関係，②クライエントの利益の優先，③受容，④説明責任，⑤クライエントの自己決定の尊重，⑥参加の促進，⑦クライエントの意思決定への対応，⑧プライバシーの尊重と秘密の保持，⑨記録の開示，⑩差別や虐待の禁止，⑪権利擁護，⑫情報処理技術の適切な使用が挙げられている[2]。

　例えば，「未成年の子が妊娠し，誰が父親なのか分からない，誰にも話せていない，このことは内緒にしたい，育てられないので堕胎を希望したい」という事例から少し考えてみる。この事例から，まずどのような思いを抱くだろうか。身勝手である，子どもに責任はないので堕胎は許せないという思いが込み上げてくるかもしれない。専門職としていくつか想定されるイメージを持っておくべきだと思うが，自身が抱く堕胎には反対などという価値観が勝ると，そもそも③受容は難しいだろう。そのほか，①クライエントとの関係についても良好になるとも言い切れない。また，堕胎したいと彼女自身が自己決定をしているが，果たしてそれでよいのか疑問に思うことや葛藤が生じないだろうか。さらに，産んだ場合には父親が分からない子に対して彼女が愛情を持って育てられるのか，育てられなくなった場合の子どもの将来についても考えてしまうだろう。こうした中，前述の倫理基準がいくつ該当するだろうか。クライエントの利益の優先一つにしても本人のこと以外に子どもも含めて考えなければならず，内緒にしてほしいと思う彼女に秘密も保持したまま支援ができるだろうか。少なくともいくつかの葛藤を抱くと思うが，何が彼女にとって最善の道なのかを評価しながら対応しなければならない。それこそが人の生命にかかわっているからこそ感じる葛藤であり，求められる倫理的な視点であるのではないだろうか。

◆医療ソーシャルワーカー業務指針

　一方，「医療ソーシャルワーカー業務指針」の「業務の範囲」にある「がん，エイズ，難病等傷病の受容が困難な場合に，その問題の解決を援助すること」「傷病や療養に伴って生じる家族関係の葛藤や家族内の暴力に対応し，その緩和を図るなど家族関係の調整を援助すること」[3] についても簡単に触れてみる。

　70代男性のがん患者が相談に来た事例である。相談を受ける中でこの男性は，「今，抗がん剤治療をしているが，副作用がつらい。いっそ抗がん剤をやめて副作用のない生活を送ろうかと思っている。治療しないのであれば私の予後もそれなりになる。そ

れについてどう思う？」と発言があった。このような場面に出会った際，予後の問題が頭に浮かぶであろう。

　治療しない場合，予後は悪くなるが，副作用の負担がない状況で自分らしく生活できることは本人のQOLからすれば，その選択肢をすることがあってもよいのではないかと考える。しかし，このケースでは長男と二人暮らしであり，その息子は視覚障害者で全盲である。本人の意思によって治療の選択の有無を決めることは当然であり，QOLからの視点で考えると，抗がん剤をやめることも選択肢の一つであろう。だが，本人の置かれている環境を考えると，ここでも葛藤が生じる。これは患者も同じことであると言える。父親がいることによって長男の生活も成り立っていること，親としての役割を果たさなければならないという本人の思いなど，家族間での葛藤についても調整が必要である。ここでは，治療方針を進めていく医師とも十分に話し合いを行った上で決めていく必要がある。

　これらのケースを見ていくと，専門職として倫理に触れる現場であることが分かるのではないだろうか。

◆終末期医療における倫理

　もう一つ，終末期医療における人工栄養問題のケースを挙げて倫理を考えてみよう。90代の誤嚥性肺炎（全介助であり意思疎通不可）の患者にかかわるケースでは，胃瘻を造設するかどうかの是非を問われるケースは少なくないであろう。家族の意向で生命を維持すること，90代で高齢であるからこそ積極的な治療は望まないなどさまざまな意見が飛び交う。さらには，胃瘻を造設した方が管理しやすいという点で，転院や施設入所などを検討する場合，やむを得ず造設を選択する傾向もある。本人の意向はもとより，管理のしやすさという視点で決定されることについて，疑問を抱くことはないだろうか。前述したケースも含め，これも倫理を問う作業になってくるものである。

　日本は「胃瘻大国」としていくつもの課題が取り上げられているが，患者の状況によって胃瘻の是非についての考えは異なっている。例えば，ALS患者が栄養状態を改善するための胃瘻を造設するなど，年齢や環境によって胃瘻も延命ではないケースもあり得ると考える。こうした胃瘻の是非については，MSWも現場で経験する機会が多いかと思うが，医学的な適応，本人・家族の意向，周囲の環境を含めて胃瘻を造設したことによりQOLがどのように変化するかを具体的に検討しながら対応していくことが求められると考える。

　このようにいくつかの場面で倫理を考えてみたが，実際の現場でも判断に迷うことが日常的に起こっている。

◆救急医療における倫理

　また，救急医療の現場では終末期医療でなくとも，事故などによって生命維持治療

（人工呼吸器）不要（Do Not Attempt Resuscitate：DNAR）の選択について迫られることもある。家族が医師・看護師とかかわる時間の少なさや面会時間の制限などにより，医療スタッフとの十分なコミュニケーションがとれていない現状の中，入院後にDNARの選択を迫られる状況に直面する。医師はインフォームド・コンセント（Informed Consent：IC）により，家族に病状を説明するが，意識レベルの低下を来している患者においては，搬送直後の治療方針の決定は，家族や医療スタッフ（身寄りがない患者を含む）に委ねられる。場合によっては，意識障害により意識レベルが戻らない患者もいるため，長期にわたりそれらの判断が求められることにもなる。

　救急医療の現場では，救命を主としているため，迅速な判断が求められると同時に往々にして医療職側のパターナリズムも存在する。医師からのICはお互いのコミュニケーションを図ることが必要不可欠であるが，患者・家族側は今起こっている現実を理解しようとするのが精いっぱいであり，医師の説明もなかなか受け入れられない状況である。そのため実際には，医師からのIC後に多くの疑問（今後の治療経過，動作回復の見込み，意識の回復など）をMSWに投げかけてくる患者・家族は少なくない。DNARのオーダーを迫られる時，時間的余裕もないまま，救命優先の方法で進めていくような動きもある。受け入れられない現状にMSWとしても寄り添いの姿勢でかかわっていくことになるが，この局面で考えることは，呼吸器装着の有無によって療養先の選定が変わること，家族がどこまで支援できるのか，金銭面に関することなどさまざまな課題が生じてくるため，患者・家族を含めた総合的なアセスメントが求められる。これら総合的なアセスメントによって治療方針が決まるわけではないが，どのような影響を患者・家族に与えるのかなど，医師や看護師，他の医療スタッフにもMSW側からの意見を伝えていく必要がある。

＊　＊　＊

　筆者自身も大学の授業や現場での研修会で「価値と倫理」について触れることが多々ある。ここで記述しているように，未成年の妊娠，がん患者，胃瘻の事例などを活用してジレンマを体験してもらう演習を実施している。未成年の事例においても，「何をもって良しとするのか」を見極めることが難しい場面も存在する。しかし，この時にこそ倫理的な観点で物事をとらえる意味は大きいものと言える。MSWとしても，医療現場における倫理的課題と向き合う場合，物事を判断する優先順位，利益の優先，リスクなど，複数の要因から物事を判断しなければならないことを留意してほしい。

3. 権利擁護の実践と留意点

社会資源活用時の留意点

　病院，施設はいずれも，公共性からもまたソーシャルワーカーの倫理規範からも第一に利用者である患者の人権を擁護しなければならない。また，来談者の利益を考え最善を尽くすことが求められる。その中での留意点や法制上の義務について述べる。ソーシャルワーカーは，患者（利用者）の権利を擁護すると共に，支援する上で，社会資源の活用時における個人情報の取り扱いや患者の不利益とならないように十分な配慮が必要である。施設内の権利侵害が起こらないよう日頃からの研修の実施も重要な業務である。

◆主体者は患者（利用者）とその家族

　障害者差別解消法など，合理的配慮の必要性（後述）や「自己選択」「自己決定」など，主体者である患者が自分の治療方法や退院後の生活をどのようにするのか決定できるよう，カンファレンスの開催と参加，意思確認のための契約書の提示など，十分な説明が求められる。また，入院生活や在宅生活をする上で個人の希望する生活が損なわれないよう配慮することも求められる。

◆個人情報保護法

　2003年に公布・2005年に全面施行された「個人情報の保護に関する法律」（略称：個人情報保護法）が，2015年に改正され「改正個人情報保護法」（改正法）が成立・公布された。そして，2017年5月30日より全面施行された。個人情報の取り扱いルールが大きく変わり，以降は，改正法に基づいた対処が各企業（各施設や法人）で必須となる。個人情報保護法では，①個人情報，②個人データ，③保有個人データの3つの概念を定め，それぞれの取り扱いを定めている。改正法第2条では，身体的特徴など，「個人識別符号」を含むものも個人情報と定義，要配慮個人情報を新たに定義し，その取り扱いに関する規定を整備し個人情報の定義が明確化された（**図1**）。治療等で知り得た個人のすべての情報について漏洩すること，または本人の許可なく開示すること，本人が特定される写真等の撮影が禁止されている。

　MSWは，知り得た患者（利用者）の情報，医師，歯科医師，薬剤師，看護師，介護職員，事務職員などの従業者の情報，仕入先業者などの従業者の情報や診療録や介護関係記録に患者・利用者の情報のほか，患者・利用者の家族に関する情報が記載されている場合，その家族の個人情報を保有していることになるため，情報が流出しないよう十分に留意することが求められている。個人情報保護委員会からの詳細な照会もある[1]。

身体拘束等の行動制限

　「身体拘束・虐待」とは，「暴力や体罰によって身体に傷やあざ，痛みを与える行為，

図1　個人情報とは

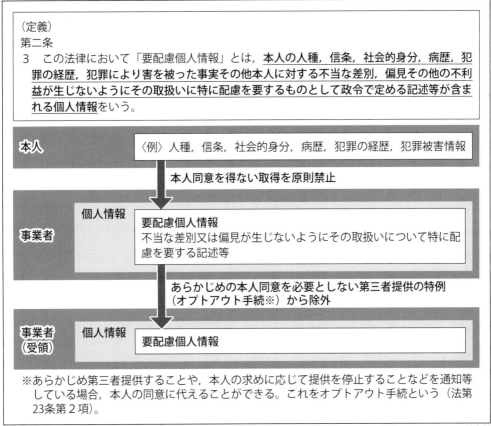

（定義）
第二条
3　この法律において「要配慮個人情報」とは，**本人の人種，信条，社会的身分，病歴，犯罪の経歴，犯罪により害を被った事実その他本人に対する不当な差別，偏見その他の不利益が生じないようにその取扱いに特に配慮を要するものとして政令で定める記述等が含まれる個人情報**をいう。

| 本人 | 〈例〉人種，信条，社会的身分，病歴，犯罪の経歴，犯罪被害情報 |

本人同意を得ない取得を原則禁止

| 事業者 | 個人情報 | 要配慮個人情報
不当な差別又は偏見が生じないようにその取扱いについて特に配慮を要する記述等 |

あらかじめの本人同意を必要としない第三者提供の特例
（オプトアウト手続※）から除外

| 事業者
（受領） | 個人情報 | 要配慮個人情報 |

※あらかじめ第三者提供することや，本人の求めに応じて提供を停止することなどを通知等している場合，本人の同意に代えることができる。これをオプトアウト手続という（法第23条第2項）。

内閣官房IT総合戦略室：第1回 ゲノム情報を用いた医療等の実用化推進タスクフォース配付資料
資料4「個人情報保護法の改正概要」，平成27年11月

身体を縛りつけたり，過剰な投薬によって身体の動きを拘束することである。患者（利用者）の身体拘束を行う場合は，生命の危険からの，やむを得ない回避，行動面での課題を解決するためのやむを得ない当面の措置として認められている」[2]とある。専門職としての基本姿勢を持ち，さまざまな工夫や対応により回避できる方法を検討することが求められる。

◆障害者に対する身体拘束と行動制限とは

利用者の身体拘束・行動制限を具体的に示すと，平手打ちをする，殴る，壁に叩きつける，つねる，無理やり食べ物や飲み物を口に入れる，やけど・打撲させる，柱やいすやベッドに縛りつける，医療的必要性に基づかない投薬によって動きを抑制する，施設側の都合で睡眠薬などを服用させるなどを示している。しかし，特に行動上にさまざまな「課題」がある知的障害・自閉性障害を伴う人たちなど，障害のある人たちに対する行動制限や身体拘束に係る定義については，現在，統一された考え方が示されていない。

障害者基本法では，「すべて障害者は，個人の尊厳が重んじられ，その尊厳にふさわしい生活を保障される権利を有する」と規定されている。「身体拘束に関するガイドライン」では，それを策定する上での重要なポイントとして「利用者の行動面での

課題を解決するため，本人のQOL向上に基づいた支援計画の策定がなされた上で，やむを得ず行う行動制限・身体拘束については，本人の人権に配慮した一定の手続きとルールの中で容認する」との現段階での基準を提示することとされている[2]。障害者虐待防止法では，「行動支援計画」の策定とそれに基づいた支援がなされていない中で行われる行動制限と身体拘束については，権利侵害や虐待にあたるとしている[3]。

◆高齢者福祉における身体拘束の基準

　高齢者福祉分野においては，介護保険指定基準において禁止の対象となる具体的行為が**表2**のように示されている。

　身体拘束がもたらす弊害は，①身体的，②精神的，③社会的の3つに分類される。それらの弊害によって心肺機能の低下や関節の拘縮など，2次的・3次的障害を生じ命を縮めるため，身体拘束は禁止しなければならない。しかし，2017年11月19日朝日新聞記事によると，「医療・福祉施設現場の実状調査」では，「本人や周りの安全を優先すべきである」と回答した者は，「本人の尊厳を守ることを重視すべきである」と回答した者を上回り，およそ1.3倍であった[4]。現場職員への研修や意識改革が求められる。具体的には，虐待に至らないように業務を整理することや関係性を構築することのほか，医療・福祉施設内職員研修を実施していくこと，ボランティアなど第三者の受け入れによる施設内の可視化などである。

表2　高齢者福祉分野における介護保険指定基準において禁止の対象となる具体的行為

> ①徘徊しないように，車いすやいす，ベッドに体幹や四肢をひもなどで縛る。
> ②転落しないように，ベッドに体幹や四肢をひもなどで縛る。
> ③自分で降りられないように，ベッドを柵（サイドレール）で囲む。
> ④点滴・経管栄養などのチューブを抜かないように，四肢をひもなどで縛る。
> ⑤点滴・経管栄養などのチューブを抜かないように，または皮膚をかきむしらないように，手指の機能を制限するミトン型の手袋などをつける。
> ⑥車いすやいすからずり落ちたり，立ち上がったりしないように，Y字型抑制帯や腰ベルト，車いすテーブルをつける。
> ⑦立ち上がる能力のある人の立ち上がりを妨げるようないすを使用する。
> ⑧脱衣やおむつはずしを制限するために，介護衣（つなぎ服）を着せる。
> ⑨他人への迷惑行為を防ぐために，ベッドなどに体幹や四肢をひもなどで縛る。
> ⑩行動を落ち着かせるために，向精神薬を過剰に服用させる。
> ⑪自分の意思で開けることのできない居室などに隔離する。　など

厚生労働省「身体拘束ゼロ作戦推進会議」：身体拘束ゼロへの手引き―高齢者ケアに関わるすべての人に，2001.

◆障害者差別解消法と合理的配慮

　障害者差別解消法（正式名称：障害を理由とする差別の解消の推進に関する法律）は，すべての国民が，障害の有無によって分け隔てられることなく，相互に人格と個性を尊重し合いながら共生する社会の実現に向け，障害を理由とする差別の解消を推進することを目的として，2013年6月に制定された。この法律では，障害者を「身

体障害，知的障害，精神障害（発達障害を含む。）その他の心身の機能の障害（以下「障害」と総称する。）がある者であって，障害及び社会的障壁により継続的に日常生活又は社会生活に相当な制限を受ける状態にあるものをいう」と定義している。

　また，合理的配慮とは，障害者権利条約で定義された新たな概念であり，障害者の人権と基本的自由および実質的な機会の平等が，障害のない人々と同様に保障されるために行われる「必要かつ適当な変更及び調整」であり，障害者の個別・具体的なニーズに配慮するためのものである。変更および調整を行う者に対して「均衡を失したまたは過度の負担」を課すものではないが，障害者が必要とする合理的配慮を提供しないことは，差別とされるとしている。

　2017年6月5日，格安航空会社バニラエアが，奄美空港で「歩けない人は乗れない」として，下半身不随の男性が車いすに乗った状態で搭乗することを拒否した。これを受けて男性は，車いすを降りて腕の力でタラップをよじのぼって搭乗した。この件に関し，バニラエアは謝罪し，車いすに乗車したまま搭乗できる設備を奄美空港に整備した[5,6]。

　このように障害者における配慮がなされるよう法的に定めたのが，合理的配慮である。

セルフ・ネグレクトへの対応

　介護・医療サービスの利用を拒否するなどにより，社会から孤立し，生活行為や心身の健康維持ができなくなっている状態（セルフ・ネグレクト）に陥るきっかけは，配偶者や家族の死のほか，自分の病気や仕事を辞めるなどさまざまで，年齢に関係なく陥ると考えられている。セルフ・ネグレクトの定義は，一般にはアメリカの全米高齢者虐待問題研究所（National Center on Elder Abuse：NCEA）が定めた定義に準じた「高齢者が通常1人の人として，生活において当然行うべき行為を行わない，あるいは行う能力がないことから，自己の心身の安全や健康が脅かされる状態に陥ること」という定義が使用される場合が多い。「自己放任」「自己放棄」し，生活環境や栄養状態が悪化しているのに，それを改善しようという気力を失い，周囲に助けを求めない状態を指しており，重症化すると餓死・病死といった「孤立死（孤独死）」や「ごみ屋敷」につながることもある深刻な問題である。

　厚生労働省も「高齢者虐待防止法の基本」の中で，「市町村は，高齢者虐待防止法に規定する高齢者虐待かどうか判別しがたい事例であっても，高齢者の権利が侵害されていたり，生命や健康，生活が損なわれるような事態が予測されるなど支援が必要な場合には，高齢者虐待防止法の取扱いに準じて，必要な援助を行っていく必要がある」[7]としている。セルフ・ネグレクトについて内閣府が2011年に全国の市町村に調査した結果，およそ1万1,000人と推計されている[8]。

　またセルフ・ネグレクト状態にある高齢者は，認知症のほか，精神疾患・障害，ア

ルコール関連の問題を有する人も多く，それまでの生活歴や疾病・障害の理由から，「支援してほしくない」「困っていない」など，市町村や地域包括支援センターなどの関与を拒否することもあり，支援には困難が伴う。セルフ・ネグレクトになった人は，社会からの孤立が続く中で，次第に判断力が低下し，命が危険な状態になっても自覚できないという。高齢者の見守りネットワークや介護保険法に基づく地域ケア会議も有効活用しつつ，セルフ・ネグレクト状態にある高齢者に対応できる関係部署・機関の連携体制の構築が重要になる。退院支援において患者が「自分の世話をしないことが楽だ」と感じはじめていたら，セルフ・ネグレクトを心配した方がよいだろう。地域・病院・行政と協働・連携した支援が入院中から求められる。

第5章

社会資源の活用

1. 社会資源の役割・機能

　ここでは，社会資源のシステムを理解し，社会資源を活用する上で，ソーシャルワーカーに必要な，基盤となる概念や理論，それらを活用した実践を学んでいく。

社会システム論として始まった社会資源の考え方

　ジャーメインのエコロジカルソーシャルワーク論に表されるように，人が生き成長・発達していく過程でさまざまな環境下に置かれ，環境が未整備または順応が困難であった場合に生活困難が起こると考えられている。生活困難を解決するには，環境との調整が必要であり，その調整役をソーシャルワーカーが担うとしている。そしてソーシャルワーカーは，個人の生活困難の解決のために必要な社会資源を調整し提供することになる。

　社会資源の基本の理論は，社会システム論である。それぞれの資源は，国の経済システム，政治システムによってどのような社会にするか，また教育や文化，地方自治体の状況によって条件づけがされ，地域社会が安定した暮らしを営めるようになることを示している。そのため，社会情勢・社会状況・社会問題によって政治や経済システムも変更したりしている。

◆パーソンズのAGIL図とソーシャルワークの社会資源システムの考え方

　パーソンズの社会システム論は「構造機能主義」と言われ，社会システムには4つの機能的要件があり，そのシステムを英語の頭文字を取って「AGIL図式」（**図1**）と呼ばれている。パーソンズは，個人の生活困難は外部環境との調整にあるとし，社会問題を抱えた個人が課題を解決するために，4種類の資源との調整とその関係性が重要であるとしている。ソーシャルワーカーが社会資源を活用する時は，マズローの欲求段階，ICFなどの機能分類，発達段階，病態などにより生活困難を抱えるクライエントの課題解決するため一定の基準に照らし合わせてアセスメントし，適切で効果的

図1　パーソンズのAGIL図式

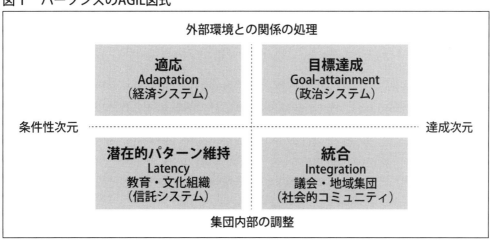

な社会資源を活用する。また，人間関係や縁，家族，会社仲間などの関係性によって不安の軽減や課題解決力を高めることなど，制度では解消できない社会資源を考え活用する。その支援ニーズも多様である。パーソンズは，社会システムによって暮らしを支える必要性を教えてくれている。ソーシャルワーカーの社会資源活用に焦点を当てAGIL図式を説明する。

Adaption（適応）：物質的な環境。主に経済システム

まずＡは，「適応」である。国内外の経済状況によって社会保障が変動する。そのシステムでは，就労状態・生活状態が国内外の経済状況に「適応できているか」「生活できているか」を考え，条件整備が必要である。例えば，生活保護などの申請や年金，医療費負担などは，社会保障の条件に適合するかといった制限がある。最低生活の基準があり，保障内容は制限されることもある。しかし社会保障は，生命の危機回避であり社会福祉の基盤の人権擁護である。しかし，社会保障は不景気になると利用範囲にチェックも厳しく，一定数で範囲や質が制限されたサービスになる。そのため社会資源は，社会変動に「適応」すると示している。

Goal-attainment（目標達成）：目的を意味する。主に政治システム

次にＧは，「目標達成」である。資源は社会の価値観によって決まるものであるから，未整備ならば啓発活動など改革などが求められる。それが民主主義の政治システムである。国民の総意が医療福祉支援の内容・量・質を決定し，政治システムに反映される。そして，社会保障として普遍化し，安定供給されるようにもなる。国民が必要とする資源が政策の「目標達成」となることを示している。

Integration（統合）：社会のまとまりや意識変化。主に社会共同体をつくるシステム

Ｉは，「統合」である。価値観や体系を共有した人々による個別の活動は，全体社会，つまり「構造」に影響を及ぼす「機能」とされている。NPO活動やボランティア活動など，インフォーマル支援も活動の積み重ねで社会や政策に影響を与え，社会の共同体を形成する。

Latency（潜在的パターン維持）：基本的な価値の共有。主に動機づけのシステム

Ｌは，「潜在的パターン維持」として個々人の発達過程に教育や文化などの組織が関係し，「慣習」「習慣」「考え方」「価値観」の相違が個人や集団の潜在的なものとして意識づけられるため，個人の価値観，宗教，意思を尊重することが大切で，また偏見や差別などがあったら，それらの意識改革などの活動も社会資源である。

個人が暮らす社会システムや環境によって価値観の相違もある。社会資源といっても，外的な環境との調整（政策・社会・制度）が影響する質や量・内容など，社会の価値観に左右されていくものと，地域や家庭教育・教育環境など条件整備することにより社会資源になるものがある。さらに，社会の共同体，コミュニティづくりなどは，目的達成のための重要な社会資源である。「地域」という集団が地域課題を自ら解決

図2　社会資源の位置づけ

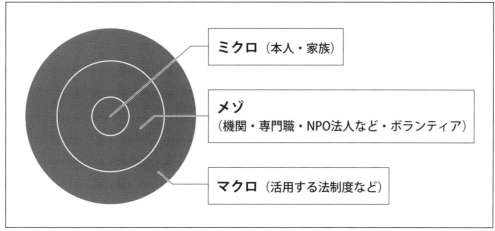

C・ジャーメイン他著，小島蓉子編訳・著：エコロジカル・ソーシャルワーク―カレル・ジャーメイン名論文集，学苑社，1992.を参考に筆者作成

する共助の取り組みは，重要な社会資源になる。

　国民の社会生活を安心・安全なものとするために，それぞれの国や地方自治体での政策によって，その時代の社会に必要と思われるさまざまな社会資源が提供されていく。国民のニーズ，社会ニーズに適しているか，人権は擁護されているかなど，ソーシャルワーカーは，倫理観に基づき社会正義を評価することや新たな資源を切り拓くことも求められる。

　その資源の投入や活用については，ミクロ（個人・家族的小さな集団）の範囲，メゾ（地域や機関レベル）の範囲，マクロ（国や法・制度・政策レベル）の範囲の中で社会的課題をどのように解決していくのかは，時代背景や地域特性・伝統文化によって変化するため，ソーシャルワーカーは，社会情勢や社会問題をとらえた上で，相談者（利用者）にとって最善となる方法をともに考え模索していくことが求められている（**図2**）。

社会資源のとらえ方

　社会は，その規模の大小を問わず，一定の課題を解決したり，特定の目標を達成したりしなければならない。そのために動員される道具的・手段的価値物を社会資源と呼ぶ。社会資源は，①物質的，エネルギー的な自然資源とその加工物である物的資源，②いわゆる知識や観念など，具体的にはさまざまな形態の社会情報である情報的資源，③物的資源と情報的資源の特殊な組み合わせとしての人的資源，④ ①～③の資源に対する制御を含む社会関係として成立している。例えば，地位，権力，権限，威信，信用などのような関係的資源に大別される。それぞれの資源は，基本的には，その生産，流通，変換，消費の諸過程を持ち，一時点をとれば所与の社会には一定量の資源蓄積とその配分構造が見られるわけである。

　MSWが活用する社会資源は，地域の支援事業所，介護保険制度・医療保険などの医療やサービスを提供する物的資源，それらの情報提供などの情報的資源，それらにかかわる専門職や家族などの人的資源が中心となる。

2. MSWの実践・社会資源活用術

　ここでは，MSWがソーシャルワーク実践している社会資源の活用術を紹介し，その解説をする。

MSWの実践において活用される社会資源

　本書に挙げた事例において，疾病や障害に合わせてさまざまな支援が提供されているが，MSWがとらえた医療情報からケースカンファレンスなどを通してさまざまな社会資源を活用したことが分かる（**表1**）。このように，MSWが支援の対象とする患者や利用者は，さまざまな疾患や障害がある日常生活の困難者であるため，最善の支援となるように，多様な社会資源を活用しそれらをマネジメントすることが求められる。さらに，入院中・退院に向けた調整，現在の利用施設，これから必要とする施設や在宅生活に戻るための地域にあるサービスの活用，在宅生活中の医療・介護の支援など，さまざまな社会資源を組み合わせて活用していくための基本的な考え方を示す（**図3, 4**）。

　本書の実践でも示されているように，患者（利用者）が必要とするサービスをインテーク（初回面接）時から情報収集し，退院までの短期間の間に使える資源を洗い出し，ケースカンファレンスによって支援方針を明らかにしている。本人家族を含めた病院，施設などの組織内で専門職の評価や情報を取りまとめ支援方針を決めていくことや，退院時に在宅支援事業者等や転院先・行政関係者の他機関との情報共有を行い，個々の状況に合わせた入院中からの支援・退院支援や在宅医療への支援などが行われている。MSWの支援プロセスの中で，コーディネート力・ネットワーク力と共

図3　疾病・障害に配慮したソーシャルワーク（社会資源活用と支援方針）

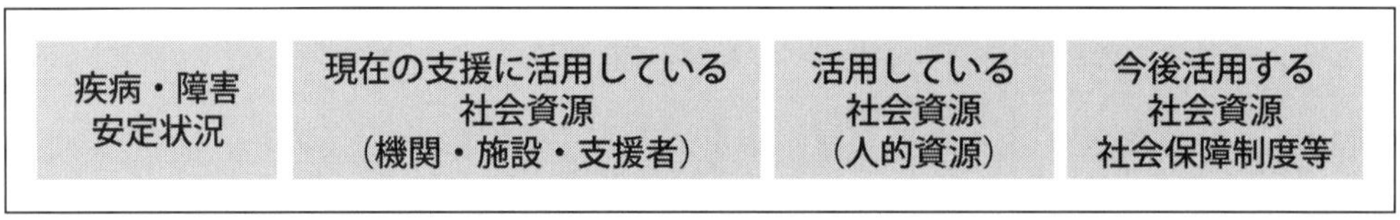

疾病・障害安定状況	現在の支援に活用している社会資源（機関・施設・支援者）	活用している社会資源（人的資源）	今後活用する社会資源社会保障制度等

図4　社会資源の位置づけと医療ソーシャルワークの展開

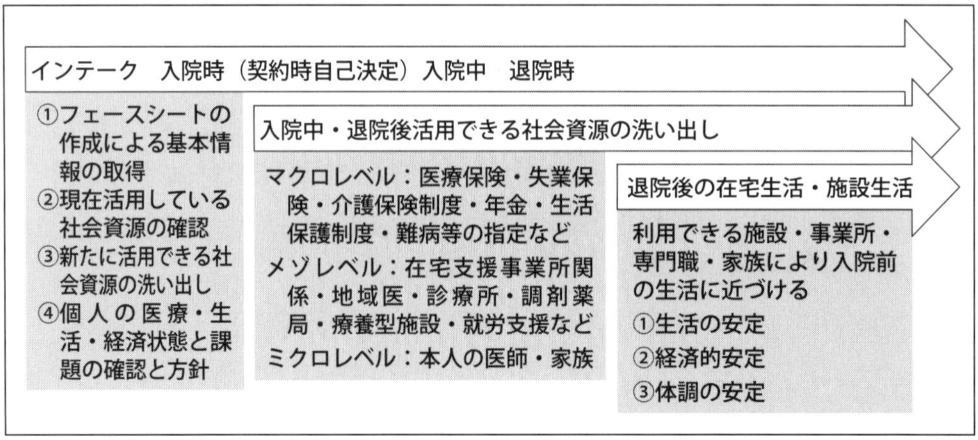

インテーク　入院時（契約時自己決定）入院中　退院時

①フェースシートの作成による基本情報の取得
②現在活用している社会資源の確認
③新たに活用できる社会資源の洗い出し
④個人の医療・生活・経済状態と課題の確認と方針

入院中・退院後活用できる社会資源の洗い出し

マクロレベル：医療保険・失業保険・介護保険制度・年金・生活保護制度・難病等の指定など
メゾレベル：在宅支援事業所関係・地域医・診療所・調剤薬局・療養型施設・就労支援など
ミクロレベル：本人の医師・家族

退院後の在宅生活・施設生活

利用できる施設・事業所・専門職・家族により入院前の生活に近づける
①生活の安定
②経済的安定
③体調の安定

表1　MSW実践と社会資源（本書第2部第2章の実践から）

	障害・疾病	現在の支援に活用している社会資源（機関・施設・支援者）	活用している社会資源（人的資源）	今後活用する社会資源 社会保障制度等
	疾患・治療内容および障害・支援内容	MSWが調整・対応した社会資源		MSWが活用した制度など（保険・手帳などの種類）
		施設等物的資源	人的資源	
1 20代	統合失調症 自殺未遂（歩道橋からの飛び降り） 心臓マッサージ 左後頭部外傷 右急性硬膜下血腫 左側頭部頭蓋骨骨折・左大腿骨骨折 右腎被膜下血腫 左気胸 左下肢変形 気管切開 胃瘻造設	救急救命病棟 高度救命救急センター	救命医・MSW 家族（父親） 母親（療養型病院入院中）	障害者基礎年金 自立支援医療（精神科病院通院） 精神障害者保健福祉手帳 身体障害者手帳（申請） 重度心身障害者医療費助成 生活保護制度（申請）
2 80代	肺炎 糖尿病 脳梗塞後遺症（左不全麻痺） 高血圧	大学病院（急性期） 救急搬送 地域包括支援センター・施設入所・リハビリテーション	MSW ケアマネジャー 地域包括支援センター職員	後期高齢者医療制度 介護保険制度 （ごみ屋敷問題）
3 60代	外傷性くも膜下出血 高次脳機能障害 記憶障害	回復期リハビリテーション病院・自立訓練施設・ショートステイ・通所施設・特別養護老人ホーム・居宅介護支援事業所・老人保健施設・自立訓練施設	MSW ケアマネジャー 家族（長女・外国籍内縁の妻）	国民健康保険 精神障害者保健福祉手帳 自立訓練施設へ入所
4 60代	神経膠芽腫 ターミナル期	脳神経外科・急性期病棟 地域包括ケア病棟 介護保険施設・介護施設・デイケア施設・訪問診療 訪問看護	主治医 理学療法士 訪問診療医 訪問看護師 MSW ケアマネジャー 家族（妻・長女・長男）	健康保険 介護保険第2号被保険者 特定疾病（申請） 地域包括ケア病棟
5 70代	膵臓がん 転移性肝がん 高血圧症 死去	病院・緩和ケア外来 在宅医療・介護保険サービス導入 抗がん剤治療 緩和ケア病棟	MSW・主治医・他職種・看護師・担当医 家族（次女）	後期高齢者医療 在宅医療 介護保険サービス 緩和ケア病棟への入院
6 90代	腰椎圧迫骨折 認知症状 （長男）うつ病	介護老人保健施設・一般病院 通所リハビリテーション施設・居宅介護支援事業所・ショートステイ・通所（デイケア）	ケアマネジャー 家族（長男夫婦・孫2人）	後期高齢者医療 介護保険制度（要介護3） 介護老人入所施設（特別養護老人ホーム）
7 60代	統合失調症（妄想） サルコイドーシス 緑内障・失明（右） （3日失踪）	精神科病院・デイナイトケア リハビリ訓練 リハビリテーション病棟 大学病院・地域医 精神科病院併設の共同住宅	主治医（大学病院内科医・眼科） 精神科主治医 家族（従兄弟） MSW・眼科医院医師	生活保護制度 精神科病院併設の共同住宅
8 40代	うつ病	心療内科・内科・自立支援医療制度・市役所（健康相談） 保健師企画の料理教室 内服・通院	保健師（市役所） 医師・家族（夫・長男〈高校3年生〉） MSW	社会保険（家族） 自立支援医療費制度（精神通院医療） 精神保健福祉手帳
9 50代	パーキンソン症候群	難病拠点病院 救急搬送 国立病院機構 訪問介護	市役所の保健師 MSW・ホームヘルパー 家族（義姉〈別居〉）	国民健康保険 失業保険 障害者基礎年金受給 身体障害者手帳 重度心身障害者医療費助成 障害支援区分を受けて障害福祉サービス セルフ・ネグレクト援助 生活保護制度（受給） 難病医療費助成

MSW：医療ソーシャルワーカーの支援　　PSW：精神科病院等における精神保健福祉士の支援

表1の続き

	疾患・治療内容および障害・支援内容	MSWが調整・対応した社会資源		MSWが活用した制度など（保険・手帳などの種類）
		施設等物的資源	人的資源	
10 60代	HIV感染症 ニューモシスティス肺炎（重症） 認知機能低下 差別・偏見による利用拒否	HIV治療拠点病院 啓発教育研修	主治医 MSW ケアマネジャー	生活保護（申請） 身体障害者手帳（申請） （免疫機能障害1級） 介護保険（申請） （要介護4）
11 17歳	福山型筋ジストロフィー 重症心身障害児 医療的ケア児 気管分離術（IVH） 胃ろう造設 側弯手術 呼吸器管理	大学病院 子ども医療センター 地域医療支援病院 訪問看護事業所 訪問介護事業所 医療的ケア児相談支援事業所 ショートステイ	主治医 訪問看護師 MSW 理学療法士 ホームヘルパー	訪問看護事業所 訪問介護事業所 身体障害者手帳 福祉用具貸与 電動ベッド 体位変換器 入浴用リフト
12 50代	乳がん	一般病院 がん診療連携拠点病院	MSW 社会保険労務士 家族（子〈別居〉大学生）	健康保険 高額療養費限度額適用認定（申請） 傷病手当金（受給） 健康保険任意継続制度 障害厚生年金（手続き）
13 20代	てんかん発作 学習障害 昼夜逆転 喪失感 広汎性発達遅延	精神科クリニック 薬物療法・福祉サービス 通所施設・職業能力開発校 通所施設	PSW 家族（母親）	健康保険 精神障害者保健福祉手帳（申請） 職業能力開発校（入校） 福祉サービス（手続き） 通所施設（利用）
14 40代	自己免疫性辺縁系脳炎	急性期病棟 回復期リハビリテーション病棟 リクライニング車いす	MSW	国民健康保険制度 身体障害者手帳（2級） 無料定額診療事業 生活保護制度（申請） サービス付き高齢者向け住宅 障害者病棟
15 80代	腰椎圧迫骨折 骨粗鬆症 高血圧 災害支援	急性期病院（入院） 回復期リハビリテーション病院 コルセット（着用） 歩行器 仮設住宅	家族（80代夫） 主治医・看護師 リハビリテーションスタッフ（チームスタッフ） MSW	後期高齢者医療 介護保険（申請） （要支援1） 転院相談 仮設住宅改修 （環境調整） 地域包括支援センター（情報提供） 「医療ソーシャルワーカー業務指針」
16 80代	腰椎圧迫骨折 救急搬送 認知症 要介護2 高齢者虐待	一般病院 施設入所 ショートステイ	主治医 家族（長男夫婦） MSW・長女・病院スタッフ（主治医，看護師，理学療法士，MSW） ケアマネジャー 養護者（同居家族）	後期高齢者医療 住宅改修 施設入所 成年後見制度 介護サービス ショートステイ 地域包括支援センター 高齢者虐待勉強会
17 70代	放射能影響によるがん（肺がん） 被爆者 放射能による偏見や差別	医療特別手当申請 医師意見書の手配	MSW 家族（介護が必要な妻）	国民健康保険 高齢受給者 被爆者健康手帳 医療特別手当受給 医師意見書の手配
18 60代	脳梗塞 〔保険未加入 外国人・不法残留 退去強制対象者〕	大学病院入院・救急搬送 回復期リハビリテーション病棟・看護サマリー 市役所（生活保護課） 入国管理局（仮放免許可書・自費出国許可書の発行） 臨時パスポート（取得）	担当医師・看護師・MSW・家族（内妻） 入国管理局・大使館（航空会社・旅行会社） 母国親族（兄弟4人）	外国人未払医療費補てん事業（申請） 退去強制対象者認定 医師付き添いし帰国 （行旅病人及び行旅死人取扱法非該当） 母国親族との連絡調整

MSW：医療ソーシャルワーカーの支援　　PSW：精神科病院等における精神保健福祉士の支援

に社会資源の適切な活用手腕が実践されている。

　ミクロの家族と本人の意向に沿ってマクロである法制度（医療保険など）を活用し，メゾである地域の社会資源（施設・支援者）をいかに活用できるかは，MSWの知識やコーディネート力・ネットワーク力にある。そして，伴走者として家族や本人を支えるMSW自身が重要な社会資源なのである。

退院支援計画と社会資源

　患者の生活課題解決のために使用する社会資源は，社会情勢や地域性と深い関係があり，制度政策的な社会資源に加え，制度にない支援を創出し活用しようとすれば，現代社会における希薄な人間関係や過疎などの疎遠な社会問題にぶつかる。しかし，機関との連携・調整，それらのコーディネートなど，新たな社会ニーズに対応するコミュニティづくりもソーシャルワーカーの仕事である。現代社会の医療政策では，超高齢社会への政策課題として，在宅医療を推進し短期間での入院に抑えるようになった。そのため，短期間の入院中に支援方針を決める必要がある。また，生活様式が多様なため，居住空間の事情から医療器具などの整備や家事などの自立生活に向けて，入院生活と違った在宅医療や生活支援が必要となる。退院後の安心安全な生活となるよう地域包括支援を踏まえた退院計画・退院準備を整えていくことが求められる。在宅医療が必要な患者の退院を想定した場合，地方自治体の特性や支援体系を活かしてマネジメントする必要がある（**表2，図5，6**）。機関のさまざまな専門職との協働連携は支援内容の質を高める。

　MSWの役割としては，退院計画に以下の社会資源を考え連絡調整することや患者に情報提供すること，退院前カンファレンスを行い円滑な在宅医療への移行を行う役

表2　在宅医療に向けた退院支援を想定した社会資源（想定事例）

ミクロレベル	ミクロレベル（機関）	メゾレベル・マクロレベル
医療ケアの指導	訪問看護事業所 （地域の連携病院等）	医療保険
継続医療（在宅）	かかりつけ医（クリニックなど） 薬局	医療保険
医療機器	医療機器メーカー	医療保険
家事支援	介護サービス事業所	介護保険
身体介護	介護サービス事業所 （訪問入浴含む）	介護保険 医療保険
生活困難	福祉事務所 年金事務所	生活保護・年金 障害基礎年金
移動困難 ①住宅改修 ②補装具 ③移動支援	更生相談所等 市役所・障害者支援担当 整形外科医 補装具製作業者等	身体障害者福祉法 医療保険 市町村事業
歩行困難・筋拘縮	訪問理学療法士	医療保険・介護保険

図5 土浦市在宅医療と介護の地域支援ネットワーク

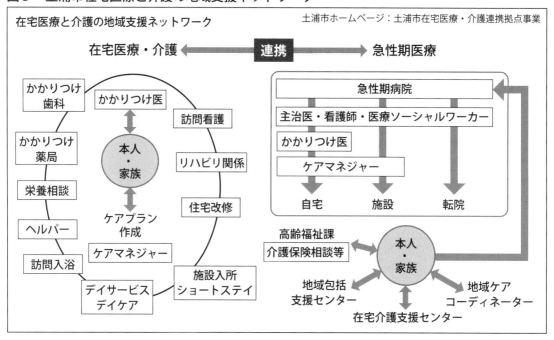

図6 在宅医療を支える社会資源（人的資源）によるチームアプローチ（エコマップ）

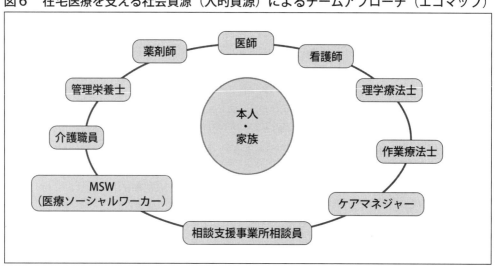

割が求められる。発病時でなければ，患者が現在活用している社会資源を退院後も継続する必要性を確認し，患者が求める必要な支援を再調整することになる。カンファレンスを開く時は，患者自身が同席し計画書を作成することが大切である。また，病院とは違う自宅状況など，要点を絞って家族に撮影依頼をして支援者が共有することも重要である。土浦市の医療と介護の地域支援ネットワーク実践を示す（**図5**）。

　MSWの支援姿勢の基盤は，患者（および家族）の尊厳である。患者の生き方を支持し，最善の治療や生活に向けて支援する。そのために患者や家族の理解に努め，意思決定に基づいて情報提供や社会資源の活用や創出をしていく力量が求められている。

主に施設利用を想定した社会資源

　社会資源は，社会保障や各社会福祉の関係法規も含まれ，どのように活用・調整するか，そのケアマネジメント力が求められる。社会福祉の法規に基づく施設を社会資源として活用することができる。

　医療法においては，病院のうち一定の機能を有する病院（特定機能病院，地域医療支援病院，臨床研究中核病院）について，一般の病院とは異なる要件（人員配置基準，構造設備基準，管理者の責務等）を定め，要件を満たした病院については名称独占が認められている。また，対象とする患者（精神病患者，結核患者）の相違によって，一部の病床については，人員配置基準，構造設備基準の面で，取り扱いが別になっている。

ICTを活用した医療的ケア児等医療情報共有システム（MEIS）

　厚生労働省は，ICTを活用した医療的ケア児等の医療情報等の共有について，医療的ケア児等医療情報共有システム（MEIS〈Medical Emergency Information Shareの略称〉）を，2020年7月から本格運用開始した。医療的ケアが必要な児童等が救急時や，予想外の災害，事故に遭遇した際に，全国の医師・医療機関（特に，救急医）が迅速に必要な患者情報を共有できるようにするためのシステムである。

　MEISには，**表3**の情報を詳細に記載するようになっている。

　この想定は，災害時や旅行先なども含め考えられている。救急患者にMEISシステムの登録を確認し，クラウドから患者情報を受け取ることが可能である（**図7**）。

医療的ケア児等コーディネーター養成研修等事業
※地域生活支援促進事業（都道府県・指定都市）

　厚生労働省は，医療的ケア児等コーディネーターを都道府県や指定都市の養成研修を受け，医療的ケア児等の支援を総合調整する者と位置づけている。このため，研修受講の対象者は，主に相談支援専門員，保健師，訪問看護師等を想定している。

表3　MEISの入力項目

---

①**基本情報**　本人情報，同居家族，介護者等
②**手帳の所持**（手帳画像を取込可能）
③**緊急連絡先**　5箇所まで入力可能
④**主治医・かかりつけ医**　医療機関名，担当課，医師氏名，連絡先等
⑤**関係機関等**（支援事業所等）　サービス種別，機関名称，担当者氏名，連絡先等
⑥**常用薬**（処方箋画像を取込可能）　内服薬，禁忌薬等
⑦**輸血・検査**（検査画像を取込可能）　輸血日，検査日，内容等
⑧**診察情報**（人工呼吸器画像を取込可能）
　　バイタルデータ，麻痺の有無，酸素投与，カニューレ詳細，人工呼吸詳細等
⑨**ケア情報**　寝返り詳細，介助情報等

厚生労働省社会・援護局障害保健福祉部障害福祉課：医療的ケア児等医療情報共有システム（MEIS）について

図7　MEISシステム

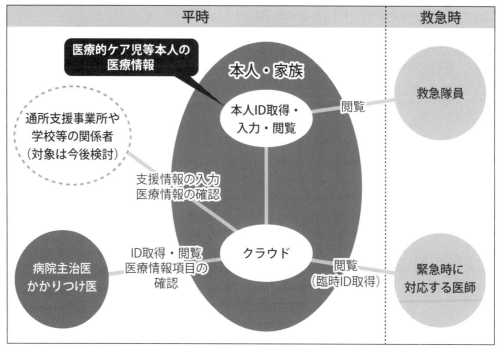

厚生労働省社会・援護局障害保健福祉部障害福祉課：医療的ケア児等医療情報共有システム（MEIS）について

図8　横浜型医療的ケア児・者等コーディネーター事業関連機関

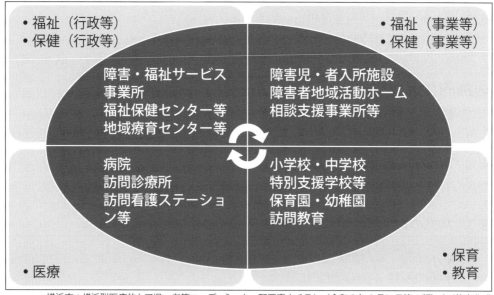

横浜市：横浜型医療的ケア児・者等コーディネーター配置案内チラシ（令和3年3月31日第2版）より筆者作成

　この医療的ケア児等コーディネーターには，医療的ケア児等に対する専門的な知識と経験に基づいて，支援にかかわる関係機関との連携（多職種連携）を図り，本人の健康を維持しつつ，生活の場に多職種が包括的にかかわり続けることのできる生活支援システム構築のためのキーパーソンとしての役割が求められている。横浜市では，医師と連携し医師会訪問看護ステーションの看護師が担当している。福祉・保健，医療，保育・教育機関と連携し，在宅医療や地域生活を支援する（**図8**）。

3. 更生保護（刑余者の社会復帰のための社会資源）

過去に刑罰を受けたことのある人のことを「刑余者」と呼んでいる。『犯罪白書（令和2年版）』において，2019年の出所受刑者は20,853人となっている[1]。その刑余者のうち，元来高齢や障害のために福祉的支援を必要とするものの，その支援を受けることができずに，結果的に再び罪を犯してしまい刑務所に戻る人が多いことが，社会問題化している。その背景には，出所後に住む場所や働く場所がないために何らかの支援が必要であったにもかかわらず，社会のセーフティネットからこぼれ落ちてしまい，結果として社会復帰を果たせなかったという現状がある。

刑余者を支援するシステムや機能

それら刑余者を支援するシステムや機能として，保護観察所，更生保護施設，地域生活定着支援センターなどが存在する。

◆保護観察所

保護観察所は，罪を犯した人または非行のある少年が，社会の中で更生できるように，保護観察官および保護司による社会内処遇を行うことを目的としている。また，心神喪失者等医療観察法においては，社会復帰調整官が支援を行っている。

◆更生保護施設

更生保護施設は，保護観察所からの委託や保護を必要としている者からの申し出により，刑余者や非行のある少年など，すぐに自立更生ができない者を対象に，一定期間の保護を行うことを目的としている。全国に100数カ所あり，生活基盤の提供，社会復帰や自立に向けた指導や援助が行われている。

◆地域生活定着支援センター

地域生活定着支援センターは，特別調整または一般調整の対象となった刑余者を対象とし，地域生活の中で社会復帰を目指すことができるように，保護観察所などと協働して支援を行っている。

◆福祉専門官の配置

また，社会に戻っていく受刑者を支援するために，法務省の刑事施設や少年院において，2004年から社会福祉士または精神保健福祉士の資格を有する非常勤職員の配置が始まり，2014年度からは福祉専門官として常勤配置されている。2020年度は，非常勤の社会福祉士または精神保健福祉士の配置施設数は刑事施設69庁，常勤の福祉専門官の配置施設数は刑事施設58庁であり[2]，出所後の社会復帰に向けて支援を行っている。

以上のように現代社会において需要が増している刑余者支援については，既存のセーフティネットの密度向上や，円滑な社会復帰を支援できる体制の拡充などが重要になってくる。そのためには，さまざまな現場で働く社会福祉士や精神保健福祉士の社会福祉専門職と，司法分野との関係が重要になるものと考えられる。

第6章 疾病がもたらす生活障害

多職種連携は世界的潮流であり，在宅ケアの質を決定する最大の要因とも言われ，地域包括ケアが成功するための必要条件でもある。そのため，大学教育において多職種連携教育に取り組む教育機関が増えはじめている。卒後教育においても，地域での模擬ケアカンファレンスなど，さまざまな連携を促進させる企画が各地で開催されるようになっている。

MSWが病院組織内外の医療職と連携を図る際，医療に関する専門用語や医療知識がある程度共有できている必要がある。多職種カンファレンスにおいて症例のプレゼンテーションを理解するためには，専門用語の理解はもちろん，その疾患の特徴的な症状，診断，病型，治療，必要となる支援の概要も知っておかなければならない。

本章では，MSWが，医師や看護師，リハビリテーションに関係する医療職（以下，リハスタッフ）と一緒に仕事をしていく上で重要と思われる項目（具体的な評価法や予後予測，ADLなど）について挙げる。こうした意図に基づいた内容であるため，詳細な病態生理や治療のエビデンスに関しては成書を参照されたい。

取り上げた主な疾患

現在の死亡原因として他の追随を許さないのががんである。今後さらにがん患者およびがんによる死亡は増えることが予想され，日本国民の2人に1人ががんに罹患し，男性の4人に1人，女性の6人に1人ががんで亡くなることが予想されている[1]。

また，認知症という病気は，本人にとっても介護者にとっても大変な重荷となることは確かである。しかし，その重荷をどのように受け止め，どう対処するかによって，お互いに傷つけあうような悲しい結末を迎えることにもなれば，あたかも窓から吹き込んでくるそよ風のように患者をあるがままに受け入れることにもなる。そのどちらへ向かうかの分かれ道で，MSWの果たす役割は大きい。

さらに，精神疾患は発症原因の不明なものが多く，しかも，多くの人々が罹患する。例えば，統合失調症の我が国における生涯有病率は約0.8%（120人に1人）であり，推定患者数は約70万人である[2]。気分障害のうち，うつ病は，現在100万人以上の人々が治療を受けている[3]。こういった精神疾患に，罹患した人はさまざまな生活障害を抱えており，薬物療法，心理社会的治療，社会福祉的支援が必要となる。

このほか，呼吸不全・糖尿病・腎不全・心不全などの内科領域の疾患，脳卒中など症例数が多い疾患を中心に取り上げている。また，患者数はさほど多くないが，特別な配慮が必要な脊髄損傷の症例も取り上げている。

改訂にあたり，疾患別の理解にとどまらず，多くの併存疾患を有し，フレイルの状態に陥るリスクなど高齢者の特徴の理解や，在宅療養者が必要とする支援とMSWの役割についても新たに取り上げた。

1. 脳卒中

症例

　57歳，男性，会社員。営業職で，接待などが多く不規則な生活であり，高血圧を指摘されていたが放置していた。会社で会議中に意識障害を起こし，救急搬送される。初診時所見は意識レベルJCS 200。右片麻痺が見られ，MMTは上肢，下肢とも０。頭部CTにて左被殻出血と診断され，同日血腫除去術を受ける。術後４週でリハビリテーション目的にて転院となる。

転院時所見：意識レベルは正常。右片麻痺はBrunnstrom Stage：上肢Ⅱ，手指Ⅰ，下肢Ⅲの状態。日常生活動作（ADL）は，食事動作，整容，排泄コントロールは自立，移乗動作は部分介助でBarthel Index55点であった。言語能力では失語が見られ，聴覚理解は軽度障害，言語表出は困難であった。

　初回カンファレンスでは，「発症から４週間，食事と排泄の訴えが自立しており座位保持可能。よって二木の早期自立度予測基準より歩行可能になる症例。下肢の麻痺は改善傾向にあるので，長下肢装具を使用し立位歩行訓練を行い，経過を見て短下肢装具を作成する。３カ月で自宅退院目標。家屋改修の必要があるため家屋評価の予定を組む」という方針でリハビリテーション（以下，リハ）を開始した。

MSWに知っておいてもらいたいこと
◆JCS（Japan Coma Scale）と意識障害

　JCSとは，Japan Coma Scaleの略で「3-3-9度方式」とも言われる。目を開けている状態を基本的な尺度として，患者の意識レベルを９つに分類（大分類：３パターン×小分類：各３パターン）する測定法で，数字や桁数が大きくなるほど重症である。

　すべて覚えることが望ましいが，大分類の「Ⅰ（１桁）：目を開けている（覚醒している）がはっきりしていない」「Ⅱ（２桁）：（呼びかけや痛みで）刺激をすると開眼する」「Ⅲ（３桁）：痛み刺激を与えても覚醒しない（目を開けない）」だけでも理解しておくと患者の状態の変化を把握しやすくなる。

　意識障害は，脳卒中だけでなく血糖値の異常，電解質異常，薬の副作用などさまざまな原因で起こる。在宅患者の場合，薬の飲み間違いや不規則な食事，脱水などで意識障害を起こすことがある。「様子がおかしい」「いつもと違う」と感じた時には，意識障害を起こしていないか声かけなどをして確かめ，異常があれば直ちに主治医に連絡し，対応することが必要である。このような場合，「呼びかけると目を開けますが，すぐに目を閉じてしまいます。JCSの２桁です」のように桁数（大分類）を伝えるだけでも状態の把握が容易になり対応が速やかになる。

◆MMT

MMTとは，Manual Muscle Testing（徒手筋力テスト）の略で筋力の評価である。0〜5の6段階評価で「0」は筋収縮がなく全く動かない状態，「5」は正常で，数字が大きいほど力が強いことを意味する。MMTが3以上を実用的な筋と判断する。

◆Brunnstrom Stage（ブルンストロームステージ）

ブルンストロームステージとは，片麻痺の回復の過程を「stageⅠ：随意運動なし（弛緩性麻痺）」から「stageⅥ：分離運動可能（ほぼ正常）」の6段階に分けて評価する。上肢，手指，下肢に分けて評価し数字が大きくなるほどよく回復していると判断する。

下肢がstageⅣ以上に回復すれば歩行が自立する可能性が高くなるので，stageⅣの判定基準（座位で膝を伸ばすことができる，または足関節を背屈できるなど）を覚えておくと便利である。

◆ADLの評価法

ADL（Activities of Daily Living：日常生活動作）とは，食事，排泄，整容，移動，入浴など，日常生活を営む上で毎日繰り返される一連の基本的な身体的動作のことで，その評価にはBarthel IndexとFIM（Functional Independence Measure：機能的自立度評価表）がよく用いられる。

Barthel Index

食事，移乗，整容，トイレ，入浴，移動，階段昇降，更衣，排便，排尿の10項目を自立，部分介助，全介助の3段階で評価する。総合計は100〜0点で，点数が高いほど自立度が高くなる。簡便でよく使用されてきた評価法であるが，変化をとらえにくいという欠点がある。

FIM

FIMは，Barthel Indexの評価項目に認知機能の評価を加えて，運動項目13項目，認知項目5項目の計17項目を7段階で評価する。評価は，7点：完全自立，6点：修正自立（補装具などの利用），5点：監視や準備の介助，4点：最小介助，3点：中等度介助，2点：最大介助，1点：全介助の7段階である。1〜4点は，その項目の何％を介助するかによって決定されるため，介護量の変化をとらえやすい。

カンファレンスにおいてスタッフ間でADLの評価が食い違うことはよくある。一日の中での意識レベル，認知能力や意欲の変化，疲労の度合い，動作を行う環境など，いろいろな要因が絡んで，同じ動作ができたりできなかったりする。評価のずれは問題解決のチャンスととらえて，なぜ評価が一致しないのか考えることが大切である。

◆失語

運動失語（ブローカ失語）は，言葉がなかなか出てこない，発語の量が減る，単語や短文でしか話すことができない，書字も困難なことが多いなどが特徴である。運動

失語は言葉が出てこないので、「耳が遠くなった」「知能が低下した」などと誤解されることがある。

　これに対して感覚失語（ウェルニッケ失語）は、比較的流暢に話すことができるが、内容はつじつまの合わないことが多い、誤った言葉や単語に言い間違える（錯語），言語や文章の理解は不良という特徴がある。会話が成立しなくなり，意味不明の言葉を話し続けることから，統合失調症や認知症などと間違われることがある。

　一般の人には失語の症状は分かりにくいため，錯語から誤解が生じたり，本人が嫌がっているのにできないことを無理強いしたりすることがある。家族など周囲の人に，言語聴覚士（ST）などから失語の症状と対処法（注意深く話を聞く，話そうとする意欲を削がない，Yes・Noで答えられる質問にするなど）をよく説明し，理解してもらう必要がある。

◆二木の早期自立度予測基準[1]

　年齢と3つの基礎的ADL項目（①食事が一人でできる，②失禁や尿閉がなく，正確に尿意を訴え，処理されるまで待てる，③体位変換を必要としない程度に自分で寝返りが打てる）がいくつできるか，座位保持が可能かどうかで，早期に移動能力の予後が予測できる評価法である。

　多少の例外はあるが，大多数の症例はこのフローチャート（図1）で判定可能である。簡単に言えば，一人でベッド上の起座・座位保持ができる人（ベッド上生活自立）は歩行可能になるということである。

◆左半側空間無視

　障害された大脳半球の反対側の空間の刺激を見落としたり，反応できなかったり，その方向を向くことができなくなる病態である。左右どちらにも生じるが，左無視が多く，比較的頻度の高い障害である。

　「食事で左側にあるものを残す」という症状がよく知られているが，ほかにも車いす駆動中に左手が壁にぶつかっていても気づかない，車いすの左側のブレーキやフットレストの操作を忘れて立ち上がる，左側にある物や近づいてくる人にぶつかるなどの危険な状況もしばしば見られる。病識が欠如していること（病態失認）も多く，注意してもなかなか受け入れない。

　リハスタッフだけでなく家族も含めて，けがや転倒などの危険を減らすために注意すべき点を共有しながら，左側への注意を促していく方法を探し，根気よく接することが重要である。

◆装具

　長下肢装具（Knee Ankle Foot Orthosis：KAFO）は，早期歩行訓練には有用であるが，KAFOのままで退院することは少なく，麻痺の回復と共に短下肢装具（Ankle Foot Orthosis：AFO）に変更することが多い。作成する場合には，本人・家族にKAFOの

図1　二木の早期自立度予測基準

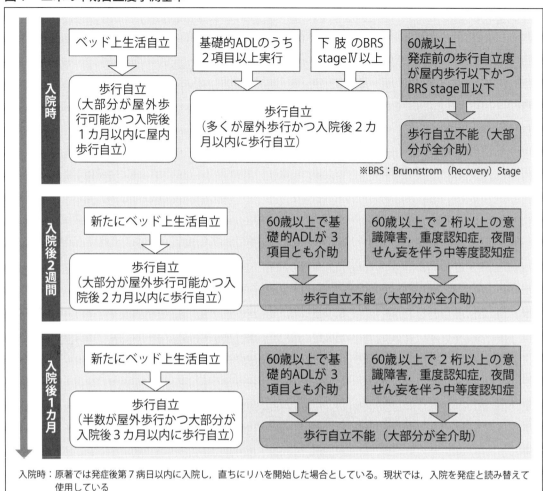

入院時：原著では発症後第7病日以内に入院し，直ちにリハを開始した場合としている。現状では，入院を発症と読み替えて使用している
ベッド上生活自立：最低限一人でベッド上の起座・座位保持を行う。車いすへの移乗・操作の可否は問わない

二木立，上田敏：脳卒中の早期リハビリテーション 第2版，P.43, 47, 医学書院，1992.より筆者作成

必要性といずれAFOに変更することをよく説明し，納得してもらうことが重要である。

　時間の経過と共に下肢の痙性や足の形は変化する。足部に痛み，胼胝（たこ）や傷ができる場合には装具の調整や作り直しが必要になるので，早急に主治医に相談することを勧める。

　問題は，生活期に装具に不具合が生じた場合である。装具を作製した医療機関とかかりつけ医が異なり，関係する製作業者も異なることが多い。修理や装具の調整が円滑に行えるようにかかりつけ医や義肢装具士と連携を取っておくことが必要になる。

◆脳卒中後うつ病

　脳卒中患者のうつ病は，主に脳卒中で体が不自由になったことに対する反応性のものと考えられていたが，しだいに脳の病変自体がうつ状態を起こすことが分かってきた。

　発症から2年目までに起こることが多いとされ，脳卒中患者に意欲や興味の低下，自発性の低下，無関心が見られる時は脳卒中後うつ病を疑う[2]。薬物療法や運動療法が有効と言われているので，見逃さないことが重要になる。

在宅復帰に向けて

入院期間が短縮化される中，在宅復帰に向けて準備を行うには，患者本人，家族の意欲とリハスタッフのきめ細かな準備が必要になる。在宅復帰に向けての準備は，①患者本人，②介護者，③住居，④金銭面の4つの視点から評価するとよい。

◆本人の評価

ADLでは，食事動作とトイレ動作の自立度を上げることを最優先としている。この2つの動作は，毎日欠かすことができず，一日に何回も行わなければならない。これらの介護量を減らすことができれば，介護負担を大きく軽減できる。

嚥下障害がある場合には，食事介助の方法，経口摂取可能な食事の作り方などの指導も忘れずに行いたい。少しだけ経口摂取が可能な症例には，嚥下リハを積極的に行うためや，嚥下機能の回復には時間がかかることより胃瘻を造設することも考慮する。

トイレの改修は，トイレ動作がどこまで自立しているかを見極める必要がある。トイレまでの移動に介助を要する場合は，ポータブルトイレや尿器の使用を考えた方が介護負担の軽減につながる。ポータブルトイレを使用する時は，誰がどのようにトイレの後始末をするかも考えておかなければならない。

移乗動作が自立しない場合は，介助動作中に自分の脚で少しでも体重を支えられるように練習する。全く体重を支持できない場合には，患者の体を持ち上げなければならなくなるため，介護負担が非常に大きくなる。

◆介護者の評価

自宅退院には介護者の数と介護能力が大きな鍵となる。二木[3]は，起座や座位保持に介助が必要な患者が自宅退院するためには，常時介護者1人と補助介護者1人以上必要であると述べている。

家族の介護が必要な場合には，介護者数の確認のために正確な家族図が必要になる。介護者になれそうな人物は，年齢，職業，配偶者・子ども（患者からみれば孫）の有無と年齢，介護の場所までの所要時間などを確認してもらいたい。子どもの年齢はダブルケアを把握するために必ず必要である。

リハスタッフには，できるだけ具体的に患者や介護者の生活状況を想像し，自分ならどうするかと考えるように指導している。「自分には無理だ」と思うようなことを他人に強要しても，長続きしないのである。

介護能力を向上させるためには，リハプログラムの中で介護予定者に介護技術を指導する時間を組み込んでおくことを勧める。実際に患者の介護を体験することで，介護技術の向上だけでなく，障害の状態や介護負担の程度を知ることができる。リハスタッフにその場で質問したり指導を受けたりすることもできるので，不安の解消や自信を持つことにつながる。

◆家屋の評価

　自宅が持ち家か否かで改修の自由度が大きく異なる。賃貸住宅や公営住宅では，原状回復を条件に手すりをつけるなどの小規模の改修は可能であっても，階段などの共有スペースの改修は非常に難しい。賃貸住宅に住んでいる場合は，改修に所有者の同意を取り付ける時間が必要であり，場合によっては転居も視野に入れなければならないため，早期から住居に関する情報収集を始める。

　リハで獲得した能力を自宅で発揮できなければ何にもならない。リハで行う訓練と自宅での生活を結びつけるために，筆者らが行っていた方法を紹介する。

①入院早期に自宅の平面図とトイレ，浴室，出入り口などの写真を用意してもらい，平面図上でベッドを置く部屋と位置を決める。

②ベッドからトイレまで動線を引き，途中の段差，通路の幅，手すりの設置場所などを動線に沿って記入する。

③平面図よりトイレまで到達するために必要な歩行距離，階段昇降能力，歩行補助具などを検討し，それを目標にリハプログラムを組む。

④訓練室での移動能力などのデータを基に，動線に沿ってどこまで到達できるか考える。目的地まで到達できれば終了とし，手すりなどの位置や段差を解消する方法など，改修に必要な事項を決める。

⑤到達できない場合は，本人の能力を上げる，ベッドの位置を変更する，トイレを近くに作る，ポータブルトイレを使う，経路を変えるなど，条件を変更すれば到達できるか考え，②に戻る。

⑥目的地を食堂，浴室などに変更しながら，同様の方法で到達できるかどうか判断する。

⑦家屋評価に出かける前に，大まかな改修する部位とその内容を決める。できればケアマネジャーや建築業者と一緒に家屋評価を行うことが望ましい。その場で問題点を解決することができ，より完成度の高い改修につながると考える。

⑧改修の予算が限られている場合には，トイレ関係を最優先にし，次に外部への通路を確保することを勧めている。簡単に屋外に出られるように準備しておくことが，閉じこもりの予防になると考えるからである。

◆金銭面

　家屋改修にどの程度の予算がかけられるか，退院後の生活はどうするかなど，金銭が絡む話題は微妙な問題であり，MSWが代表して相談を受け，必要な情報をリハスタッフに伝える方法がよいと考えている。相談を受ける人は，住宅改修の程度によって必要になる大まかな金額を知っておくと役に立つ。

　移動能力が車いすで自立している脊髄損傷者などは，新築や増築になることも多く，最もお金も時間もかかる。工事が完了するまでの本人や家族の生活まで考えて準

備を進めなければならないことも多い。

訓練と実践

　片麻痺などは「6カ月経過すると大きな変化が起こらない，それ以上よくならない」と言われている。しかし，麻痺の状態は変化がなくとも日常生活動作は毎日繰り返して行うことで，次第に効率よく早く楽にできるようになる。

　「麻痺が治らない」と嘆くのではなく，早く生活の場に帰り，できることを続けて行うことで「できるADL」から「しているADL」に変化させることができるのではないかと考えている。

　「病院で行うのは訓練，日常生活で行うのは実践」である。なるべく早期に自宅を含めた社会に復帰し，病院のリハで獲得した能力を日々の生活の中で活用することがQOLを高めるために重要であると認識してもらえれば幸いである。

2. 脊髄損傷

> **症例**
>
> 　46歳，男性，建築作業員。はしごの上で作業中に転落，四肢麻痺のため救急搬送される。X線，CTにて第6頸椎脱臼骨折と診断される。頭蓋直達牽引にて整復後，Halo-vest固定を受ける。受傷後4週でリハ科に転科となる。
>
> **転科時所見**：残存機能レベルC6完全麻痺，上腕三頭筋の収縮が見られるのでC7になりそうである。ADL全介助。排尿は間欠導尿で全介助，排便は坐薬などを使用して全介助。
>
> **今後の予定**：残存機能レベルより車いすを使用すればADLは自立すると思われる。自宅は借家で改修困難。住居のめどが立てば自宅退院。6カ月後に自宅退院の予定。

MSWに知っておいてもらいたいこと
◆脊椎と脊髄神経の数え方

　脊椎は頭側から7個の頸椎（cervical：略号はC），12個の胸椎（thoracic：TまたはTh），5個の腰椎（lumbar：L），5個の仙椎（sacral：S）が癒合して1つの仙椎となっている。椎骨は頭に近い方から「1，2，3…」と数え，第5頸椎はC5，第5腰椎はL5と表す。椎間板ヘルニアなど椎間を表現する時はL5/S1（第5腰椎と第1仙椎の椎間）のように表す。

　脊髄神経の場合も同様に数え，C6とは第6頸神経を，L5とは第5腰神経を意味する。椎体と脊髄神経が同じになる表記になる場合があるので，カンファレンスなどではどちらを意味しているのかよく把握しておく必要がある。

◆機能残存レベル（表1）

　頸髄損傷者は手足が麻痺しているので何もできないと考える人は多いが，それは間違いである。残された機能（機能残存レベル）によって，日常生活でもいろいろなことができるようになる。

　機能残存レベルとは，運動機能，感覚が正常な最も下位の髄節のことで，神経学的レベル（neurological level of injury：NLI）とも言う。機能残存レベルC6とは，第6頸神経まで正常であるという意味である。

　機能残存レベルC6では，手関節の背屈が可能になり，正しい機能訓練を受ければ身の回り動作の多くが自立または一部介助になる。機能残存レベルC7以下では，肘関節の伸展ができるようになり，効率的な移乗動作が可能になるため，車いすを使用すればほとんどのADLが自立できるようになる。

表1　機能残存レベル（C5～C7）とADL

機能残存レベル	可能となる運動	主なADL		
		食事	整容	移動
C5	肩関節を動かす（屈曲・外転・伸展）肘を曲げる（屈曲）	△	△	○
		手関節固定装具，自助具などを使用して可能	自助具，装具などを使用して可能	屋内平地は車いす駆動可能
		移乗	排尿	排便
		×	×	×
C6	手関節が反る（背屈）掌を下に向ける（前腕回内）	食事	整容	移動
		○	△	○
		自助具を使用して可能	歯磨き，洗顔，ひげそりなどが自助具を使用して可能	屋内・屋外とも車いす駆動で移動可能
		移乗	排尿	排便
		△	△	△
		ベッドと車いすはトランスファーボードを利用して前方移動	男性は自己導尿が可能	整備された環境で自助具を使用して坐薬挿入が可能
C7	肘が伸びる，手指が伸びる（伸展）手関節が曲がる（掌屈）	食事	整容	移動
		○	○	○
		自助具を使用して可能		屋内・屋外とも車いすで移動可能
		移乗	排尿	排便
		○	○	○
		さまざまな環境で側方移乗可能	女性も自己導尿が可能	便器に移乗し坐薬挿入，摘便が可能

×：不可　△：一部介助　○：年齢や可動域制限，痛みなどの阻害要因がなければ可能

二瓶隆一，陶山哲夫，飛松好子編著：頸髄損傷のリハビリテーション 改訂第3版，P.110，協同医書出版，2016.を引用，改変

生活上の困り事（生活障害）

◆褥瘡予防とスキンケア

　脊髄損傷者は，運動障害，感覚障害，発汗異常，循環障害，失禁など，複数の褥瘡発生リスクを持っている。いったん褥瘡ができると，日常生活に重大な影響を及ぼすので注意が必要である。

　原則として2時間ごとの体位変換が奨励されているが，在宅生活では介護者の大きな負担となる。『褥瘡ガイドブック』[1]によると，ベッド上での体位変換は基本的に2時間以内に，適切な体圧分散用具（マットレスなど）を使用していれば3時間ごとでもよいとされている。吉備高原リハビリテーションセンターでは，30分で皮膚発赤が消失すれば健常な皮膚であるとし，2時間から発赤の状態を確認しながら体位変換の間隔を延長してその間隔を決めている[2]。脊髄損傷者は，入院中に体位変換のリズム

を学習し，在宅生活ではタイマーなどを使用して睡眠中に1回自力であるいは介護者によって体位変換をしている人が多いようである。

体圧分散機能のあるマットレスなどは多くの種類が販売されているが，硬さや機能については個人によって相性がある。できればいろいろな種類を試してから自分に合ったものを探すことが勧められる。

車いす座位では機能残存レベルによって除圧の方法が異なる。理学療法士や看護師から十分な指導を受け，きちんと実行することが重要である。

褥瘡予防と共に重要なのは，麻痺している部分に傷をつくらないことである。熱いお湯や食べ物をこぼしたり，ストーブや温風ヒーターの前で寝ていたりして熱傷を起こすことがあるので注意が必要である。

いったん傷ができると治りにくく，重症化することが多い。また，介護者や本人が誤った創処置を行い，褥瘡を悪化させてしまうことがある。毎日皮膚の状態を観察することと，異常が見られた場合は早期に医療機関を受診することが望まれる。

◆起立性低血圧

起き上がる時に生じやすいのでリハを進める上での阻害因子となる。気分不良，動悸，冷汗，顔面蒼白，意識消失などの症状が現れる。腹帯や弾性ストッキングの着用などで対応しながら，座位訓練，起立訓練などで活動量を増やしていくことが重要である。

発作が起こった時は，車いすに座らせたまま後ろに傾け，頭部を少し低くすることで症状は治まる。頸髄損傷者の経験が少ないリハスタッフや介助者などが，症状に驚いてベッドに寝かせて安静を強いたり，患者が恐怖感から離床を拒否したりすることがある。不安を取り除きながら徐々に体を慣らしていくことが重要である。

◆自律神経過反射

膀胱，直腸内の異常，皮膚のトラブルなどの刺激に自律神経が過敏に反応し，血圧が上昇する現象で，T5以上の脊髄損傷で発症しやすくなる。激しい頭痛，発汗，寒気と鳥肌，鼻が詰まる，顔が赤くなる，脈が遅くなるなどの症状が出現する。脳卒中を起こす危険もあると言われ，早急に処置が必要になる。

対処法は，頭を高くする，体を締め付けるものを取り除く，ゆっくりと導尿する，便やガスがたまっているようであれば排便させるなどの処置を行う。それでも症状が改善しない場合は，薬物治療の適応となるため，早急にかかりつけ医に連絡して指示を受けることが必要である。

◆体温調節障害・発汗障害

麻痺している部位は汗をかかないので頸髄損傷者はうつ熱になりやすい。顔に扇風機で風を送る，首筋を冷えたタオルを当てるなどして体温を下げるようにする。また，水分の補給にも留意する。

体温を維持するためには帽子，手袋，衣服などで調節する。カイロ，湯たんぽ，電気あんかなどを使用する際は低温火傷に注意する。

◆痛み

麻痺領域に生じる痛みは，程度や感じ方は多種多様であるが難治性である。物理療法や運動療法で痛みの軽減を図り，さらに薬物療法を組み合わせることが多い。消炎鎮痛剤，抗うつ剤，抗てんかん薬などがよく用いられている。神経障害性疼痛に効果があると言われているプレガバリン（商品名リリカ）でも完全に痛みを除去することはできない。

痛みと上手に付き合える方法，痛みがあっても活動性を落とさない方法を一緒に考えていく必要がある。

◆痙縮

過度の筋緊張はADLに支障を来す。体幹や下肢の痙性のためにベッドや車いすから落下したり，座位保持ができなくなったりする。寒さや天候，体調などに左右されることもある。考えられる原因を除外しても痙性が続く時や「いつもと違う」と感じる場合には，麻痺域の骨折や褥瘡，内臓疾患などが存在することがあるので主治医に相談することを勧める。

◆間欠導尿

長期の尿道留置カテーテルは，尿道合併症や尿路感染症のもとになるので避けるべきで，間欠導尿に移行させる必要がある。自己導尿は，男性はC6以下，女性はC7以下で自立すると言われている。高位頸髄損傷者の場合は介護者が間欠導尿を行うが，毎日定時に行わなければならないため大きな負担となる。

膀胱瘻とは，下腹部から経皮的に直接膀胱にバルーンカテーテルを入れる方法で，尿道留置カテーテルに比べると尿道合併症がなく安全であると言われている。介護者の負担やQOLを考えて選択する価値はあると考える。

◆排便管理

脊髄損傷者は便秘になることが多く，坐薬や下剤を常用することになる。排泄が終わるまでに時間がかかることが多いが，疲労などを考慮して1時間程度を目安にすることが望ましい。頸髄損傷者では便の排出時や摘便中に血圧が上昇し，排便後に血圧が低下することが多い。血圧低下時には失神することもある。また，疲労や血圧の変動などで排便後に体調不良になる人も多い。

社会復帰後は，排便に時間がかかり，その後の体調不良などのために仕事や学校を休まなければならないことがあるということを周囲の人に理解してもらう必要がある。

また，生活期には，脱肛や痔核，肛門周囲膿瘍，摘便時の出血など肛門周囲の問題を抱えている人が多いと思われるが，デリケートな問題のため相談できず，周囲の人も気がつかないことがある。在宅ケアにかかわる人は，それとなく排便の状況を尋ね，

問題があればそれに対処するように心がけてもらいたい。

さらに，便失禁も脊髄損傷者の大きな悩みである。トイレ動作には機能残存レベルに合わせた改造が必要で，自宅以外でそのような場所を確保することは難しい。さらに，体調や食事などによって排便の間隔や便の性状も日々変化する。そのため，外出中に便失禁を経験する人は多い。一度経験すると再発への不安や恐怖のために閉じこもってしまう人もいる。社会復帰後も患者団体のピアカウンセリングを受けることなど，精神的サポートも含めた排便障害について相談できる体制をつくることが重要だと考えている。

◆軽微な外傷で起こる頸髄損傷

高齢者は屋内での転倒など骨折を伴わない軽微な外傷で頸髄損傷を受傷することがある。手足にしびれがある，手の細かい動作が難しい（巧緻運動障害），歩行がたどたどしくなっているなどの症状がある人や頸椎症性脊髄症や後縦靱帯骨化症など頸椎の病変を指摘されている人は注意が必要である。

手足に症状が出ている状態を長く放置すると，ちょっとした転倒で頭やあごを打って頸椎に衝撃が加わっただけで手足が動かなくなったり寝たきりになったりすることがある。速やかに専門医を受診し，適切な治療を受けることを勧める。

高齢者の頸髄損傷は，完全麻痺よりも不全麻痺が多く，下肢よりも上肢に麻痺が強い中心型脊髄損傷が多く見られる。下肢麻痺の回復は人により異なるが，歩けるようになっても，痙性や痛み，上肢の機能障害などのため日常生活はかなり障害される。

脊髄損傷自体の予防法はないが，適切な時期に脊髄の通り道（脊柱管）を広げる手術を受けることや転倒予防につながる身体強化や環境整備を行うことなどがリスクを下げるためには有効ではないかと考える。

3. がん

症例

　38歳，男性。妻（35歳）と長男（10歳），長女（8歳）と4人暮らし。1度の転職を経て，大手IT企業に勤務している。飲酒：1日ビール500mL，喫煙：なし。2年前に頸部のしこりに気づき，近医を受診したところ，胸部のレントゲンで異常陰影を指摘された。肺がんが疑われ，近隣の地域がん診療連携拠点病院に紹介され，臨床病期ⅢB期の非小細胞肺がんと診断された。手術での根治は困難であると判断され，化学放射線治療を開始された。当初は一定の効果が認められたものの，次第に治療効果は乏しくなり，徐々に有効な治療選択も乏しくなった。

　3カ月ほど前に主治医より，「抗がん剤治療などの効果が乏しく，むしろ体力を低下させてしまうので継続しない方がよい」と説明を受けた。抗がん剤治療を継続したい気持ちはあったが，労作時の呼吸困難感も強くなり，外来通院も困難さを感じていたことから，自分自身でも治療継続はできないことを悟った。

　その後，徐々に病状は進行し，身体症状の緩和を医療チームが取り組みながら，療養の場について検討したところ，子どもが小さいこともあり在宅療養を希望した。その後，在宅療養をする中で呼吸困難が徐々に強くなった。介護負担も大きくなってきたことや，夜間を中心とした症状への対処が負担となり，かねてより連携していた緩和ケア病棟に入院した。入院の1週間後，緩和ケア病棟で看取られた。

Keyword

◆がん，悪性腫瘍の概略

　主な死因の年次推移をみると，悪性新生物（がん）は上昇傾向が続いており，1981年以降死因の第1位である（**図2**）。悪性腫瘍は，細胞が制御を失って増殖する病態で，ある一定の特徴を満たすものを指す。一定の特徴は次の3つである[1]。

①自律性増殖

　通常，正常の細胞は勝手に増えすぎることはなく，生命や機能維持に最適な状態であるように制御されている。一方，悪性腫瘍は，たとえ生命や機能を脅かす状況になるとしても，自律的に（勝手に）どんどん増殖するという特徴がある。

②浸潤と転移

　正常の細胞は，自分の持ち場で秩序を持って役割を果たしている。具体的には，肝臓の正常細胞が突然，肺にできるといったことはない。しかし，悪性腫瘍は，周囲に染み出すように広がり（浸潤），体の離れたところに飛んでいく（転移）ことで，さまざまな部位に新しい悪性腫瘍ができてしまう特徴がある。

図2　死因別にみた死亡率の年次推移

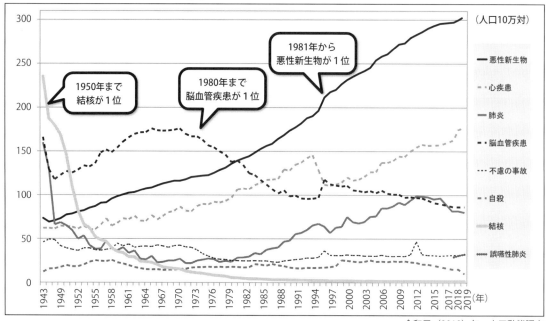

令和元（2019）年　人口動態調査

③免疫機能への影響

　がん細胞は体内の生命活動を維持する免疫機能に対して，さまざまな悪影響を及ぼすことが知られている。その結果，体は衰弱し，悪液質という栄養状態の悪化などが引き起こされる。

　悪性腫瘍の中で，がんは「上皮細胞から発生した悪性腫瘍」と定義される。「上皮細胞」は，体の組織が受精卵からどのように作られていくかを解明する発生学という学問の専門用語である。元々は受精卵という1つの細胞から，体がつくられていく過程で，将来，皮膚や粘膜のような体の中の外側に近い組織になっていく細胞を上皮細胞と呼ぶ。この上皮細胞由来の組織から発生した，悪性腫瘍を「がん」と呼ぶのである。

　脳腫瘍や血管肉腫といった悪性腫瘍が，「○○がん」と呼ばれない理由はここにある。それは，脳には上皮細胞がなく，そこから発生する悪性腫瘍はがんの定義を満たさないからである。そのため，「脳腫瘍」と呼ばれるが，「脳がん」と呼ぶことはない。血管肉腫といった「○○肉腫」は，もともと筋肉などの組織から発生した悪性腫瘍で，こちらも上皮細胞ではないのでがんとは呼ばれない。

　本項では，上皮細胞から発生した悪性腫瘍である「がん」に限られたものではなく，悪性腫瘍全般に関連した話題を扱う。ただ，本項は医療を専門としない人を主な対象者としており，医学的な正しさと，読みやすさのバランスをとって，以下の文章は「がん」という言葉で進める。

◆がんの診断

　がんの治療を考える上で，重要な点は，そのがんはどこから発生しているかと，どの程度進行しているかの2点である。

①そのがんはどこから発生しているか（原発巣はどこか）

　この症例の最初の症状は，「首のしこり」であった。しかし，診断は肺がんである。つまり，頸部からがんが出てきたのではなく，肺がんが頸部のリンパ節に転移し，それがしこりという症状になったのである。この「どこから？」ということを専門用語で，原発巣と呼ぶ。原発巣が肺であれば，それは肺がんであり，大腸であれば大腸がん，前立腺であれば前立腺がんとなる。原発巣がどこかというのは，適切な治療の前提となる診断として非常に重要で，がん診療にかかわる医師がCTや内視鏡検査と，顕微鏡で細胞の特徴を見ながら行う病理検査を通じて行われる。冒頭の症例では，肺が原発巣であることが確認され，さらに病理検査で非小細胞肺がんと診断されたという流れになる。

②どの程度進行しているか

　「ステージⅣの○○がん」というような表現を聞いたことがある人も多いと思う。これはがんの進行度合いを表す医学用語で，日本語では病期と呼ばれる。病期分類はいくつかあるが，最も一般的なのは国際対がん連合の「TNM分類」である。がん自体の大きさ（T因子），リンパ節への転移（N因子），別の臓器への転移（遠隔転移）（M因子）をそれぞれ評価して，これにより病気を0〜Ⅳの5つに分類する。0期に近いほど，がんは小さく局所にとどまっていて，Ⅳ期に近づくほど大きくなり，また体の中で広がっていることを示している。

　がんの診断において病期を決定することは非常に重要である。なぜなら，現在のがん治療は病期により治療内容が異なるため，適切ながん治療には欠かせないからである。例えば，肺がんではⅠ期〜Ⅱ期が手術（外科治療）が有効性を期待できる治療として積極的に検討されるが，Ⅲ期では手術の適応となる症例が限られる。Ⅳ期では手術の対象とはならない。その場合，化学療法が一般的な治療とされる[2]。このように，病期分類を行うことで，最も効果が期待できる治療を選択できるのである（**図2**）。

　ここで，病期を理解する上で非常に重要なことを述べる。それは，同じ病期であったとしても，がん種の違いなどによりその後の経過は大きく異なるということである。よく，「ステージⅣだから末期なんです。もうだめだと思います」という言葉を聞くことがある。実際，多くのがんが，病気が進行するほど亡くなるまでの時間は短い傾向にあるので，そのように感じるのも当然かと思う。ただ，この言葉を話している人の，「末期」「だめ」といった言葉は，どのような状況を想像しているのだろうか。もしかしたら，早晩亡くなってしまうことを想像しているのかもしれない。ここで思い出してほしいのは，先述したように病期は治療選択を判断するための分類方法であって，残りの時間を推測し分類しているものではないということである。なので，末期状態を3〜6カ月で亡くなってしまう状態とするならば，必ずしもすべてのステージⅣのがん患者がその期間で亡くなることを意味しているわけではない。病気と

図3　肺がんの治療

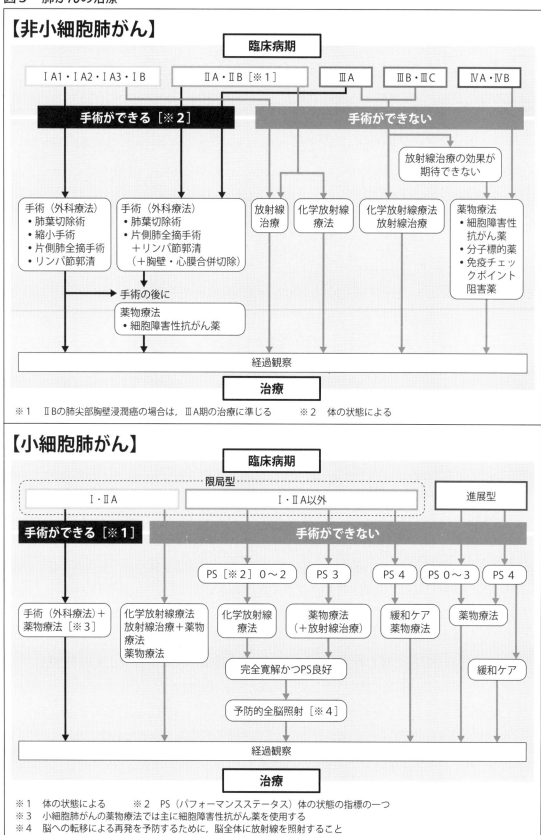

【非小細胞肺がん】

臨床病期

ⅠA1・ⅠA2・ⅠA3・ⅠB　　ⅡA・ⅡB［※1］　　ⅢA　　ⅢB・ⅢC　　ⅣA・ⅣB

手術ができる［※2］　　　　　**手術ができない**

放射線治療の効果が期待できない

手術（外科療法）
• 肺葉切除術
• 縮小手術
• 片側肺全摘手術
• リンパ節郭清

手術（外科療法）
• 肺葉切除術
• 片側肺全摘手術
 ＋リンパ節郭清
（＋胸壁・心膜合併切除）

放射線治療

化学放射線療法

化学放射線療法
放射線治療

薬物療法
• 細胞障害性抗がん薬
• 分子標的薬
• 免疫チェックポイント阻害薬

手術の後に

薬物療法
• 細胞障害性抗がん薬

経過観察

治療

※1　ⅡBの肺尖部胸壁浸潤癌の場合は，ⅢA期の治療に準じる　　※2　体の状態による

【小細胞肺がん】

臨床病期

限局型

Ⅰ・ⅡA　　　　Ⅰ・ⅡA以外　　　　進展型

手術ができる［※1］　　　　**手術ができない**

PS［※2］0〜2　　PS 3　　PS 4　　PS 0〜3　　PS 4

手術（外科療法）＋薬物療法［※3］

化学放射線療法
放射線治療＋薬物療法
薬物療法

化学放射線療法

薬物療法
（＋放射線治療）

緩和ケア
薬物療法

薬物療法

完全寛解かつPS良好

予防的全脳照射［※4］

緩和ケア

経過観察

治療

※1　体の状態による　　※2　PS（パフォーマンスステータス）体の状態の指標の一つ
※3　小細胞肺がんの薬物療法では主に細胞障害性抗がん薬を使用する
※4　脳への転移による再発を予防するために，脳全体に放射線を照射すること

日本肺癌学会編：肺癌診療ガイドライン2019年版 悪性胸膜中皮腫・胸腺腫瘍含む，金原出版，2019.
国立がん研究センター：がん情報サービス，肺がん 治療.

共にある患者の支援を考える上で，疾患の経過に沿った支援を考えることは，非常に重要である。だからこそ，医学的に誤っていたり，一部の事例の経験を不適切に一般化してしまうことは避けなければならない。その重要な疾患経過の予測をどのようにすればよいかについては，後述する（P.110参照）。

症例に見られる生活障害

　緩和ケアは，その人の抱える苦痛を多面的にとらえ，全人的な苦痛としてアセスメントし分析するアプローチが基盤となる。全人的苦痛をとらえる枠組みとしてしばしば用いられるのは，①身体的苦痛，②精神的苦痛，③社会的苦痛，④スピリチュアルペインの4つの側面から考える方法である。

①身体的苦痛

　痛みや呼吸困難といった，身体的な症状を中心とした苦痛。

②精神的苦痛

　不安，抑うつといった精神・心理的な苦痛。

③社会的苦痛

　家族内での役割が果たせない，就労の継続ができない，医療費が負担といった社会的な苦痛。

④スピリチュアルペイン

　何らかの理由により，自己の存在や（生きている）意味が消滅してしまうことで生じる苦痛。

　この症例において，身体的苦痛を例示すると次のようになる。

呼吸困難

　呼吸困難は非常につらい身体症状の代表である。特に，入浴や排泄といった負担の大きい日常動作が障害される原因ともなる。また，呼吸困難は非常に恐怖を感じる症状であり，安楽に過ごすことが難しくなるため，薬物療法と非薬物療法を併用しながら対処する必要がある。

がん悪液質の進行

　がん悪液質とは，がんによるさまざまな免疫状態の変化により，栄養状態が悪化した状態を指す。一般的には体重と筋肉量が減少し，栄養の摂取では改善が望めない。

倦怠感

　がん患者が経験する身体症状で，最も頻度が多いのが倦怠感であるとされる。ステロイドなどの薬剤を使用したり，ケアを見直したりして対処する。

骨転移などによるがん性疼痛の出現，病的骨折

　肺がんは骨に転移することが多い悪性腫瘍である。骨転移はがんに関連した痛み（がん性疼痛）の原因になりやすく，また，通常では骨折しない程度の物理的刺激で骨折する（病的骨折）ためADLの低下の原因となる。

＊　＊　＊

　実際には身体的苦痛のみが存在する患者というものはおらず，患者の抱える苦痛を多面的にとらえ，評価する必要がある。この評価手法を「包括的アセスメント」と呼ぶ。苦痛を幅広くとらえアセスメントすることで，必要な支援が可能となる。相互の苦痛は互いに関連し合い，増強し合う。患者の抱えるつらさや生活障害を多面的にとらえることが目的であるので，各枠組みに厳密に分類をすることに固執しなくてもよい。

MSWへのQ&A

　ここではMSWからよく聞かれる質問について，Q&A方式で述べる。

Q 抗がん剤はいつまで続けるのか？

A 一定の基準があるわけではないが，PS（Performance Status）が挙げられる。米国の腫瘍学の団体が定めた，がん患者の全身状態の指標で，患者の日常生活の制限の程度を示している。0～4の5段階に分類され，詳細は**表2**のとおりである。一般的に抗がん剤治療の有効性が期待でき，副作用が許容範囲であるのはPS2くらいまでと判断され，PSが悪化すると抗がん剤治療の差し控えが検討される。

Q このがん患者の残された時間はあとどれくらいか？

A 残された時間を予測することを，専門用語で予後予測と呼ぶ。これは，日本を含めさまざまな国で研究されてきたが，正確な予後予測は依然として困難である。その中でも，PPI（Palliative Prognostic Index）（**表3**）など，簡便なツールが入手できるので，目安として用いるとよい。

MSWへのメッセージ

　大事なのは，「医師，看護師を代表とする医療専門職は，福祉や社会保障制度の知識を対人援助に活用できるほどには持ち合わせていない」ということだ。これはあくまでも私見であるが，多くの医療現場での光景からはこのように感じる。

　したがって，福祉の専門職としてカンファレンスに参加した時に，主治医が医療的なこと以外に「この患者には○○のようにしましょう」と福祉的なことを言っていた

表2　PS（Performance Status）

Score	定義
0	全く問題なく活動できる。発症前と同じ日常生活が制限なく行える。
1	肉体的に激しい活動は制限されるが，歩行可能で，軽作業や座っての作業は行うことができる。例：軽い家事，事務作業
2	歩行可能で，自分の身の回りのことはすべて可能だが，作業はできない。日中の50%以上はベッド外で過ごす。
3	限られた自分の身の回りのことしかできない。日中の50%以上をベッドか椅子で過ごす。
4	全く動けない。自分の身の回りのことは全くできない。完全にベッドか椅子で過ごす。

Common Toxicity Criteria, Version2.0 Publish Date April 30, 1999
http://ctep.cancer.gov/protocolDevelopment/electronic_applications/docs/ctcv20_4-30-992.pdf
JCOG ホームページ　http://www.jcog.jp/

表3 PPI（Palliative Prognostic Index）

週単位の短期的な予後を予想するツールで，血液検査などを含まないため，ベッドサイドで用いやすい。Palliative Performance Scale（**表4**），経口摂取の低下，浮腫，安静時呼吸困難，せん妄の合計得点を算出する。 *消化管閉塞のため高カロリー輸液を施行している場合は0点とする	Palliative Performance Scale	10 ～ 20 30 ～ 50 60以上	4.0 2.5 0
	経口摂取量*	著明に減少（数口以下） 中程度減少（減少しているが数口よりは多い） 正常	2.5 1.0 0
	浮腫	あり なし	1.0 0
	安静時呼吸困難	あり なし	3.5 0
	せん妄	あり（原因が薬物単独のものは含めない） なし	4.0 0

PPIの解釈	合計得点	予測される予後
	6.5点以上	21日以下（週単位）の可能性が高い
	3.5点以下	42日以上（月単位）の可能性が高い

Morita T, Tsunoda J, Inoue S, et al：The Palliative Prognostic Index：
a scoring system for survival prediction of terminally ill cancer patients. Support Care Cancer 7（3）：128-133, 1999

表4 Palliative Performance Scale（PPS）

各項目は左側（起居）から右側（意識レベル）を順番に見て，患者に最も当てはまるレベルを決定する。
例えば，冒頭の患者が緩和ケア病棟入院時に，
- 常に臥床している　　　　・症状があり，就労はできていない　　　・日常動作はほぼ全介助
- 食事は減少しており，数口程度のことも出てきた　　　　　　・意識はかろうじて清明

という状況だとする。PPSを左側から照らし合わせると，その時点ではPPSは30%だが，もうすぐ20%以下に差しかかるだろうといった評価となる。この場合，評価時点でのPPSは30%と評価し，PPIのスコア（**表3**）では2.5点を加算する。この患者の食事摂取が数口程度かそれ以下となりPPSが20%となったら，PPIは4.0点が加算されることとなる。

%	起居	活動と症状	ADL	経口摂取	意識レベル
100	100%起居している	正常の活動が可能 症状なし	自立	正常	清明
90		正常の活動が可能 いくらかの症状がある			
80		いくらかの症状はあるが，努力すれば正常の活動が可能		正常または減少	
70	ほとんど起居している	何らかの症状があり通常の仕事や業務が困難			
60		明らかな症状があり趣味や家事を行うことが困難	時に介助		清明または混乱
50	ほとんど座位か横たわっている	著明な症状がありどんな仕事もすることが困難	しばしば介助		
40	ほとんど臥床		ほとんど介助		清明または混乱または傾眠
30	常に臥床		全介助	減少	
20				数口以下	
10				マウスケアのみ	傾眠または昏睡

木澤義之，山本亮，浜野淳編：いのちの終わりにどうかかわるか，医学書院，2017.

としても，本当にそのとおりにすることが本人本位の支援となっているか，専門職として
しっかり吟味して，プロとしての意見を述べてほしい。医師や看護師が言っている
とおりにすることが，質の高いMSWやケアマネジャーの仕事ではない。もちろん，
互いに気持ちよく協働する上での，職種間の尊重と配慮が基盤にあることは言うまで
もない。他の専門職と共に，自身の専門性を有機的に発揮することが，学んだ知識を
支援に生かす上で何より重要である。

MSWに知っておいてほしい知識

　医療職と生産的な議論をし，意思決定をする上で，疾患経過のイメージを共有して
おくことは重要である。この症例のようながん患者の終末期で，急激にADLの低下が
生じる。がん終末期の患者の経過に直面した家族から，「こんなに早く悪くなると思
わなかった」という声をよく聞く。残念ながら，医療者からも聞く。

　「がん患者が亡くなるどのくらい前まで，患者さんは歩けると思う？」。これは筆者
が若手の医師によく聞く質問である。「2カ月くらいですかねぇ？」といった答えが
一番多い。実際には，もっと亡くなる直前まで歩くことができる。

　図4はさまざまながん腫のがん患者における，死亡するまでの時間とADLの経過で
ある。これはADLの累積頻度であるので，亡くなるまでの時間の中で，どれだけの患
者がそのADLができないかを示している。例えば，死亡まで10日のタイミングでは，
25％弱の患者が排便が自立できないということを示している。当然のことながら，
亡くなる時点ではすべての機能が失われるので，すべてのADLが100％の患者ででき
ないということになる。

　先述の移動については，亡くなる2週間前でも4人に3人以上の患者が障害されて
いない。これの事実を見て，どのように感じられるだろうか。年単位で寝たきりが続
く認知症終末期や，神経難病とは全く異なる経過である。この事実は，「がんは疾患
特性として，亡くなる数週間前まで比較的機能が保たれる一方で，機能が低下しはじ
めると数週間以内に亡くな
る」ということを示唆して
いる。

　疾患経過を予測しながら
具体的な支援を考えること
は非常に重要であるので，
一般論を理解した上で，個
別のケースで実際の予測さ
れる経過については，医療
職とすり合わせながら対応
することが求められる。

図4　日常生活動作の障害出現からの生存期間（206例）

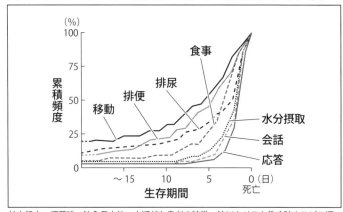

柏木哲夫，恒藤暁，池永昌之他：末期がん患者の特徴，淀川キリスト教病院ホスピス編：
緩和ケアマニュアル―ターミナルケアマニュアル 改訂第4版，最新医学社，2001.

4. 認知症

認知症とは

認知症という病気は，ある程度病状が進んでくると，専門医でなくとも，さらに言えば医師でなくても診断はそれほど難しくない。しかし，いざ「認知症ってどんな病気？」と問われると，答えに詰まるのではないだろうか。また，加齢に伴う生理的な物忘れとの区別も時には容易でない（**表5**）。

"物忘れする病気"？　それなら大多数の高齢者は認知症ということになる。では，"物忘れがひどい病気"ではどうだろう？　頭を強く打って記憶を失った人は認知症とは診断されないので，これも適切な定義とは言えない。そもそも，初期には物忘れがあまり目立たない認知症もあるくらいなので，物忘れだけで認知症と診断するのは時に危険でさえある。

では，"物事の判断ができなくなる病気"ではどうだろう？　もしそうなら，小さな子どもはみんな認知症ということになってしまいそうである。

実を言うと，「認知症という病気はかくかくしかじかである」と規定した約束事（診断基準）は一つだけではなく，複数の学会などから提唱されており，それぞれが微妙に異なっている。その是非については議論があるが，MSWとしては，次の点を押さえておけばよいだろう。

◆認知機能が低下している

認知機能の中には，記憶力，学習力，計算力，判断力，言語能力，実行機能など，さまざまな脳の機能が含まれる。我が国の認知症の中で最も多数を占めるアルツハイマー病では，記憶力，特に新しいことを覚える能力（記銘力）が低下するのが特徴的である。

しかし，幼児が認知症と診断されることがないように，"従来の認知機能から明らかに低下している"という条件を付ける必要がある。つまり，最初から知能の発達が不十分な人のことを認知症とは診断できないということである。

表5　加齢に伴う物忘れとアルツハイマー病

加齢に伴う物忘れ	アルツハイマー病
ど忘れ（喉元まで, 出てきているのに…）	指摘されても思い出せない
物や人の名前、出来事の細部を忘れる	出来事そのものを忘れる
従来の仕事を続けられる	仕事に支障が出る
物忘れだけ	ほかの症状もある（計算, 判断, 計画など）
進行は目立たない	明らかに進行する
病識がある	病識が乏しい

また，物忘れの程度を規定するために，"認知機能低下のため，生活に支障が出ている"という条件が必要になる。生活に支障があるという，比較的判断しやすい基準を設けたという訳だ。

さらに，認知機能の低下が一時的ではなく，ある程度の時間続くということを担保するために，例えば6カ月以上という条件を付けることもあるが，明確な規定はない。

◆意識障害や他の精神疾患で説明できない症状である

意識障害がないというのは，認知症の診断上，とても重要な要素である。例えば，頭を強く打って意識がもうろうとしていたり，薬の副作用でぼんやりしていたりすると，認知症と同様の症状を示すことがある。意識を失って前後不覚に陥ることばかりではなく，何となくぼんやりしているのも意識障害の一つである。意識障害を来す薬にはさまざまなものがあるが，いわゆる睡眠薬（睡眠導入剤）や安定剤（マイナートランキライザー）が原因となっていることが多い。このような軽い意識障害を認知症と混同しないようにすることが大切である。

他の精神疾患では説明できないということも大切である。特にうつ病は，認知症と区別しがたい症状を示すことがある。

認知症の病型診断

先述のような基準を満たしさえすれば認知症と診断されるのであるから，認知症は1つの病気ではないということも理解できよう。例えば，脳出血や脳梗塞で脳組織が破壊されれば，その結果として認知症になってしまうことがある（常に認知症になるとは限らないが）。これを血管性認知症という。

これに対して，脳神経細胞が通常の加齢よりもずっと速い速度で死滅していく病気の代表がアルツハイマー病である。

その他，パーキンソン病の症状が現れやすいレビー小体型認知症や，人格が変わってしまう前頭側頭型認知症なども，アルツハイマー病と同様に神経細胞が変性して起こる認知症として重要である。

我が国における認知症はアルツハイマー病が過半数を占め，レビー小体型認知症や血管性認知症がそれに続く。原因疾患を明らかにすることを病型診断と言うが，実際には決定的な検査法がない上，複数の原因が1人の患者に併存することもあり，診断が難しいことも少なくない。

少数ではあるが，適切な治療で"治る"認知症もある。甲状腺機能低下症，慢性硬膜下血種，特発性正常圧水頭症などがその例だが，これらの治療可能な認知症を見逃さないようにしなければならない。

認知症の病型診断が大切である第一の理由は，病型が異なれば治療的なアプローチが異なる場合が多いというところにある。手術が唯一の治療法である認知症もあれば，薬が有効な認知症もある。それぞれの病型に応じて治療法が変わる以上，病型診

断は重要である。

　第二に，病型診断が明らかであれば，医学的な治療以外の面でも有利である。認知症は病型によってそれぞれに特徴的な症状を呈する。それに関する理解があれば，患者の苦手なことや比較的得意なことなどがある程度推定できるので，面談をする時などにも役立つ。

　第三に認知症の病型が分かると，これからの見通しが立てやすくなる。見通しが明らかになると，これからの生活設計を立てやすくもなる。認知症患者やその家族が，少しでも長い間，住み慣れた環境で従来と同じような生活が送れるよう，支援しやすくなるであろう。

認知症の症状

　認知症の症状と言えば，「物忘れ」が一番に思い浮かぶが，これは我が国において認知症の過半数を占めるアルツハイマー病に関しては正しいが，ほかの病型では物忘れが目立たないこともあるので注意を要する。事実，レビー小体型認知症や前頭側頭型認知症などでは，初期には物忘れよりそれぞれの疾患に特徴的な症状（後述）が目立つことが多い。

　それぞれの疾患を特徴づける中心的な症状（中核症状）に対し，中核症状から派生した症状を認知症の行動・心理症状（behavioral and psychological symptoms of dementia：BPSD）と呼ぶ。怒りっぽさ，拒否，無為，無気力，うつ，徘徊などがこれに相当する。

◆アルツハイマー病

　初期症状として，物忘れ，それも新しいことを記憶できないのが重要である（記銘力障害）。これに対して古い記憶は，病状がある程度進むまで保たれることが多い。

　物忘れに続き，時間の見当識障害（日付や曜日，季節，1日の中の時間が分からないなど），場所の見当識障害（今，何階にいるか，どこにいるか分からないなど）が出現する。人物に関する見当識障害は初期には見られない。

　病状が進むにつれ，計算力，抽象的な思考，道具の使用（リモコンや家電など），企画立案，実行機能などに破綻が見えはじめ，さらに進むと外出，会話，着替え，排泄なども自立できなくなる。医療の場面では，服薬管理や通院が一人ではできない，自分の病状を告げることができないなどが問題となる。最終的には寝たきりとなり，食事も一人ではできなくなる。

　このような中核症状は徐々に始まり徐々に進行するが，診断されてから末期に至るまで数年から10年以上と進行速度は人によってさまざまである。この経過中に妄想（物盗られ妄想が多い），興奮，介護拒否，無気力，徘徊などのBPSDが出没することになる。若年性アルツハイマー病では上記とは異なる症状経過をたどることがある。

◆レビー小体型認知症

本症では，幻視，それも「赤い服を着た女の子が黒い帽子をかぶって泣いている」などのように，極めて具体的な内容の幻視が現れることが多い。ほかには，睡眠中に大声で話をしたり起き上がったりするなど，ある程度まとまった行動をとる睡眠中の症状（レム睡眠行動異常）が特徴的とされる。翌朝，患者はそのような異常行動のことは覚えていない。また，転倒しやすくなり，パーキンソン症状（振戦，固縮，無動など）を合併することも診断上重要である。このような症状が1日の中で，または日ごとによかったり悪かったり変動するというのも本症の特徴である。徐々に記銘力障害などの高次脳機能も障害されてくるが，初期には目立たないこともあるのは前述のとおりである。

◆前頭側頭型認知症

本症も初期に記銘力障害が主要な問題となることは少ない。むしろ，自発性の低下，言語障害，性格変化，社会常識に反するような行為（無断でよその家に咲いている花を切って持ち帰るなど）などで発症し，食行動異常（やたらに食べる，特に甘いものを好む），常同行動（決まった時間に外出し，決まったルートを歩き，同じトイレで用を足して帰宅するなど）など，本症に特徴的な症状がそろってくる。

認知症の治療

◆薬物療法

アルツハイマー病に対する治療薬として，現在4種類の薬物が保険適用されている。これらの薬剤はそれぞれ特徴を持っており，患者の状態に応じて使い分けるが，効果の上で顕著な差はない。アルツハイマー病の諸症状に効果があるとされるが，どちらかと言えばコリンエステラーゼ阻害薬と呼ばれる一群の薬は賦活系（気力，関心，活気，注意力を高めるなど），メマンチンは抑制系（興奮，怒りっぽさ，拒否などを緩和する）の効果が強いとされる。

その他の認知症治療薬は，アルツハイマー病に限定されず，どのようなタイプの認知症にも使える。その多くは抑制系の効果を持っており，患者の状態を穏やかにするために使うことが多い。統合失調症の治療に用いられる薬を興奮や妄想の治療のために使うことが多いが，過剰な鎮静など，副作用には十分な注意が必要である。

後述するように認知症の薬物療法は，非薬物療法を確実に行った上で，それを補うために施行されるべきものであり，不必要かつ過剰な薬剤は認知症患者の状態を悪化させる危険性もあり得るということを認識しておく必要がある[1]。

◆非薬物療法

認知症の治療の基本であると共に根幹をなすのが，ケアである。認知症患者のケアという言葉は，とかく排泄援助や保清など身体介護の意味で使われることが多いが，本来，英語のケア（care）という言葉には，「気にかける」「大丈夫かと案ずる」とい

う意味があり，それが体の世話へと敷延していったという経緯がある。"I care about you."と言えば，「あなたのことが気がかりなの」となるし，"Who cares?"と言えば「知ったこっちゃない」という突き放しである。認知症患者のBPSDの大多数はケアによって対応し得るものであり，そうであることが望ましい。

　認知症患者のBPSDを患者の立場から見ると，それなりの理由が存在することが少なくない。入浴拒否は人前で裸になることへの羞恥心の表れかもしれないし，言葉に出せない水への恐怖心がそうさせているのかもしれない。リハビリテーションの拒否も腰や膝の痛みが原因ではないかと考えてみる必要がある。膀胱炎で頻尿になっていれば，座るように何度説得してもすぐに立ち上がってどこかへ行こうとするであろう。

　このような身体状況に起因するBPSDとは別に，誤った介護の仕方が原因になるBPSDもある。私たちは自分がしている生活が「正しい」もので，それ以外のものは「間違って」おり，「正すべき」であると考えがちである。例えば，食事を手づかみで食べる患者には，「○○さん，駄目ですよ，ちゃんとスプーンで食べないと！」と手を拭いてスプーンを持たせたりしないだろうか。度重なると，「また！」と言動が荒くなる。

　このような時，患者はそれなりの理由があって，手づかみで食べているかもしれない。脳の障害のためにスプーンがうまく使えなくなってしまうこともあるだろうし，スプーンで食べるという発想すら失うこともある。にもかかわらず，使い方の分からないスプーンを手に持たされては嫌な気分が残るばかりであろう。それが度重なると，相手の手を振り払ったり，爪を立てたりしたくもなろう。同様に，家族から執拗に物忘れや間違いを指摘され続けると，患者はその家族に対して抵抗や拒否を示しやすくなっていく。あるいは，うつ的になって認知機能がますます低下する。

　患者のBPSDは，このように身体症状に起因するもの（医療）と介護に起因するもの（介護）に分けて考えるとよい（**図5**）[2]。両者はお互いに関連し合うものであり，

図5　BPSDの位置づけ

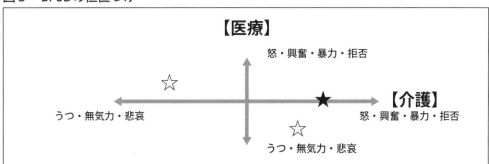

医療上の問題から生じるBPSDと介護上の問題から生じるBPSDを可能な限り分けて座標上にプロットする。BPSDは怒り・興奮・暴力・拒否などの陽性症状と，うつ・無気力・悲哀などの陰性症状に分けると治療薬の選択上，役立つ。

長尾哲彦：忍知先生と若津君の宿酔対談―認知症介護・治療チームのために，P.130〜137，大道学館出版部，2011.

独立した要因ではないことも多いが，実際的には両者を別々に考えた方が理解しやすい。また，患者の症状を興奮・拒否・易怒などの陽性症状と，うつ，無気力，悲観などの陰性症状に分けて考えると，治療的なアプローチを決めやすくなる（薬の選択など）。

認知症患者の支援

　認知症患者の支援に当たっては，健康な人間のやり方やあり方を「正常」と規定して，それと異なるところを正そうとしない姿勢が重要である。健康な人間にとって，「変」であったり，「行儀が悪い」ことであったりしても，認知症の世界を生きる患者にとってはそれが一番自然な生き方なのかもしれない。仮に正すにしても，患者の自主性を尊重しつつ，その方向にさりげなくリードするようなやり方が好ましい。換言すれば，患者の生きている世界を「間違い」と規定せずに，それを危険が伴わない限り受容する姿勢が基本となる。

症例

　88歳，女性，高度なアルツハイマー病。自宅で手厚い介護を受けていたが，夫も高齢で介護が困難になったため，高齢者施設に入所した。

　入所後，施設職員の介護に拒否を示し，手を振り払う，叩く，暴言を吐くなどのBPSDが目立つようになった。夜間も不穏なため，嘱託医から数種類の向精神薬が処方されていたが，症状の改善はなかった。施設生活の継続が難しくなり，夫に連れられて受診した。

　受診時，にこやかで礼節も保たれており，日頃のBPSDは伺い知れなかった。尋ねると，夫が見舞いに行った時も，いつも笑顔でいるとのこと。施設職員に協力を依頼し，どのような場面で強い拒否が出るのかを具体的に記録してもらった。その結果，職員が食事・排泄など，日常生活の介助をする時に拒否的になることが多く，特に指示的，禁止的に対応する時にその傾向が強いことが明らかになった。また，同じ排泄介助でも職員によって拒否が出たり出なかったりすることも判明した。そこで，施設職員に，①本人の危険がない限り，本人のやり方を尊重する，②本人が拒否を示さない介護者がいれば，そのやり方にできるだけ統一するという2点を依頼し，薬の調整を同時に行った。その結果，患者の拒否は残るものの，施設での生活に支障が出るようなことはなくなり，夜間もよく眠るようになった。

　本例では施設職員が，「きちんと世話をしていない」と家族に思われないように，患者に対して「健康人の常識」を押し付け，その結果，BPSDが強くなっていた。家族には「健康な時と同じになるように矯正するよりも，本人が危険でない限りは気持ちよく日々を送ってもらいましょう」と理解を得，介護者には指示的・禁止的な介護

をやめ，チームでやり方を統一してもらうよう依頼した。患者の立場で言えば，何事も自分のやり方に口を出し，制止し，やり方を変えさせられるストレスが少なくなり，気分的にも落ち着いたのであろう。

認知症家族・介護者の支援

　家族をはじめとする介護者のかかわりがBPSDの対処に重要であることは繰り返し述べてきた。しかし，BPSDを家族の立場から見ると，頭では理解できていてもやはり，「ストレスになる」「迷惑」「腹が立つ」などの感情につながっていくのが通常である。頭ごなしに「対応が悪くてBPSDが出ているのだから，患者の立場に立った言動をとってください」と言っても，「はい，そうですか。ではそうします」とはならない。では，どうするか。

　介護者への支援は，まず介護者の気持ちを受容するところから始めなければならない。介護者が「自分のつらさをこの人には分かってもらえた」と思えることが，次のステップへの前提条件である。そこが達成できたら次は，今までのやり方ではうまくいっていない，したがって，今後はやり方を変える必要があることを認識してもらう[3]。特にどのような時にBPSDがひどくなるか，逆に比較的うまくいくのはどのような時かなどを，実生活の中から想起してもらい，一緒に対応方法を考えるというアプローチが望ましいが，いつもうまくいくとは限らない。個別にアプローチの仕方を工夫する必要がある。この過程で，患者に対する攻撃的な感情と，片や心ないことを言ってしまったという自己に対する攻撃的な感情が介護者の中で葛藤していることを見逃さず，徐々に後者が前者を上回るようになる過程を，時間をかけて温かく見守る姿勢が重要であろう。

　このようにして患者への指示的，命令的，攻撃的な対応が介護者から消えると，患者のBPSDは自然と治まっていくことが多く，その結果，介護者の心の安らかさも戻ってくる。共にこの過程を歩んだ家族との間には強い連帯感や信頼感が生まれていることが多い。

5. 統合失調症

> **症例**
>
> 　56歳，男性。第2子長男。地元の高等学校を卒業し，総合大学の理工学部に進学した。大学を卒業後，京都のエンジニアリング会社に入社したが，まもなく人間関係をつらく感じるようになった。本人の話では，仲間外れにされ，足の引っ張り合いもあり（本人はこれらのことは妄想ではないと述べる），2年で退職して地元に戻った。地元でコンピュータシステムの会社に入社したが，同僚が自分に冷たく当たってきたり，悪く言われたりといった被害妄想（本人もこれは妄想だったと述べる）が出現し，A精神科病院に受診して初回入院（約5カ月）となった。A精神科病院には翌年にも妄想の悪化のため6カ月の入院をした。
>
> 　退院後，通院が不規則となり妄想が再燃し，B病院に2カ月の入院をした。B病院通院中には昏迷状態になり，B病院に2回目の入院（約1カ月）をした。その後，Cクリニックに通院を開始したが，書店に行く途中に自転車が盗難車かどうかと警察に職務質問されたことが契機で注察妄想が活発となり，Cクリニックに約1カ月入院した。退院後，Cクリニックのデイケアと訪問看護を受けている。
>
> 　最近は休日にはテレビを見るか，ギターを弾くくらいで，両親が自宅の隣の畑でする農業を手伝うこともなく，外出も滅多にしなくなっている。両親が高齢になっているが，将来のことは特に考えていないと述べる。

　このように，統合失調症は10代後半から20代前半の思春期，青年期に発病し，幻聴や妄想などの症状の増悪（入院）と寛解を繰り返しながら，徐々に自閉や意欲低下などの症状が前景になってくるものが多い。次に，統合失調症の症状について説明する。

症状

　統合失調症を始めとする精神疾患を診断するには，ヤスパースらによって集大成された精神病理学に基づく診断が必要である。患者の病的体験を診ていくには，意識，知覚，見当識，睡眠，知能，言語，思考，感情，意志・意欲・行動，自我意識，パーソナリティ・性格などの観察が基本となる。そういった症状の中で特に重要なものが，知覚の障害である幻覚と思考内容の異常である妄想である。

　統合失調症に最も多い幻覚は幻聴である。幻覚は「対象のないところに対象を意識すること」であり，音もない所で，自分に対する批判，悪口，命令などの被害的な内容の言葉が聞こえるという言語性のものが多い。自分の考えていることが声になって聞こえるという考想化声や第三者による会話形式の幻聴もよく見られる。実際には存在しないものが見えるという幻視，嗅覚に起こる幻臭，触覚に起こる幻触なども見られる。

次に，思考内容が誤っていても訂正可能であれば病的ではないが，誤った考えや意味づけに異常な確信を持ち，訂正できないものを妄想と言う。妄想の内容によって，被害的な内容であれば被害妄想と呼び，周囲の出来事に自分を関係づければ関係妄想と呼ぶ。

統合失調症の症状は陽性症状と陰性症状に分けられることも多い。

抗精神病薬によく反応する症状を陽性症状（健常者にはない症状が見られる）と呼ぶ。幻覚，妄想，滅裂思考（思考の関連性が弱くなり，話の内容が理解不能なもの），精神運動興奮，奇異な動作など，外から見て明らかに正常ではないと分かる症状である。一方，抗精神病薬への反応があまりよくない症状を陰性症状（健常者にあるはずのものがない）と呼ぶ。感情鈍麻（生き生きとした感情を失い，表情，視線，身ぶりなどからその人の感情が伝わってこない状態），会話の貧困さ，意欲低下，無為（自発性がなくなり身辺のことに無頓着になること），自閉（外界との接触が乏しくなり，現実から離脱すること）など，外から見てはっきりしない症状である。なお，連合弛緩（思考のまとまらなさ）や内的緊張は，陽性症状と陰性症状の両面の要素がある。

診断

統合失調症にこの症状があれば診断できるという特異的なものはなく，臨床症状と経過に基づいて診断される。意識障害がなく，脳器質性疾患を除外できることが統合失調症診断の前提である。

統合失調症の診断には，一定期間以上，重症の精神病症状もしくは精神的活動性の低下などの欠損症状が持続することが必要である。現在，広く世界各国で用いられているICD-10（国際疾病分類第10版）による統合失調症の診断ガイドラインを**表6**に示す。こういった診断方法を操作的診断と呼ぶ。操作的診断を用いることで，伝統的な診断方法と比較して統合失調症の概念が明確になり，診断の一致率も向上し，各国間のデータの比較も容易となった。

病型

ICD-10では，主に次のような病型に分類されている。アメリカ精神医学会によるDSM-5ではこれらの分類は削除されている。

◆妄想型

30歳前後と比較的遅い年齢で発症する。妄想や幻覚が目立つ。一方，陰性症状や人格の崩れは少ない。

◆破瓜型

破瓜期（16歳前後）に発症し，月〜年単位で徐々に進行していく。幻覚や妄想があまり目立たず，感情鈍麻や自閉といった陰性症状が比較的最初のころから目立つ。会話や言動にまとまりがなく，何回かの病状の増悪を繰り返し，徐々に人格が解体していく。

表6　ICD-10の統合失調症の診断ガイドライン

下記の（a）〜（d）のうち，明らかな症状が少なくとも1つ（十分に明らかでない場合は2つ以上），あるいは（e）〜（i）のうち少なくとも2つ以上が，1カ月以上にわたりほとんどの期間，明らかに存在していること。

（a）考想化声，考想吹込，または思考奪取，考想伝播。

（b）支配される，影響される，あるいは抵抗できないという妄想で，身体や四肢の運動や特定の思考，行動あるいは感覚に明らかに関連づけられているもの，および妄想知覚。

（c）患者の行動にたえず注釈を加えたり，仲間たちの間で患者のことを話題にしたりする幻声，あるいは身体のある部分から発せられるという他のタイプの幻声。

（d）宗教的あるいは政治的な身分，超人的な力や能力といった，文化的に不適切でまったく不可能な，他のタイプの持続的な妄想（例えば，天候をコントロールできるとか別世界の宇宙人と交信しているといったもの）。

（e）どのような種類であれ，持続的な幻覚が，明らかな感情的内容を欠いた浮動性の妄想か部分的な妄想，あるいは持続的な支配観念を伴ったり，あるいは数週間か数カ月毎日継続的に生じているとき。

（f）思考の流れに途絶や挿入があり，その結果，まとまりのない，あるいは関連性を欠いた話し方をしたり，言語新作が見られたりするもの。

（g）興奮，常同姿勢あるいは蝋屈症，拒絶症，緘黙（かんもく），および昏迷などの緊張病性行動。

（h）著しい無気力，会話の貧困，および情動的反応の鈍麻あるいは不適切さのような，ふつうには社会的引きこもりや社会的能力の低下をもたらす「陰性症状」。これらは抑うつや向精神薬の投与によるものではないことが明らかでなければならない。

（i）関心喪失，目的欠如，無為，自分のことだけに没頭した態度，および社会的引きこもりとして明らかになる，個人的行動のいくつかの局面の全般的な質に見られる，著明で一貫した変化。

融道男他監訳：ICD-10精神および行動の障害―臨床記述と診断ガイドライン 新訂版，P.98〜99，医学書院，2005.

◆緊張型

　突然の興奮や昏迷，緊張病状態で発症する。急性期には精神運動興奮，反響言語（おうむ返し）やカタレプシー（蝋屈症（ろうくつ））が見られる。無言や拒絶，常同も見られる。周期的に経過し，寛解期（症状が消失している時期）には人格の崩れは目立たない。

◆単純型

　幻覚妄想や精神運動興奮などの陽性症状が認められずに，社会的機能低下や言動の奇妙さといった陰性症状が潜行性に進行していく。

◆残遺型

　固定化した残遺症状（活発な病相の後に残遺した症状，主に陰性症状）を特徴とする。

治療

　治療の基本は，①薬物療法，②精神療法，③家族支援，④精神科リハビリテーションである。

①薬物療法

　薬物療法では，従来は神経伝達物質のうち過剰なドーパミンを遮断する抗精神病薬（定型抗精神病薬）を投与していた。しかし，1990年代後半より，ドーパミン受容体だけでなくセロトニン受容体に対しても遮断効果を有する非定型抗精神病薬が第一選択薬として使用されるようになっている。

幻覚や妄想などの陽性症状に対する抗精神病薬の有効性は高いものの，陰性症状や認知機能障害に対する効果は非定型抗精神病薬を用いても十分ではない。抗精神病薬による鎮静効果は速やかに発現するが，精神病症状に対する改善効果がはっきり認められるには数日から数週間かかる。抗精神病薬の継続的な服用は，再発を抑制する効果があるが，服薬を中断すると再発しやすい。2回以上の病歴がある患者は長期的な治療の継続が必要とされている。

②精神療法

精神療法では，患者の長所を支持しながら患者が直面している現実的な問題を解決することを目的とする支持的精神療法が基本である。幻覚や妄想についても，患者がそのように体験していることを尊重し，否定や安易な肯定を避け，中立的態度をとるのがよいとされている。

③家族支援

家族支援では，心理教育として，患者や家族に，疾患についての知識を分かりやすく伝え，理解を深めることにより，困難に対する対処能力を高めようとすることが必要である。治療者と家族が共同して患者を支援する体制をつくり，患者と家族とのコミュニケーションの質を高めることを目指す。

④精神科リハビリテーション

精神科リハビリテーションでは，社会的学習理論に基づいた社会生活技能訓練（social skills training：SST）で，患者にとって困難となっている対人行動などの社会的な生活技能の再学習を行うもの，作業療法，職業リハビリテーションなどがある。地域での継続治療や生活を包括的に支援する包括型地域生活支援プログラム（assertive community treatment：ACT）も行われている。

統合失調症患者への支援

統合失調症を含む精神障害に罹患した患者の社会的回復を目指して，社会資源を利用した，社会的訓練が行われている。ここではデイケア，ナイトケア，デイナイトケア，ショートケアと訪問看護について説明する。

◆デイケア，ナイトケア，デイナイトケア，ショートケア

これらの活動は，地域で生活している精神障害者に対して，医療機関が行う集団活動による治療プログラムである。対象疾患は急性期や移行期の患者，あるいは長期間サポートを要する患者である。

デイケアは日中6時間，ナイトケアは夕方4時以降で4時間，デイナイトケアは10時間，ショートケアは3時間を標準とし，医師の指示，一定の専門職員（看護師，作業療法士，精神保健福祉士〈PSW〉，臨床心理技術者など）を配置し，施設が一定の基準を満たすことが必要である。

デイケアなどの機能は，通所患者の属性や目標によって異なるが，統合失調症に対

しては支持的環境で社会経験を積めるようなプログラムが望ましい。作業療法，集団精神療法，社会生活技能訓練，心理教育などの治療プログラムを週単位で組むことが多い。

　私のクリニックで行っているデイナイトケアの週間プログラムを**表7**に示す。デイナイトケア全体で討議が必要な議題は朝の会もしくは終わりの会で話し合いを行い，課題の解決を図っている。活動については，メンバーの自主的な参加が基本であるが，意欲低下の強い人には誰もが気軽に参加できるようなものも用意している。地域への貢献活動として，ベルマークを集めて仕分けし，近隣の小学校に寄付している。小学校からは，プルタブを集めて車いすに交換したものを何回も寄付していただき，交流活動の一つとなっている。

◆訪問看護

　医療関係者が患者の居住先に訪問して行うサービスに訪問看護がある。訪問の頻度は患者の状態や訪問の目的にもよるが，週1回から月1回程度で，訪問時間は30分くらいが多い。訪問看護の対象者は，長期入院により社会性が低下して退院後に支援が必要な者，単身生活者で家族からの支援が得られない者，病状が不安定で服薬や外来通院の中断のおそれのある者などである。

　精神障害者への訪問看護を通じて，自立した生活を支え，在宅での生活を継続するための障害の程度に応じた援助，日常生活行動への援助，社会資源の活用，危機への対応などを行う必要がある。

表7　デイナイトケアの週間活動の例

	月	火	水	木	金	土
	朝礼			朝礼		
9：00	朝の会・ラジオ体操・足踏み体操		休み	朝の会・ラジオ体操・足踏み体操		
10：00	体操 勉強会（英語・国語・社会・硬筆） パズル	体操 クリニック新聞づくり 風船バレー		塗り絵 貼り絵 グランドゴルフ	卓球 工作 パソコン	歌番組鑑賞 ハンドベル 地域清掃活動 茶話会（月1）
11：30						
11：45	嚥下体操			嚥下体操		
12：00	昼食					
13：30	ロールピクチャー ちぎり絵 音楽療法	誕生日会（月1） 体操 園芸 ベルマーク活動 認知症予防教室 書道	休み	木工 カラオケ 回想療法 園芸 けん玉	映画鑑賞 手芸 誕生日カードづくり	体操 ゲーム 脳トレ カレンダーづくり（月1） 棒体操
15：00						
15：30	終わりの会・掃除			終わりの会・掃除		
18：00	終礼			終礼		

朝の会：最近のニュースや出来事について話し合う。また，1日の予定や行事の予定について確認する。
終わりの会：1日の活動などを振り返る。
ベルマーク活動：ベルマークを集め，近隣の小学校に寄付，小学校からは車いすの寄付をいただき，小学生との交流も行っている。
クリニック新聞づくり：院内での出来事や関心事などを記事にして新聞を作成し，配布している。

MSWへの期待と要望

　精神障害の治療にかかわる一人の精神科医として，MSWへの期待と要望について述べてみたい。

　MSWが精神障害者を支援するに当たっては，ある程度の法律や社会保障制度の知識が必要と考えている。精神科医療には，精神保健福祉法をはじめとして，障害者総合支援法，介護保険法，成年後見制度といった法律や福祉制度を知らないと解決できないことが多い。それらの法律のエキスパートになる必要はないが，基本的なことは知っておかなければならないし，法律を読んで理解できる読解力は必要である。決められたことだけをするのではなく，知らない法律やその地域が持つ福祉サービスをまず自らが調べていくことが必要である。

　次に，調整能力が必要と思われる。MSWは，精神障害者とその家族が直面する問題点を要領よくまとめ，自分の勤務する医療機関でほかの職種から情報を集め，意見を交換し，どのように支援していくか打ち合わせていかないといけない。こういった場面ではいろいろな意見をまとめていく調整能力が求められている。

　ここで述べたことは，短期間で身につくものではないため，常に新しいことを学んで支援に役立てていこうという気持ちを持ち続ければ，経験を重ねるごとに支援の質の向上が期待できると考えている。

おわりに

　精神障害の中で統合失調症患者は生活障害を抱えており，多くの援助が必要とされている。1年以上の入院を経験している統合失調症患者も多く，長期間の入院生活のため単身で生活することに困難を感じている者も多い。いわゆる，入院するほど病像は悪くないが，単身生活を送れるほどよくない患者がかなりいるものと思われる。そういった患者には，薬物療法の継続支援とデイケア，訪問看護を組み合わせた支援が必要だと考えている。長期入院をしている統合失調症患者の場合，高齢化が進行して認知症を合併した患者もおり，地域での生活支援には介護保険の利用も必要となると思われる。

症例

　80歳，男性。脳梗塞後遺症およびCOPDのためかかりつけ医外来に通院中であった。某年9月呼吸困難を訴え外来受診。SpO$_2$88%，胸部レントゲン写真にて肺炎像を認めたため，後方病院へ紹介入院となった。2週間後肺炎は軽快したため退院し，再び外来通院となる。退院後は以前ほどの活気はなくなり，微熱を呈することが時に見られるようになった。食事中の咳込みも目立つようになった。

　翌年1月息切れを訴えて外来受診。座位にてSpO$_2$92%，6分間歩行試験にてSpO$_2$86%，修正ボルグスケール7であったため，在宅酸素療法（HOT）導入を目的に再入院。HOTおよび呼吸リハビリテーションの指導を受けた。それと共に反復唾液嚥下テスト（RSST）が実施され，2回/30秒であったため嚥下障害が疑われたが，嚥下内視鏡検査では誤嚥は認められなかった。念のためトロミ剤の使用，口腔ケアおよび嚥下リハビリテーションの指導を受けて退院となった。労作時呼吸困難は以前より増悪し，携帯酸素吸入をしながら外来通院を続けていた。

　同年6月，意識もうろう状態となったため，緊急往診。JCS 3，SpO$_2$84%,体温37.2℃，脈拍110回/分，呼吸数28回/分のため緊急入院となった。胸部CTにて両下肺野に広範に肺炎像を認め一時呼吸器管理を要したが，経過は順調で肺炎も改善したため2週間後に退院となった。日常生活自立度はA1程度となり，通院は車いすで妻が送迎するようになった。本人は「もう入院はこりごりだ」と訴えるようになった。介護保険を申請し要支援1を取得した。

　同年11月，インフルエンザに罹患後，膿性痰および高熱が出現し，胸部レントゲン写真にて肺炎像を認めたため再入院を勧めた。しかし，本人はどうしても入院をしたくないと拒否するため，とりあえず訪問看護ステーションに依頼して在宅での抗菌剤点滴が開始となった。

ケアカンファレンス

　在宅での治療経過があまり芳しくないため，入院を勧めるべく在宅ケアにかかわるスタッフ，家族および本人でケアカンファレンスが開催され，主治医より上記の経過説明がなされた。なお，肺炎球菌予防接種は5年前，インフルエンザ予防接種は毎年受けている。78歳の妻と二人暮らしで，近くに息子夫婦は住んでいるが共稼ぎであり，日中介護にかかわることは難しい。診療所から歩いて5分程度のところに居住しており，外来へは夫婦2人で通院していた。認知機能は保たれている。

　入院治療に関して本人に再確認したところ「やはり入院はしたくない。が，呼

吸が苦しいので何とかしてほしい」と訴えた。妻は「苦しそうなので何とかしてほしい。入院がよいと思うが本人の意向もあるので…」とのことであった。『成人肺炎診療ガイドライン2017』[1) を示しながら話し合いがなされた（**図6**）。

その後の経過

　話し合いの結果，しばらくは在宅医療で経過を診ることになり，マスク型人工換気が開始された。呼吸苦に対しては少量のモルヒネを使用することになった。MRSA感染が強く疑われたため，バンコマイシン治療も開始した。後日，喀痰培養結果でやはりMRSA感染であることが判明した。幸いにも肺炎症状は軽快し，呼吸苦も改善した。現在では呼吸リハビリテーションを以前にも増して取り組むようになりADLは肺炎罹患前より良好となっている。本人の意向も尊重しつつ治療も最善を尽くした結果，良好な経過を呈した症例である。

Keyword

◆COPD (chronic obstructive pulmonary disease)

　以前は慢性閉塞性肺疾患と呼ばれていたが，現在ではCOPDが一般的である。日本人男性の死因の第8位（2019年）であり[2)，高齢社会においては重要な疾患である。COPDのガイドライン[3) によると，「タバコ煙を主とする有害物質を長期に吸入暴露することで生じた肺の炎症性疾患である。呼吸機能検査で正常に復することのない気流閉塞を示す。気流閉塞は（中略）通常は進行性である。臨床的には徐々に生じる労作時の呼吸困難や慢性の咳，痰を特徴とするが，これらの症状に乏しいこともある」と定義されている。肺炎などで増悪を繰り返すような患者の予後は不良である。禁煙，予防接種，在宅酸素療法（HOT）は明らかに予後を改善する。呼吸リハビリテーションは，非活動性に基づくフレイルサイクルを回避するためにも極めて重要である。

◆呼吸不全

　動脈血酸素分圧60mmHgを保てなくなった状態と定義され[4)，ガス交換が障害される間質性肺炎などのⅠ型呼吸不全と換気量の低下するⅡ型呼吸不全に分類されている。COPDが原因の呼吸不全はⅡ型であり炭酸ガス（CO_2）が蓄積しやすい。睡眠薬や酸素流量設定が過量になると高CO_2血症となりCO_2ナルコーシスを生じるため注意を要する。CO_2ナルコーシスとは，CO_2の異常蓄積によって意識障害などの中枢神経症状を来す病態である。呼吸不全を呈する疾患としては，COPD，気管支拡張症，肺繊維症，陳旧性肺結核，塵肺症などがあり，心不全や筋萎縮性側索硬化症など非呼吸器疾患でも発症することがある。

◆高齢者肺炎

　肺炎は日本人死因の第5位（2019年）である[2) が，肺炎死亡の90％以上は65歳以上の高齢者である。肺炎で入院する患者の80％は高齢者で，その70％は誤嚥性肺

図6 「成人肺炎診療ガイドライン2017」フローチャート

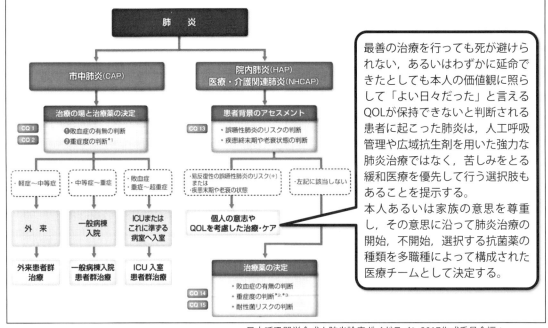

最善の治療を行っても死が避けられない，あるいはわずかに延命できたとしても本人の価値観に照らして「よい日々だった」と言えるQOLが保持できないと判断される患者に起こった肺炎は，人工呼吸管理や広域抗生剤を用いた強力な肺炎治療ではなく，苦しみをとる緩和医療を優先して行う選択肢もあることを提示する。
本人あるいは家族の意思を尊重し，その意思に沿って肺炎治療の開始，不開始，選択する抗菌薬の種類を多職種によって構成された医療チームとして決定する。

日本呼吸器学会成人肺炎診療ガイドライン2017作成委員会編：
成人肺炎診療ガイドライン2017，日本呼吸器学会，2017.より引用，改変

炎である。一般的な肺炎の症状は発熱，咳，膿性痰，頻脈，頻呼吸であるが，高齢者肺炎においては意識障害（不穏，傾眠），食欲不振，日常活動低下といったような症状が前面に出て，発熱などを認めないこともある。

◆誤嚥性肺炎

　誤嚥には顕性誤嚥と不顕性誤嚥が存在し，多くは夜間に起こる不顕性誤嚥である。食事中の誤嚥が必ずしも誤嚥性肺炎を起こしているわけではない。すなわち，胃瘻を設置しても，絶食としても誤嚥性肺炎を予防できるわけではないということである。主に嫌気性の口腔内常在菌が原因となることが多いため，口腔ケアが極めて重要となる。唾液が貯まる，食事に時間がかかる，食事中に咳が出る，食後にのどがゴロゴロするといった症状を認めた場合は誤嚥を疑う必要がある。誤嚥を起こしやすい疾患としては，脳血管障害，パーキンソン病，認知症，薬剤性（睡眠薬など）などがある。反復唾液嚥下テスト（RSST）などで嚥下機能をスクリーニングすることができる。

カンファレンスに必要な呼吸器の知識

◆経皮的酸素飽和度（SpO₂）

　動脈血酸素分圧を経皮的に推定できる（図7）。$SpO_2$90％が動脈血酸素分圧60mmHgに相当する。これは最低限の酸素化確保状態であり，これ以下になると呼吸不全状態となり酸素療法を要する。

◆修正ボルグスケール（主観的運動強度）

　0：感じない，3：ちょうどよい，5：きつい，7：かなりきつい，10：非常にきつい

図7　パルスオキシメーター

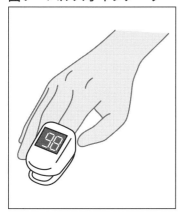

図8　在宅人工呼吸器

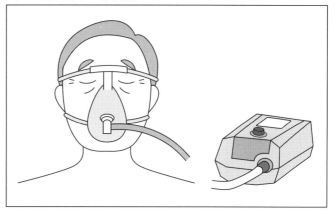

痛みの数値評価スケール（0：痛みなし，10：最大の痛み）に類似しており，臨床においては主観的症状などを0～10段階で評価することがよくある。

◆反復唾液嚥下テスト (RSST)

30秒間に3回未満の唾液嚥下しかできない場合，嚥下障害疑いとする。嚥下造影検査，嚥下内視鏡検査によって診断を確定する。

◆在宅酸素療法 (HOT)

長期在宅酸素療法患者のほぼ半数がCOPD患者である。動脈血酸素分圧60mmHg以下で睡眠時または運動負荷時に著しい低酸素血症を呈する患者が適応となる。治療効果として，低酸素血症の改善，生存率の改善，運動耐容能の改善，入院回数の軽減，QOLの改善などが挙げられる。

◆人工呼吸器

マスクを使用した非侵襲的人工換気（**図8**）と気管切開下での侵襲的人工換気がある。管理が容易なため，軽症例や夜間の炭酸ガス蓄積例には就寝時のみマスクを使用した非侵襲的人工換気を使用することが多い。

◆予防接種

インフルエンザワクチンや肺炎球菌ワクチンは肺炎による死亡を著しく低下させると言われているが，日本での接種率は低い。そのため，2014年から高齢者に対して定期接種されることとなった。

◆MRSA (メチシリン耐性黄色ブドウ球菌)

薬剤耐性菌の代表である。肺炎，敗血症などを起こし，通常の抗菌剤は無効である。抗菌剤の乱用が一因とされ，入院歴のある患者などが保菌者となっていることがしばしばみられる。そのため，入院歴のある在宅医療患者は医療・介護関連肺炎として扱う（**図6**参照）。

症例に見られる生活障害と必要なケア

◆呼吸困難

慢性呼吸不全患者のQOLを規定する最大の要因は呼吸困難である。特に，労作時の

息切れのため身体活動が制限され，ひいてはフレイルサイクルに陥る。呼吸の際に使う筋肉をトレーニングし呼吸をスムースにすることを呼吸リハビリテーションと呼び，そのプログラムは呼吸困難の軽減，運動耐用能の改善，健康関連QOLおよびADLを改善させる。以下に，必要なケアとしての呼吸リハビリテーションについて簡単に述べる。

・**運動療法**：呼吸トレーニング（口すぼめ呼吸，腹式呼吸），全身持久力トレーニング（ボルグスケール３程度目安の歩行，階段昇降），呼吸ストレッチ体操（胸郭可動域トレーニング）などがあり，在宅においては連続歩行時間を徐々に延長していき，週３回以上実施する。
・**自己排痰手技**：ハフィング（勢いよく「ハッ，ハッ」と息を吐きだし痰を排出する）
・**身体活動性の維持**：日常の身体活動レベルを維持し，できれば社会参加を促す
・**酸素療法・呼吸器療法**：P.129参照
・**栄養療法**：多くの呼吸不全患者に栄養障害を認め，高カロリー，高タンパク質が推奨
・**薬物療法**：吸入気管支拡張薬，吸入ステロイド薬，喀痰調整薬など

◈嚥下障害

食べることは人間の基本的欲求であり，口から食べることは高齢者の最大の楽しみでもある。静脈栄養よりは使える消化管を，胃瘻よりは経口摂取を可能な限り追求したい。そのためには，口腔ケアと嚥下障害のリハビリテーションが重要である。摂食障害においては，歯科衛生士（口腔ケア），管理栄養士（訪問栄養食事指導），リハ職（訪問リハ）によるケアが推奨され，これら三者を三種の神器と呼ぶことがある。

口腔ケア

口腔内，特に歯垢中には嫌気性菌をはじめとして非常に多くの病原性細菌叢が存在している。口腔内細菌数を減らして誤嚥性肺炎の予防を図る必要がある。スポンジブラシが推奨される。唾液分泌が低下すると自浄作用も低下するため，薬剤性口腔乾燥や脱水に注意し，保湿ジェルも有効である。

嚥下障害のリハビリテーション

間接訓練と直接訓練に分けられる。嚥下評価を行った上で実施する。

間接訓練：嚥下体操，口唇周囲マッサージ，構音訓練，アイスマッサージなど
直接訓練：頭部前屈，患側回旋，増粘剤や易嚥下食などの食形態の工夫などがある。

個別性が高いため成書を参照されたい。訓練後は呼吸音やSpO_2をチェックする。

7. 老年症候群とその他の内科疾患

老年症候群の特徴と実態

　老年症候群とは，"原因はさまざまであるが，放置するとQOLやADLを阻害する，高齢者に多くみられる一連の症候"である[1]。50項目以上が存在する老年症候群の症状・徴候のうち，代表的なものを**表8**に挙げる。これには「加齢による症状と徴候」また「医療的介入が望ましい症状と徴候」がある。前者は難聴，視力障害，頻尿，息切れ，ふらつき，物忘れなどがあり，年齢を経ると誰にでも起こり得る生理的変化である。後者は尿失禁，認知機能低下，転倒，抑うつ，嚥下機能障害，筋肉減少（サルコペニア）などがあり，これらの多くは虚弱（フレイル）高齢者と重複している可能性がある。

　しかし，高齢者診療を行う場合，老年症候群の症状，徴候の線引き，分類は困難であることが多い。なぜなら老年症候群は非常に多くの病態を含み，加齢による臓器の機能低下や原因疾患が複雑に絡み合った結果として形成された症状・徴候だからである。

　近年は独居や通院困難などの社会背景が影響することで，さらに治療困難となるケースが多い。そのため高齢者診療には，原因疾患に対する診断・治療という一般的な医学的アプローチだけでは不足する。老年症候群の症状・徴候に対して，リハビリテーションや介護的・看護的ケアを含めた包括的かつ多角的アプローチを行うことが重要となる。これにはMSWの社会福祉的視点が必要で，これに加えてさまざまな職種が連携することで高齢者自身の生活の質を高めることを意識したアプローチとなる。

高齢者総合機能評価

　老年症候群に対する包括的かつ多角的アプローチを行うためには，まず「高齢者とは多くの併存疾患を有して，時に老年症候群に含まれる複数の症状・徴候が連鎖的に関連し，悪循環を生じる」ことを理解する必要がある。

表8　代表的な老年症候群

加齢による症状と徴候	医療的介入が望ましい症状と徴候
難聴 視野障害 頻尿 息切れ ふらつき 物忘れ	尿失禁 認知機能低下 転倒 抑うつ 嚥下機能障害 筋肉減少（サルコペニア）

事例

　脳血管疾患による片麻痺と骨粗鬆症の既往ありの患者。日頃より頻尿やふらつきがあり，夜間に転倒して骨折して入院。退院後，独居かつ近隣との交流がないことなどの社会背景が加わったことで，抑うつや栄養障害が出現。結果として，新たな疾患が発症した。

　この事例のような悪循環を断ち切るために，高齢者総合機能評価が用いられる（**表9**）。これは，身体的評価，精神・心理的評価，社会・経済的評価を多面的に精査し，対象の高齢者がどれくらいの心身機能や生活能力で，どのような日常生活を送っているかを把握するものである[2]。そして，これらの高齢者総合機能評価に加えて，対象高齢者の価値観や人生観を考慮する。このことにより，個々の高齢者に対して適切な治療やケアを施し，また社会参加や社会貢献への支援を行うことで生活機能の改善を目指す（**図9**）[3]。

　つまり，高齢者総合機能評価で問題点を整理し，医学的アプローチやケア計画・実践を行い，評価を繰り返すという高齢者総合機能評価サイクルに取り組むことが必要である（**図10**）[4]。

表9　高齢者総合機能評価の主な構成要素と評価スケール

		評価スケール
身体的評価	基本的日常生活動作	Barthel Index
	手段的日常生活動作	Lawton
精神・心理的評価	認知機能	HDS-R，MMSE
	気分・意欲	GDS，Vitality Index
	問題行動	DBD scale
社会・経済的評価	療養・生活環境	家族構成，要介護認定
	経済状況	年金など

図9　高齢者慢性疾患における総合的管理の考え方

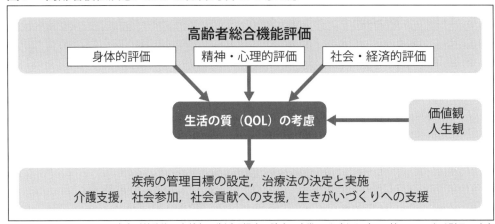

大内尉義監修：高齢者の生活習慣病の診療の実際，メジカルビュー社，2004.より引用，改変

図10　高齢総合機能評価のサイクル

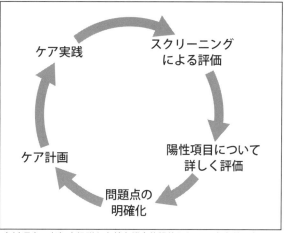

木村琢磨：老年症候群と高齢者総合的機能評価，日本内科学会雑誌，Vol.107，No.12，P.2420～2429，2018.より引用，改変

＊　＊　＊

　老年症候群の高齢者医療では，心身機能的ケアや生活の質の維持または向上を治療目標とする必要がある。そこで高齢者総合機能評価を用いて，医療的視点に生活的視点も加えて，対象の高齢者に包括的で多角的なアプローチを行う必要がある。つまり，MSWをはじめとした多職種からなる「チーム医療・介護」の実践が求められる。

フレイル

　要介護状態と健康との間をフレイルと言う（**図11**）[5]。かつて虚弱と言われた状態である。加齢や病気で筋肉量が低下しサルコペニアを起こすと身体の機能や活動量が低下する。活動が低下するとエネルギー消費量が減り，必要とするエネルギー量も減少し，食欲もなくなる。こうした悪循環をフレイルサイクルと言う（**図12**）[6]。フレイル状態に陥る前に早期発見し集中的に介入することが健康寿命の延伸という観点では極めて重要である。

その他の内科疾患

◆糖尿病

　症例を提示したCOPDもそうであるが，生活習慣病の代表格は糖尿病である。通常の２型糖尿病は，インスリン作用不足を来す遺伝因子に，過食，運動不足，肥満，ストレスなどの環境因子が加わり発症する。HbA1c値は採血前およそ１カ月間の平均血糖値を反映し，糖尿病の診断や血糖コントロールの指標となる。コントロール目標

図11　フレイル

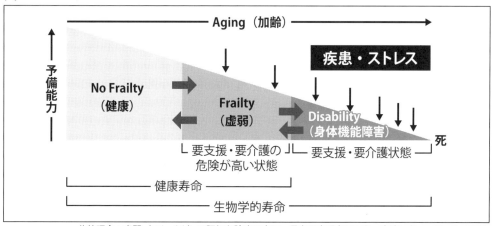

佐竹昭介：虚弱（フレイル）の評価を診療の中に，長寿医療研究センター病院レター，No.49，2014.

図12　フレイルサイクル

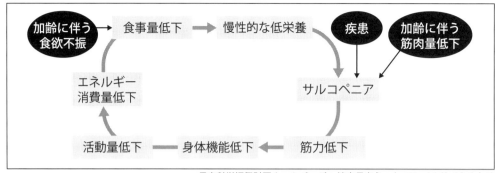

長寿科学振興財団ホームページ：健康長寿ネット フレイルサイクルとは

はおよそ７％である。高齢者においては低血糖が怖いので比較的高めにコントロールすることが多いが，高すぎると高血糖性昏睡（非ケトン性高浸透圧性昏睡）を起こすことがあるので注意を要する。長期間高血糖状態が持続すると次のような合併症を発症するため，目標値を定めてコントロールしなければならない。しかし，いくら薬剤を使用しても基本的な食事，運動療法ができていないとコントロールは難しい。いかに本人にやる気を起こさせるか，エンパワメントが極めて重要な疾患である。

・**細小血管症**：網膜症（失明の第一原因），腎症（血液透析の第一原因），神経障害
・**大血管症**：冠動脈疾患，脳血管障害，末梢動脈疾患（しびれ，疼痛，皮膚潰瘍）
・**糖尿病性足病変**：フットケアが重要，壊疽による足切断は避けたい

◆**腎不全**

腎不全症候としては，体液貯留（浮腫，胸水），電解質異常（高カリウム血症，低カルシウム血症，高リン血症），食欲不振，かゆみ，腎性貧血などの症状を呈する。新規透析導入疾患としては，糖尿病性腎症，慢性糸球体腎炎，腎硬化症の順に多い。腎不全に陥ると，血圧のコントロール，食事療法（低蛋白，高カロリーが基本），電解質のコントロール（生野菜，果物禁止，カルシウム製剤など），腎性貧血の治療などさまざまな制約や治療が必要となる。

◆**心不全**

高齢者の心不全は，再入院率や死亡率が高いという特徴がある。虚血性心疾患，大動脈弁狭窄，心房細動などを背景に持ち，息切れ，動悸，呼吸困難／起座呼吸，浮腫／体重増加などの症状を呈する。降圧剤，利尿剤，亜硝酸剤，抗凝固剤など多くの薬剤を要しポリファーマシーとなりやすい。予後予測や症状緩和が困難なため在宅看取りが難しい。

障害等級認定

呼吸不全，腎不全および心不全における身体障害者障害程度等級に関しては，呼吸不全においては呼吸機能により，腎不全においてはクレアチニンクリアランスという腎機能により，心不全においては症状の出現する身体活動の程度により４級，３級，１級が認定される。１級が最重症である。

8. 在宅医療で必要とされる知識

在宅医療の対象者

「在宅に移行した患者」と聞くと，どのような人物像を思い浮かべるだろうか。ここまで脳卒中や脊椎損傷，がんといった各種疾病について学んできた流れからは，何かしらの疾患によって寝たきりになった人やがんなどの終末期で看取りの近い人を想像する方が多いだろう。実際に医療の現場，特に病院で働く医師や看護師，MSWの中にもそういった「終わり」の医療という認識は根強く残っている。

しかしながら，実際の在宅医療が対応する患者は，決して寝たきりの高齢者だけではない。厚生労働省は，地域包括ケアシステムを「2025年（令和7年）を目途に，高齢者の尊厳の保持と自立生活の支援の目的のもとで，可能な限り住み慣れた地域で，自分らしい暮らしを人生の最期まで続けることができるよう，地域の包括的な支援・サービス提供体制」[1]と定義しているが，医療保険や介護保険上の在宅医療の対象は「通院困難な者」とされており，そこにどの程度通院が困難かといった目安は設けられていない。そのため，実際の在宅医療の現場では，寝たきり高齢者だけではなく，広く身体的要因以外の理由も含めた通院が困難な者（**表10**）の生活のサポートを実施している。

在宅医療の役割

在宅医療における地域包括ケアシステム上の核は訪問診療である。訪問診療とは，医療保険上の施設基準である在宅療養支援診療所（24時間365日の緊急時対応体制をはじめとした要件を満たした場合にのみ届出可能）の届出を行った医療機関が，通院が困難な患者の自宅，入居中の施設などへ医師を中心としたチームが計画的，定期的に訪問し，診療を行うことである。家に医師が訪問する医療行為として「往診」が知られているが，往診とは体調の変化などの理由で要請に応じて医師が臨時に訪問することを指し，訪問診療と往診は，保険上，明確に区別されている。在宅療養支援診療所は，日常的には定期的な訪問診療によって患者の医療的管理を行い，例えば熱が出た，けがをしたといった緊急時には臨時に往診するといったように，定期的な管理

表10　在宅医療の主な対象患者

- 寝たきりの高齢者
- マルチモビディティ（多疾患併存状態）の高齢者
- 幼児～高齢者まで年齢を問わずがんなどの疾患終末期の者
- 精神疾患を抱えた者
- 重症心身障害児・者
- 医療的ケア児

と緊急対応の組み合わせによって安心してその人が望む場所で医療を受けられる体制を提供している。

　また，在宅医療は，決して訪問診療だけで成り立つものではない。基本的にはケアマネジャー，訪問看護，訪問薬局や訪問看護といった複数の組織，職種がいわゆる多職種連携を行いながら，医療・介護の両側面に加えて福祉面からもチームで1人の患者の在宅生活をサポートする。

　在宅医療が医療や地域包括ケアシステムの枠組の中で期待されている／果たしている役割は，もちろん入院ではない医療の選択肢を提供することではあるが，それはただ家に行って病院に準じた医療行為を行うことではなく，生活の様子や食べているものを見て，患者の生活に寄り添って本人の希望する場所で自分らしく望む時間を過ごすためのサポートを実施することこそが，本来の在宅医療の果たすべき役割である。つまりは，生活そのもの，ひいては人生のクオリティ（QOL）を維持させる，向上させるという観点が在宅医療には欠かせない。

　在宅医療に期待されている介入のポイントは主に，看取りと慢性期の管理である。慢性期の管理の場合には医療的ケア児や重症心身障害児，高齢者のマルチモビディティの患者まで幅広く対応していくこととなり，基本的にはQOLの向上を目標に介入することは想像しやすいだろう。年齢と共に困難を抱える人は増えていくのは事実だが，全年齢を通して支援の必要な困難を抱えている人は存在しており，単に守られる存在ではなく彼らが主体的に社会とかかわっていけるような視点からの支援が重要となる。

　終末期や予後が決まっている人であれば，症状をコントロールしてソフトランディングさせることが主目的となる。ただし，終末期の患者に関してもその人のQOLを何よりも尊重する必要があるということには変わりはない。特にがんやALSといった疾患では，比較的若く認知機能もしっかりしている状態の人がほとんどであるから，ただ何もせずに見守るだけではなく，必要があれば緩和ケアで苦痛を取ったり，外出の支援を行ったりと，限られた時間であるからこそよりよい時間を過ごせるような観点を踏まえた支援が必要となる。

在宅医療の現場で必要とされる知識

　在宅医療の現場や退院支援に携わるMSWには，次の3つの専門的知識が求められる。

①在宅医療を支える多職種連携における各職種の果たす役割への理解

②地域資源に関する知識

③在宅で暮らす患者を支える種々の医療行為や医療デバイスに関する知識

◆在宅医療を支える多職種連携における各職種の果たす役割への理解

　病院内の医療体制と在宅医療の体制において大きく異なる点に，病院医療が院内の同組織内の各職種でチームを組んで患者をサポートしていくのに対して，在宅医療で

表11　在宅医療を支える主なサービスと職種

サービス	かかわる職種と業務
居宅介護支援	ケアマネジャーが介護保険サービスをアレンジ。
訪問診療	２週間に１回を目安に患者宅に訪問し，医師の診察や処方といった医療行為に加えて，医療的な面からケアや生活面の方針を決める役割を担当する。訪問看護や訪問薬局，訪問リハビリは原則訪問診療を実施している医師が発行する指示書に基づいて患者へ介入を開始する。訪問診療の利用がない患者については，通院している場合にはその医療機関の主治医が発行することとなるが，主治医がいない患者に医師の指示が必要なサービスを導入したい場合には，指示書を記載する主治医を探すところから対応しなければならないケースも存在する。
訪問看護	介護，医療の両面から患者をサポートする。連日点滴や褥瘡処置等が必要な状態の患者の場合には，一定の制限はあるが医師の指示に基づいて毎日介入することも可能。
訪問薬局	処方された薬を届けるだけでなく，訪問服薬指導を実施する。薬局によってはお薬カレンダーの設置や定期的な服薬状況の管理も実施。
訪問介護	訪問介護士（ヘルパー）が介護の面から患者の日常生活をサポートする。

主に上記職種がチームを組むことが多いが，その他患者の状態によっては訪問リハビリテーション，訪問歯科，通院先の主治医，デイサービススタッフ，学校などもサポートチームのメンバーとなり得る。

は行政や民間が混在し，全く異なる経営，組織に所属するスタッフが１人の患者を取り囲んでチームを組む必要があるいうことがある。

在宅医療を支える主な職種（**表11**）としては，ケアマネジャー，訪問診療を行う医師，訪問看護師，ホームヘルパーなどがあり，これらの職種でチームを組むことが多いが，患者の状態によっては訪問リハビリテーション，訪問歯科，通院先の主治医，デイサービススタッフ，学校などもサポートチームのメンバーとなり得る。

> **事例**
>
> 　80代後半の男性Ａさん。
> ・浮腫，食思不振などで大学病院へ入院。腎後性腎不全，尿閉で導尿が必要となりバルーン留置。
> ・入院中，肺結節（肺がんまたはＳ状結腸がん転移疑い）と前立腺がん疑いを指摘されている。
> ・もともと認知症はあるが入院中せん妄も起こしており，大声を出す状態。日中はほとんどナースステーションで過ごしていた。
> ・入院先病棟スタッフは自宅退院は難しいと考えていたが，本人からの自宅へ帰りたいという希望が強く，訪問診療を導入し自宅退院。主介護者は妻。
> 本人：頻繁な転倒はあったが，退院前に見られていたようなせん妄は見られなくなり，退院後は自宅で穏やかに過ごす。たまに怒ることはあるが大声を出すことはなくなった。入院中に指摘された肺結節は悪性の可能性が濃厚であった

が，侵襲的な検査，治療はせず放置することに。もともと通院していた区内の病院への通院も終了。

妻：主介護者。年齢はAさんと同世代で，積極的に介護しているが，Aさんが身長180cm以上あり大柄であった一方，妻は小柄であり体格差によって対応ができない事柄も。

訪問診療：本人の自宅へ帰りたいという希望より導入。定期的な訪問に加えて転倒の際に外傷ができた時や不調時の往診も対応。留置されているバルーンの管理も自宅で行い，自己抜去などがあったが，DIBキャップを使用し改善。薬の整理も実施。

訪問薬局：薬の整理と服薬のサポート。退院直後はせん妄に対する抗精神病薬なども含めポリファーマシーであったが，徐々に必要なもののみに減量。

訪問介護（ヘルパー）：たまに床にへたり込んだり，転倒したりした時に妻が起こせないため緊急訪問を利用。

デイサービス：妻の負担を考え毎日利用。リハビリ型と通常型の2カ所利用。どちらも本人が気に入っており積極的に通所。

病院：訪問診療への引き継ぎ，画像検査など訪問でできない検査への対応。

老人介護施設：老衰進行のため退院後約10カ月ほどで施設入居。

　多職種で本人と妻の生活を支えたケースである。このようなせん妄，医療デバイスの使用（尿道留置カテーテル），高齢の妻による介護など複数の困難が伴うケースでは，在宅医療に関する知識の少ない病院のMSWまたは退院支援看護師が対応すると，早々に自宅退院は不可能と判断し，施設入居を選択することが多い。しかしこの事例では，病院スタッフは本人の希望を尊重し，自宅退院の希望を叶えるために入院中から在宅療養支援診療所に相談し，在宅医療に精通した医師，両医療機関のMSW，看護師でアセスメントを行い，退院後の生活をイメージしながらケアマネジャーらと共同で必要なサービスを導入していった。

　医師の指示やケアマネジャーの作成した指針に基づいてはいるものの，立場も視点も全く異なる組織を越えた職種がただ寄り集まるだけでは患者に対し適切な支援を届けることはできない。在宅医療を支えるチームにおいては，この時に介入する職種を選定し，各職種が同じ方針を共有して協働できるように連携のハブとなることがMSWに求められる大きな役割の一つである。そのためには，当然自分の所属している立場だけではなく，在宅医療を支える各職種が医療保険，介護保険上どのような行為が実施可能なのかをしっかりと把握し，定期的な報酬改定の際には知識をアップデートしていくことが不可欠となる。

◆地域資源に関する知識

　まずは前提として，地域包括ケアシステムの運用上の特性を説明したい。地域包括ケアシステムは厚生労働省が地域の多職種が連携して支える地域の包括的支援体制と定めたが，実は大枠の概念しか提示されておらず，実際の現場に落とし込むための仕組みやルールは定められていない。その背景には，地域ごとに医療構造や特性が大きく異なり，日本一律のルールに従ったシステム構築が不可能であったことがある。そのため，地域包括ケアシステムの構造は各自治体，地域によってはさらに細分化されたエリアごとに主導者や連携方針が異なっている。地域ごとにケアマネジャー，地域包括支援センター，医師会，基幹病院，在宅療養支援診療所のいずれか，または複数が中心となって多職種連携を構築していることが多く，ケアマネジャーを中心に緩やかに地域連携が組まれている地域もあれば，自治体と医師会ががっちりと仕組みづくりをしているような地域も存在する。退院支援の現場でも，在宅医療の現場でも，当然支援する患者全員が1つの自治体に住んでいるわけではないため，MSWには所属する医療機関の近隣各自治体の特性を把握しておくことが円滑な地域連携に求められる。

　例えば，訪問看護ステーション一つをとっても，地域には多数の事業所が存在する。緊急対応が可能か，24時間対応ができるか，麻薬や医療デバイスに対応できるか，半径何kmまで訪問しているのか，それぞれ事業所ごとに対応できる範囲や患者をサポートする方針が異なっている。各エリアそれぞれで連携する事業所を固定することはできないため，質の高いサポートチームを組んでいくためには，連携先，紹介先として1職種あたり複数の事業所を把握しておくことで，患者の生活を維持するために必要な体制を見極めて，しっかりと求められるサービスを提供できる事業所を選定できる状態になっておくことが大切である。

　また日々の生活をサポートすることも重要であるが，それだけでなく，訪問リハビリテーションや訪問歯科，機能訓練や発達支援を実施するデイサービスなど，その人の機能や能力，発達の改善や向上をメインとして支援する事業所も存在している。生きていくのに最低限のサービスを漫然と導入するのではなく，その人がよりよく，その人らしく生きていけるようにQOLを向上させる視点でのサービス導入も忘れないようにしたい。

◆在宅で暮らす患者を支える種々の医療行為や医療デバイスに関する知識

　在宅療養をする患者の生活を支えるためには，その患者が受ける医療内容やその機材についての知識は，患者生活をアレンジする上で欠かすことはできないものである。医療者にとっては簡単に思えるものであっても，多くの患者や家族にとって，処置を自ら担うことは初めてである。入院中は他人にやってもらっていたことを退院後に自分でやるというのは，どんな人にとっても不安が大きい。本人や家族に十分な安心感を持って生活してもらうためには，初めの準備が肝心である。

表12　在宅医療で行う医療行為と使用するデバイス

- **胃瘻，経鼻胃管など経管栄養の管理**
  栄養注入やそれに伴う洗浄などは家族など身近な介護者が行う。定期的な交換，自己抜去時の対応は在宅で医療機関が対応することが多いが，病院の受診が必要な場合もある。

- **在宅酸素療法**
  慢性呼吸不全の患者で継続的に使用する。自宅に設置する据え置き型の酸素濃縮器と，外出などに使う酸素ボンベを組み合わせて使用することが多い。基本的な管理は本人や家族が行い，器材のメンテナンスは専門の業者が行う。

- **在宅人工呼吸器**
  人工呼吸器にもさまざまな種類・目的がある。自発呼吸がなく人工呼吸が生命維持のために必須な場合だけではなく，呼吸の補助として，または呼吸器の発達を目的に使用することもある。適切に管理していくには，気管カニューレの交換，加温加湿器の使用，排痰補助装置の使用の対応なども必要となり，在宅療養支援診療所であっても十分に対応できる医療機関は限られている。災害時，停電時の対応なども事前に検討しておく必要がある。

- **中心静脈栄養**
  経腸栄養が行えない場合，中心静脈栄養で基本的な水分，栄養を摂ることがある。医療機関の指示の下，訪問看護が連日訪問して行うことが多い。輸液の交換は家族でも可能である。長期の管理ではカテーテル留置ではなくCVポートの造設が望ましい。輸液ポンプは必須ではない。

　在宅医療で頻出の医療処置や医療行為や，その際使用するデバイスには**表12**のようなものがある。

在宅療養者が必要とする支援とMSWの役割

　現在の地域包括ケアシステム，また在宅医療を取り巻く制度は高齢者と介護保険制度を中心に構築されている。そのため，高齢者は介護保険制度が利用でき，またその介護保険制度のサービスを熟知した担当ケアマネジャーにより必要なサービスが提供されていることが多い。

　しかし，介護保険の枠から外れてしまう若年障害者，がん患者，医療的ケア児などは，受けられる福祉サービスが制度としてまとまっておらず，自治体ごとに異なる部分も多い。また公的なものだけでなく，民間の団体が提供しているサービスもあり内容，価格も多岐にわたる。実際に在宅医療で対応していく患者の中には，現在の地域包括ケアシステムから外れてしまったがために行政の支援からも取り残されてしまった人も数多く存在する。地域のサービスを知り，支援から取り残されてしまった人に適切な支援をつなぐことが在宅医療のソーシャルワーカーには求められる。

引用・参考文献
第1章
1）厚生労働省大臣官房統計情報部：生活機能分類の活用に向けて（案）―ICF（国際生活機能分類）：活動と参加の評価点基準（暫定案），2007.
2）平山尚，平山佳須美，黒木保博，宮岡京子：社会福祉実践の新潮流―エコロジカル・システム・アプローチ，P.238，ミネルヴァ書房，1998.
3）村松励：非行臨床におけるジェノグラム（Genogram）の活用，人文科学年報，No.40，P.59〜82，2010.
4）前掲2），P.237.
5）前掲2），P.240.
6）村上須賀子：変化を生みだすソーシャルワーク―ヒロシマMSWの生活史から，P.56〜64，大学教育出版，2015.
第2章
1）医療ソーシャルワーカー業務指針（厚生労働省健康局通知 平成14年11月29日 健康発第1129001号）
第3章第1節
1）木戸幸聖：面接入門―コミュニケーションの精神医学，P.7，創元社，1976.
2）武田建，津田耕一：ソーシャルワークとは何か―バイステックの7原則と社会福祉援助技術，P.71，誠信書房，2016.
3）Margaret Gibelman：What Social Workers Do, P.8〜9, 2004.
4）C.B.Germain, A.Gitterman：THE LIFE MODEL SOCIAL WORK PRACTICE, COLUMBIA UNIVERSITY PRESS, P.1, 1980.
5）山口稔編：社会福祉援助技術各論，相川書房，P.159，1997.
6）Kadushin,A＆Kadushin,G：THE SOCIAL WORK INTERVIEW fifth edition, COLUMBIA UNIVERSITY PRESS, P.191, 2013.
7）前掲6），P.85.
8）Northen,H：CLINICAL SOCIAL WORK KNOWLEDGE AND SKILLS, 2nd ed. COLUMBIA UNIVERSITY PRESS, 1995.
9）前掲6），P.111.
10）ディーン・H・ヘップワース他著，武田信子他監修：ダイレクト・ソーシャルワーク ハンドブック―対人支援の理論と技術，P.189，明石書店，2015.
11）前掲6），P.82.
12）Johnson,L.C.＆Yanca,S.：SOCIAL WORK PRACTICE 10th ed, Allyn＆Bacon, P.34, 2010.
13）小嶋章吾：ソーシャルワークの実践モデルと実践アプローチの視点と方法，相澤譲治監修，津田耕一，橋本有理子編：新版 ソーシャルワークの理論と方法Ⅰ【基礎編】，P.45〜73，みらい，2021.
14）前掲13），P.39.
第3章 第2節〜第7節
1）ピーター・ディヤング，インスー・キム・バーグ著，桐田弘江，住谷祐子，玉真慎子訳：解決のための面接技法―ソリューション・フォーカスト・アプローチの手引き 第4版，P.14，金剛出版，2016.
2）De Jong＆Miller. 1995
3）前掲1），P.48.
4）前掲1），P.35.
5）西田幾多郎：西田幾多郎全集第4巻，P.36，岩波書店，1965.
6）前掲1），P.205，206.
7）前掲1），P.103.
8）前掲1），P.99.
9）前掲1），P.83.
10）前掲1），P.44.
11）前掲1），P.23，24.
12）インスー・キム・バーグ著，磯貝希久子監訳：家族支援ハンドブック―ソリューション・フォーカスト・アプローチ，P.39〜40，金剛出版，1997.
13）大垣京子：医療ソーシャルワーカーの働き，村上須賀子，横山豊治編著：保健医療サービス，久美出版，2010.
14）前掲1），P.15，112，113.
第3章第8節
1）副田あけみ，小嶋章吾編著：ソーシャルワーク記録―理論と技法 改訂版，誠信書房，2018.
第4章第1節
1）Barbara J. Sahakian＆Jamie Nicole Labuzetta "BAD MOVES How decision making goes wrong. and the ethics of smart drugs" Oxford Univ Pr. Illustrated. 2013.
2）F.P.バイステック著，尾崎新他訳：ケースワークの原則―援助関係を形成する技法［新訳改訂版］，誠信書房，2006.
3）厚生労働省：人生の最終段階における医療・ケアの決定プロセスに関するガイドライン（改訂 平成30年3月）https://www.mhlw.go.jp/file/04-Houdouhappyou-10802000-Iseikyoku-Shidouka/0000197701.pdf（2021年8月閲覧）

4）厚生労働省人生の最終段階における医療の普及・啓発の在り方に関する検討会：人生の最終段階における医療に関する意識調査報告書（平成30年3月）

https://www.mhlw.go.jp/toukei/list/dl/saisyuiryo_a_h29.pdf（2021年8月閲覧）

5）日本老年医学会倫理委員会「エンドオブライフに関する小委員会」：日本老年医学会「ACP推進に関する提言」（2019年6月）

https://www.jpn-geriat-soc.or.jp/press_seminar/pdf/ACP_proposal.pdf（2021年8月閲覧）

6）佐藤俊一，竹内一夫，村上須賀子編著：新・医療福祉学概論— 利用者主体の保健医療サービスをめざして 改訂版，川島書店，2018.

7）谷田憲俊：具体例からはじめる 患者と医療従事者のためのインフォームド・コンセント取扱説明書，診断と治療社，2013.

第4章第2節

1）日本医師会ホームページ：医の倫理の基礎知識

https://www.med.or.jp/doctor/rinri/i_rinri/001014.html（2021年8月閲覧）

2）日本社会福祉士会：社会福祉士の倫理綱領，2020年6月30日採択.

https://www.jacsw.or.jp/citizens/rinrikoryo/documents/rinri_koryo.pdf（2021年8月閲覧）

3）厚生労働省：医療ソーシャルワーカー業務指針，平成14年11月29日健康発第1129001号.

4）川村隆彦：価値と倫理を根底に置いたソーシャルワーク演習，中央法規出版，2002.

5）救急認定ソーシャルワーカー認定機構監修，救急認定ソーシャルワーカー認定機構研修・テキスト作成委員会編：救急患者支援 地域につなぐソーシャルワーク—救急認定ソーシャルワーカー標準テキスト，へるす出版，2017.

6）日本看護協会ホームページ：倫理とはなにか

https://www.nurse.or.jp/nursing/practice/rinri/text/basic/what_is/index.html（2021年8月閲覧）

7）田川雄一，眞砂照美：高度救命救急センターへ搬送される高エネルギー外傷患者・家族へのMSWの支援プロセス，社会医学研究，Vol.35，No.6，P.119〜127，2018.

第4章第3節

1）個人情報保護委員会：はじめての個人情報保護法〜シンプルレッスン〜，平成29年6月

https://www.ppc.go.jp/files/pdf/1711_simple_lesson.pdf（2018年7月閲覧）

2）PandA-J：サービス提供事業所における虐待防止指針および身体拘束対応指針に関する検討，PandA-J，2011.

3）厚生労働省：障害者福祉施設・事業所における障害者虐待の防止と対応の手引き（平成24年9月）

4）2017年11月19日朝日新聞デジタル

5）2017年7月31日朝日新聞記事

6）2017年6月28日毎日新聞記事

7）厚生労働省老健局：市町村・都道府県における高齢者虐待への対応と養護者支援について Ⅰ．高齢者虐待防止の基本（平成18年4月）

8）内閣府：研究会報告書等No.60 セルフネグレクト状態にある高齢者に関する調査—幸福度の視点から 報告書，平成24年1月

9）内閣官房IT総合戦略室：第1回 ゲノム情報を用いた医療等の実用化推進タスクフォース配付資料 資料4「個人情報保護法の改正概要」，平成27年11月

https://www.mhlw.go.jp/file/05-Shingikai-10601000-Daijinkanboukouseikagakuka-Kouseikagakuka/151117_tf1_s4.pdf（2018年7月閲覧）

10）厚生労働省「身体拘束ゼロ作戦推進会議」：身体拘束ゼロへの手引き—高齢者ケアに関わるすべての人に，2001.

第5章第1節

1）T.パーソンズ著，佐藤勉翻訳：現代社会学大系 第14 社会体系論，青木書店，1974.

2）C・ジャーメイン他著，小島蓉子編訳・著：エコロジカル・ソーシャルワーク—カレル・ジャーメイン名論文集，学苑社，1992.

3）中野秀一郎：タルコット・パーソンズ—最後の近代主義者，東信堂，1999.

第5章第2節

1）土浦市ホームページ：土浦市在宅医療・介護連携拠点事業

http://www.city.tsuchiura.lg.jp/page/page006748.html（2018年7月閲覧）

2）厚生労働省：平成29年版厚生労働白書

3）厚生労働省社会・援護局障害保健福祉部障害福祉課：医療的ケア児等医療情報共有システム（MEIS）について

https://www.mhlw.go.jp/content/12204500/000652672.pdf（2021年8月閲覧）

4）横浜市：横浜型医療的ケア児・者等コーディネーター配置案内チラシ（令和3年3月31日第2版）

https://www.city.yokohama.lg.jp/kurashi/kosodate-kyoiku/oyakokenko/shogaihoken/iryorenkei/shiensokushin/ikeacoordinator.files/ikea-chirashi202103.pdf（2021年8月閲覧）

第5章第3節

1）法務省法務総合研究所編：令和2年版犯罪白書，P.51，2020.

2）前掲1），P.58.

第6章はじめに
1）国立がん研究センター：がん情報サービス，最新がん統計
https://ganjoho.jp/reg_stat/statistics/stat/summary.html（2021年8月閲覧）
2）野村総一郎，樋口輝彦監修，尾崎紀夫，朝田隆，村井俊哉編：標準精神医学 第6版，P.301，医学書院，2015.
3）前掲2），P.326.

第6章第1節
1）二木立，上田敏：脳卒中の早期リハビリテーション 第2版，P.43，47，医学書院，1992.
2）長田麻衣子，村岡香織，里宇明元：脳卒中後うつ病（Poststroke depression）―その診断と治療，リハビリテーション医学，Vol.44，No.3，P.177〜188，2007.
3）前掲1），P.167〜169.

第6章第2節
1）日本褥瘡学会編：褥瘡ガイドブック 第2版，P.163，照林社，2015.
2）吉備高原医療リハビリテーションセンター看護部編著：脊髄損傷者の看護―大事なポイントがすべてわかる！実践できる！病態，合併症，リハビリテーション，看護まで，P.24〜30，メディカ出版，2017.
3）二瓶隆一，陶山哲夫，飛松好子編著：頸髄損傷のリハビリテーション 改訂第3版，P.110，協同医書出版社，2016.

第6章第3節
1）National Cancer Institute
https://www.cancer.gov/publications/dictionaries/cancer-terms/def/cancer（2018年7月閲覧）
2）日本肺癌学会編：肺癌診療ガイドライン2019年版 悪性胸膜中皮腫・胸腺腫瘍含む，金原出版，2019.
3）国立がん研究センター：がん情報サービス，肺がん 治療
https://ganjoho.jp/public/cancer/lung/treatment.html（2021年8月閲覧）
4）Common Toxicity Criteria, Version2.0 Publish Date April 30, 1999
http://ctep.cancer.gov/protocolDevelopment/electronic_applications/docs/ctcv20_4-30-992.pdf
5）JCOG ホームページ　http://www.jcog.jp/
6）Morita T, Tsunoda J, Inoue S, et al：The Palliative Prognostic Index：a scoring system for survival prediction of terminally ill cancer patients. Support Care Cancer 7（3）：128-133, 1999
7）木澤義之，山本亮，浜野淳編：いのちの終わりにどうかかわるか，医学書院，2017.
8）柏木哲夫，恒藤暁，池永昌之他：末期がん患者の特徴，淀川キリスト教病院ホスピス編：緩和ケアマニュアル―ターミナルケアマニュアル 改訂第4版，最新医学社，2001.
9）WHO緩和ケアの定義　http://www.who.int/cancer/palliative/（2018年7月閲覧）

第6章第4節
1）日本老年医学会，日本医療研究開発機構研究費・高齢者の薬物治療の安全性に関する研究研究班編：高齢者の安全な薬物療法ガイドライン2015，P.40〜43，日本老年医学会，2015.
2）長尾哲彦：忍知先生と若津君の宿酔対談―認知症介護・治療チームのために，P.130〜137，大道学館出版部，2011.
3）長尾哲彦：日常診療における観察のポイント，臨牀と研究，Vol.95，No.3，P.256〜260，2018.

第6章第5節
1）融道男他監訳：ICD-10精神および行動の障害―臨床記述と診断ガイドライン 新訂版，医学書院，2005.
2）カール・ヤスパース著，西丸四方訳：精神病理学原論，みすず書房，1971.

第6章第6節
1）日本呼吸器学会成人肺炎診療ガイドライン2017作成委員会編：成人肺炎診療ガイドライン2017，日本呼吸器学会，2017.
2）厚生労働省：令和元年（2019）人口動態統計（確定数）の概況
3）日本呼吸器学会COPDガイドライン第4版作成委員会編：COPD（慢性閉塞性肺疾患）診断と治療のためのガイドライン 第4版，日本呼吸器学会，2013.
4）一般社団法人日本呼吸器学会ホームページ：呼吸器の病気 慢性呼吸不全
http://www.jrs.or.jp/modules/citizen/index.php?content_id=37（2018年7月閲覧）

第6章第7節
1）日本老年医学会編：改訂版 健康長寿診療ハンドブック，メジカルビュー社，2019.
2）鳥羽研二：老年症候群と総合的機能評価，日本内科学会雑誌，Vol.98，No.3，P.589〜594，2009.
3）大内尉義監修：高齢者の生活習慣病の診療の実際，メジカルビュー社，2004.
4）木村琢磨：老年症候群と高齢者総合的機能評価，日本内科学会雑誌，Vol.107，No.12，P.2420〜2429，2018.
5）佐竹昭介：虚弱（フレイル）の評価を診療の中に，長寿医療研究センター病院レター，No.49，2014.
http://www.ncgg.go.jp/hospital/iryokankei/documents/hospitalletter49.pdf（2018年7月閲覧）
6）長寿科学振興財団ホームページ：健康長寿ネット フレイルサイクルとは
https://www.tyojyu.or.jp/net/byouki/frailty/yobou.html（2018年7月閲覧）

第6章第8節
1）厚生労働省ホームページ：地域包括ケアシステム
https://www.mhlw.go.jp/stf/seisakunitsuite/bunya/hukushi_kaigo/kaigo_koureisha/chiiki-houkatsu/（2021年8月閲覧）

第2部

医療ソーシャルワーカー
としての実践

病院組織と医療ソーシャルワーク

1. 診療報酬の仕組みとMSWにとっての意味

医療保険制度と診療報酬制度（図1）

　周知のとおり，我が国の医療保険制度は国民皆保険制度であり，すべての国民は何らかの公的医療保険制度への加入が義務づけられている。この制度により，国民は保険料を納めることで，全国どの医療機関でも一定の割合の額を自己負担すれば，診察，投薬，検査，入院，手術など，必要な診療を受けることができる。これを保険診療と言う。その範囲は，健康保険法等に定められており，厚生労働大臣の指定，登録を受けた保険医療機関・保険医が大臣の定めた規則等に則って行う。そして，この仕組みの根幹をなすのが診療報酬制度である。

診療報酬制度の基本的仕組み

◆診療報酬とは

　そもそも診療報酬とは何か。一言で言えば，保険医療機関等が保険診療を行った際に対価として保険者から受け取る報酬である。実に保険医療機関の医業収益のうち，診療報酬によるものが8割を占める。

　診療報酬は，大別すると医師の診察や手術などの「技術・サービス」の価格と，診療に伴い必要な治療材料や薬品など「物」の価格からなる。その価格は，診療行為別に1点単価10円で設定され，厚生労働大臣が告示する「診療報酬点数表」に収載されている。その数は6,000種類以上にも及ぶ。

図1　診療報酬の支払いの流れ

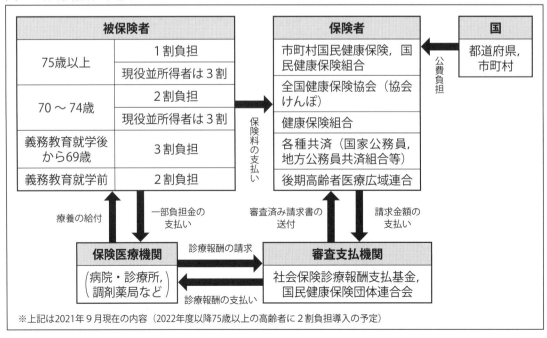

※上記は2021年9月現在の内容（2022年度以降75歳以上の高齢者に2割負担導入の予定）

「診療報酬点数表」は「医科」「歯科」「調剤」の３つに分類され，そのうち「医科報酬点数表」は**図２**のとおり「基本診療料」と「特掲診療料」からなる。

「基本診療料」は，診療を受けた際に誰にもかかる報酬で，「初診料・再診料」は医師の診察料に当たる。「入院基本料」は，室料，医学管理料，看護料などが含まれている。「特掲診療料」は，個々で受けた診療内容によりかかるもので13種類ある。この中には，医師はもとより看護師，薬剤師，診療放射線技師，臨床検査技師，理学療法士等の医療行為が点数化されている。

◆ **診療報酬の支払いの仕組み**

保険医療機関は，個々の患者に行った診療行為別の点数に10円を乗じ計算する。これを「出来高払い方式」と言う。我が国ではこの方法が主流であるが，特定機能病院や急性期病院では，DPC（Diagnosis Procedure Combination）による「包括払い方式」を導入するところが増えている。これは，診断群別分類により入院患者ごとの１日あたりの定額点数（入院基本料，画像診断，投薬などが包括化）と出来高点数（手術や麻酔など）で診療報酬を計算する方法である。

保険医療機関は，実際に行った診療行為が算定要件や施設基準に合致しているかを診療報酬点数表で確認し，計算した上で，被保険者負担分を患者に直接請求する。そ

図２　診療報酬の基本構造

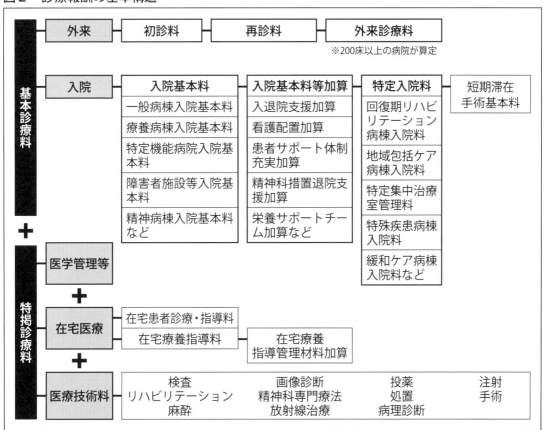

の残りを，保険医療機関が，毎月，患者別に「診療報酬明細書」（レセプト）を作成し，審査支払機関（社会保険診療報酬支払基金，国見健康保険団体連合会）に請求する。

　審査支払機関は，保険医療機関が提出したレセプトの内容を確認し，医学的妥当性などを審査した上で，診療報酬額を決定し，各保険者に支払いを請求し，保険医療機関に支払う。ただし，病名漏れなどレセプトに不備があった場合や算定要件を満たさない請求に対しては保険医療機関にレセプトの返戻，あるいは請求点数の補正（査定）が行われる。

　不正請求に対しては，都道府県等による監査，指導が行われ，保険医療機関の指定や保険医の登録が取り消されることもある。

◆診療報酬制度による政策誘導

　診療報酬制度は，保険診療の範囲や内容，算定のルールを細かく定めたものであると同時に，医療政策が目指すべき方向性に誘導するための手段でもある。

　医療政策の最大の課題は言うまでもなく医療費の抑制である。人口の高齢化と共に医療費が高騰し，諸外国と比べ病床数が多く平均在院日数が長いことや，社会的入院が増えていることが問題視された。その解消のため，医療提供体制の整備が重要課題となり，医療機能分化と連携推進を図るため診療報酬制度による誘導が進められてきた。

　具体的には，2000年度以降の改定で，「入院基本料」は，一般病棟，療養病棟，精神病棟などに，「特定入院料」は，回復期リハビリテーション病棟，地域包括ケア病棟（病床）など病院・病床が機能別に細分化された。

　また，急性期病院から回復期・療養期病院へ，そして地域への移行を円滑に進めるために多職種間の連携を評価する観点から「地域診療計画管理料」「地域連携診療計画退院時指導料」（いわゆる地域連携パス）や「退院時共同指導料」「退院調整加算」（現在の「入退院支援加算」）などが新設され，その中で社会福祉士の関与が診療報酬制度上評価されることになった（**表1**）。

◆診療報酬改定のプロセス

　診療報酬の決定において中心的な役割を担うのが，厚生労働大臣の諮問機関の中央社

表1　社会福祉士が診療報酬上に位置づけられている主な項目

入退院支援加算	退院時共同指導料
介護支援連携指導料	介護保険リハビリテーション移行支援料
退院時リハビリテーション指導料	リハビリテーション総合計画評価料
栄養サポートチーム加算	がん患者リハビリテーション料

※「回復期リハビリテーション病棟入院料1，2」には専任常勤の社会福祉士の配置が「地域包括ケア病棟入院料」では退院支援部門に社会福祉士を配置することが基準になっている。
※2018年度改定で，がん患者の就労支援として「療養・就労両立支援指導料」が新設された。2020年度改定で，その加算として「相談支援加算」が設定され，社会福祉士が相談支援を行った場合に評価されることになった。社会復帰，就労支援にかかわるものであり，その意義は大きい。

会保険医療協議会（以下，中医協）である。そこでの議論を経て，通常，2年に1回改定される。中医協は，支払側委員（7人），診療側委員（7人），公益を代表する公益委員（6人）で構成され，下部組織として，各種専門部会，小委員会，専門組織が設置されている。

改定を巡る議論は，次期改定前の年の1月頃から始まり，前回改定の影響を検証しながら，入院，外来，在宅医療の在り方などについて集中的に議論が行われる。そして，12月頃，厚生労働省社会保障制度審議会医療部会・医療保険部会が改定の「基本方針」を決め，内閣が予算編成の過程において「改定率」を決定する。中医協では，それらを踏まえ最終的な議論を行う。近年，財務省からの強い圧力もあり，改定率は事実上マイナス改定となっている。限られた予算の中で，政策上重要な課題に対して重点的に予算が配分される。その配分を巡って，収益を上げたい診療側委員と財政負担を減らしたい保険者側委員との間で激しい議論の末に改定案がまとまる。それを厚生労働大臣へ答申し，厚生労働大臣が告示，通知が発出され4月1日施行される。

MSWにとっての意味

先述のとおり，医療機能分化と連携の推進が政策的課題となり，2000年以降の診療報酬改定で大幅な見直しが行われた。その影響により多くの病院が経営難に陥り，休止・廃止となるところが年々増え，自院に合った病院・病床機能を選択し，地域連携の推進を図ることが重要な課題となった。このように診療報酬改定は，MSWが所属する機関に大きな影響を与える。それだけにMSWとしても改定の動向に無頓着ではいられない。

しかも，MSWに与えた影響も大きい。2000年度改定以前は，組織内での位置づけや役割も不明確で，相談部門は病院にとって不採算部門と揶揄されていた。その後の改定で社会福祉士資格を持つMSWが診療報酬上に位置づけられ，経済的裏づけや医療機関での役割が明確になり，MSWの雇用が進み，地域連携部門に配置されるなど，位置づけも明確になった。

その反面，今日のMSWに求められる役割は退院支援に偏り，特に急性期病院では，病院から平均在院日数短縮化が強く求められるあまり，患者や家族と十分にかかわれないまま単に退院先を調整することだけが求められる事態が生じるなど，多くのMSWが本来果たすべき役割を果たせないことにジレンマを抱えている。

このような現状を打開し，個々の患者に適切な支援を行うには，まずは，心理・社会的問題を抱える患者を早期に把握するためのシステムを整備することが必要である。いみじくも2018年度改定で「入退院支援加算」が新設された。その目的はあくまでも「早期退院」を促すことではあるが，入院前から退院困難となる患者を把握することが要件となっており，これを有効に活用することがその一助になる。

診療報酬改定の今後の動向を注視し，所属機関に与える影響や患者・家族を適切に支援していく上でどのように組織内の支援体制を整備していくかを考え，実践していくことがこれからのMSWに求められる重要な課題である。

2. 保健医療領域の専門職の役割と院内連携

　医療機関では多くの専門職が，患者へかかわっている。治療技術の高度化や専門化が進んだことにより，それぞれの専門職が連携，協働しながらチームとして医療サービスの提供を行っている。MSWがソーシャルワークを実践していく上で，各専門職の役割や専門性を理解しておくことが重要である。その専門職について理解しておくことがよりよい連携につながり，患者へ共にかかわっていく上で大切なことである。

各専門職の役割とMSWとのかかわり
◆医師

　医師の業務は医師法などに定められており，主に患者の診察と治療を行う。医師の業務は医師法で「医業」と呼ばれ，医師でなければ医業をしてはならないと「業務独占」が認められ，また医師でなければ，医師又はこれに紛らわしい名称を用いてはならないと「名称独占」も定めている（同法第5章第17条，第18条）。また，医師は患者の治療を行うだけではなく，医療機関での管理者としての立場を務めるように定められている（医療法第4章第10条）。

　退院可能かどうかの判断も医師が行う。MSWは退院可能になった患者に関して，医師から退院にかかわる相談依頼を受ける。具体的には，医師より患者・家族へ病状説明や退院の話が行われる際，その話し合いの場面にMSWは同席し，一緒に退院後の相談を行う。また，経済的な問題等何らかの社会的な問題で治療が困難となっている場合などに医師から患者へのかかわりを求められることがある。患者に対しては，例えば医療費軽減等のために社会資源を活用できるよう支援をするなど，社会的問題解決のための支援を行う。そして，患者が継続した治療を受けるために，その社会資源の活用が必要であることを医師に説明し，それにかかわる診断書や証明を依頼する。

　MSWは，退院後も患者が安心して治療ができるよう社会的側面から支援し，医師にも働きかける。

◆看護師

　看護師の業務は，保健師助産師看護師法に定められている。医療機関での看護師は，注射，点滴，傷の処置，状態観察や療養上の管理・指導，治療効果の把握等幅広く業務を行っている。看護師はMSWと同様に，退院支援専任者としてMSWと同じ部署で業務を行うことも多い。退院支援においてそれぞれ支援のアプローチや視点は違うが，お互いの専門性を理解し協働していくことが重要である。

◆保健師

　保健師の業務も看護師と同じく，保健師助産師看護師法に定められている。一般企業や医療機関にも，職員の健康診断等の健康管理を業務として行う保健師がいるが，保健所，市町村保健センターの保健師の役割は，地域住民の保健指導や健康管理など，

予防医療の役割も担っている。具体的には，健康増進，老人保健，介護予防，母子保健，児童虐待防止，精神保健福祉，難病や感染症対策などを行っている。

MSWが保健師とかかわる具体例としては，特定妊婦^{注1）}の出産後の相談や介入依頼，難病患者，精神障害者への相談支援を依頼し連携しながらかかわることがある。

◆ 理学療法士

理学療法士の業務は，理学療法士及び作業療法士法第2条第1項に定められている。理学療法士は，病気やけが，高齢等によって運動機能が低下した人に，座る，立つ，歩く等の基本動作の運動機能の維持，改善や障害の悪化を予防するために運動療法や物理療法（温熱，電気等の物理的手段を治療目的に利用するもの）等を応用し，自立した生活が送れるように訓練を行う。また，補装具や自助具等の選定や調整，自宅退院を目指す患者の住宅改修や環境に対して助言や調整を行う。

MSWは，理学療法士と協議し補装具や自助具の選定，自宅の住宅改修等の調整の時一緒にかかわる。また，選定した補装具や自助具，住宅改修費等が身体障害者手帳や介護保険，医療保険を活用して手に入るように支援をする。

◆ 作業療法士

作業療法士の業務は，理学療法士及び作業療法士法第2条第2項に定められている。作業療法士は，応用動作と能力回復のために家事や仕事，趣味やレクリエーション，スポーツ等を通して，心と身体の両面から回復をするように支援する。

MSWが，作業療法士とかかわる具体例としては，患者が退院する時に作業療法士へ日常生活動作がどこまで可能かを確認し，食事介助や家事援助が必要であればヘルパーの利用や家族間の調整などを検討する。また，職場復帰の際，仕事でパソコン作業が必要であればパソコン作業が可能かどうか評価したり，職場復帰についてMSWと一緒に職場の上司へ相談したりする。そのほかにも，患者が楽しみに日頃行っていた書道や生け花，編み物などを訓練の中に取り入れ，患者が今後の生活をその人らしく生活ができるよう支援をする。

◆ 言語聴覚士

言語聴覚士の業務は，言語聴覚士法に定められている。言語聴覚士は，脳血管疾患による言語障害（失語症，構音障害）や聴覚障害，言葉の発達の遅れなどによるコミュニケーションの問題に対して訓練や指導等を行う。また，嚥下障害がある患者に嚥下の評価や訓練を行う。

MSWが言語障害や高次脳機能障害がある患者にかかわる際に，患者の状況を適切に把握し，支援していく必要がある。その時，患者の状況を言語聴覚士に確認し，時にはMSWが患者との相談時に，言語聴覚士に協力を得ながら支援を行う。例えば，

注1）特定妊婦：出産後の子どもの養育について出産前において支援を行うことが必要と認められる妊婦のこと。

失語症の患者がうまく言葉が話せない場合，こちらがうまく聞き取れなかったり，理解ができなかったりすることがある。日頃から訓練でかかわっている言語聴覚士であれば，患者が何を言おうとしているのかを推察しやすく理解できるため，そのサポートをしてもらう。また，嚥下状態で食事形態が決まるため，退院時に患者の嚥下がどのような状態なのかは重要である。言語聴覚士へ患者の嚥下状態を確認しながら，転院先，転施設先とも協議することがある。

◆薬剤師

薬剤師の業務は，薬剤師法に定められている。薬剤師は，薬剤の調剤，服薬指導，医薬品管理，医薬品の情報提供など幅広く業務を行っている。特に，患者への服薬指導では，薬剤の効能や副作用などを伝え，飲み方への助言，指導を行うなど重要な役割を担っている。

転院，転施設の時，飲んでいる薬がその病院や施設で採用されていないことがある。そのため，薬剤の継続についての相談をする。

◆管理栄養士

管理栄養士の業務は，栄養士法に定められている。管理栄養士は，入院患者の食事の献立の作成や，治療食が必要な場合に患者，家族へ自宅での食事に対する助言・指導を行う。また，病態に合わせた食事形態や栄養が確保できるように食事を提供し，栄養状態や病状の改善ができるようにかかわっている。病院では，栄養サポートチーム（Nutrition Support Team：NST）という，医師，看護師，薬剤師，理学療法士，作業療法士，言語聴覚士等と共にチームで，患者の栄養管理を支援する活動が増えており，その中で管理栄養士は重要な役割を担っている。

MSWは，患者が転院先や転施設先，または自宅での食事形態や栄養の確保について相談し連携する。入院中の食事形態が次の行き先の病院や施設で同じように提供できないことがある。ましてや自宅に退院する場合に，独居であったり，家族がいても特別な食事形態や栄養の確保するために病院と同様に作ることが困難であったり，負担になることがある。そのため，入院中から退院後の食事が安全，安心して提供してもらうための工夫を協議する。

◆医療事務

医療事務は，医療機関の窓口で受付や会計，診療報酬の点数計算や診療報酬明細書（レセプト）の作成などを行う。

MSWは，患者の医療費の相談に応じ，医療費を軽減する支援を行うため，医療事務と患者の保険証や医療費がどのようになっているのかを連絡，確認をする。また，会計の窓口で患者が支払いに困っている場合や保険証がない場合など，お互い連絡を取りながら支援を行う。

MSWが行う他職種との連携とその必要性

◆他職種との連携の実際

　MSWは，先に述べたさまざまな職種と連携を図りながら患者・家族の支援を行う。事例を通して，MSWと他職種の連携の実際について示す。

事例

　男性，50歳，Aさん

　Aさんは，一人暮らしで頼れる家族もいない。持病の糖尿病を抱えながら日雇いの仕事をしながら生計を立てていた。

　脳出血を発症し，救急搬送された。入院時，保険証を医事課が確認するが，見当たらず，MSWへ相談依頼があった。AさんへMSWより事情をうかがうと，日々の生活費を工面して生活することが精いっぱいで，保険料を払う余裕がなく医療保険に加入していなかったことが分かった。早速に保険証を発行する手続きを検討したが，預貯金もなく，すぐに仕事への復帰の目途が立ちにくかったため，Aさんと相談し生活保護の申請を行うこととなった。医事課へは生活保護の申請をすることを説明し，医療費の扱いはいったん保留にしてもらうよう依頼した。

　Aさんは，脳出血の後遺症のため左半身に軽度麻痺が残ったが，杖歩行可能で，身の回りのことは自身でできる状態であった。院内カンファレンスで今後の方向性について話し合い，Aさんの「早く自宅に帰りたい」との意向を各職種間で共有し，自宅退院への退院支援を行うこととなった。

　主治医とは，病状確認と退院後の通院の有無，かかりつけ医の診療情報提供書への作成依頼を行った。

　一人暮らしで支えてもらえる家族がいないこともあり，一人暮らしが可能かどうか記憶や認知機能面で心配がないかなど，高次脳機能障害の影響について言語聴覚士へ確認を行った。また，自宅の環境確認と調整が必要なため，退院前に理学療法士，作業療法士，MSWで自宅を訪問し，福祉用具や手すりなどの住宅改修は必要かといった環境調整を行った。

　医療面で持病の糖尿病に対してインスリン注射が必要となったため，MSWは看護師へ相談し，退院後Aさんがインスリンの注射が自分でできるよう指導などを依頼し，看護師はインスリン注射ができるようAさんへ指導，確認を行った。また，Aさんは今まで糖尿病食に関しての知識や関心がなかったため，管理栄養士へ相談し，糖尿病の食事指導や，退院後Aさんが作れる食事メニューなどの情報を提供してもらった。

　その後，各職種と何度も話し合いを重ね，退院後の生活を見据えた支援を行い，無事に自宅退院することができた。

◆なぜ連携が必要なのか

　特に，MSWが退院支援を行う場合，他職種と多くかかわるため連携が必要となる。そして，連携する上で最も重要なことは，「誰のための連携なのか」ということである。職種間で仕事をスムーズに進めるためだけではなく，患者・家族を中心とした連携をしていかなければならない。患者・家族のために，同じ方向を向いてかかわり，支援するために連携するのだということを忘れてはならない。

　MSWの専門性や役割が他職種から十分に理解されているとは言いがたい。チーム医療を行う中でMSWがコーディネーター的な役割を担うことは少なくないが，他職種との調整のためだけに必要な存在ではない。患者・家族がその後の生活の再構築を図るために多くの職種がかかわり，その上で，いくつもの連絡や調整が必要となるから，連絡や調整を行っているのである。MSWの専門性や役割を理解してもらう努力も必要である。理解を深めてもらうことが，患者・家族にとってより良い連携につながるのである。

3. 病院組織とMSW

　社会福祉分野で働く者に関する国家資格として，「社会福祉士及び介護福祉士法」（昭和62年法律第30号，1988年4月施行）で定められる以前から，医療分野での社会福祉に従事するソーシャルワーカーが医療ソーシャルワーク業務に当たっていた。しかし，その組織上の位置づけは，他の医療専門職とは異なり，院長直属，看護部の一員，事務部の一員など，医療機関によってさまざまであった。

　1992年の第2次医療法改正で，特定機能病院（大学病院など）や療養型病床群（長期療養を行う病床で，現在では医療療養病床）が制度化された。1997年の第3次医療法改正では，地域医療支援病院（地域医療の中心となる施設）が制度化され，2000年の第4次医療法改正では，一般病院の病床を一般病床と療養病床に区分して届け出ることになった。

　それ以前の病院は，1つの病院が急性期から慢性期までを提供するのが当然とされてきたが，1992年以降は，自らの施設が急性期と慢性期のいずれを中心にするのか，その医療機能を明確にすることが求められるようになった。1つの施設であらゆる医療ニーズに応える自己完結型医療を改め，複数の施設で機能分担する地域完結型医療に転換しようというものである。急性期，回復期，維持期と患者の医療ニーズのステージが変わるたびに，それぞれ別の医療機関がかかわることになるため，1人の患者を継続して支援するために病院同士が連携する地域医療連携の必要性が生まれた。

　ただ実際に多くの病院で連携室が設置されることになったのは，2000年代の初め頃である。2000年度診療報酬改定で「急性期入院加算」が新設され，新規紹介患者を増やして紹介率を向上させ，再診患者を診療所などに逆紹介することで病院の収益が上がることになった。このため，多くの病院で連携室（名称は医療連携室，地域連携室など病院ごとにさまざまである）が設置されることになった。当初から看護師やMSWが配置され，適切な退院支援を行う病院も少なくはなかったが，当時の一般的な傾向としては，紹介率アップを目指した営業活動が連携室の大きな機能を占めていた。

　2006年度診療報酬改定で「急性期入院加算」が廃止され，紹介率向上のインセンティブが後退した。同時に退院時連携，退院時カンファレンス，在宅療養の評価がなされるようになり，適切な退院調整による療養環境の継続が求められるようになった。具体的には，連携室への看護師の配属，ケアマネジャー等との連携が推進されるようになった。

　2014年度診療報酬改定で「退院調整加算」が新設され，入院早期から退院困難な要因を抽出し，退院支援計画を立てることが求められた。連携室ではMSWと看護師が協働し，適切な退院先に適切な時期に退院できるよう転院先や退院先を早期から調

整するようになった。「退院調整加算」は2016年度改定時に廃止され，代わって「退院支援加算」が新設され，さらに2018年度改定で「入退院支援加算」となっている。連携室のMSWや看護師は，病棟の退院支援看護師とカンファレンスを行ったり，病院外の保険医療機関や介護サービス事業所に出向いて情報共有を行ったりするなど，在宅復帰に向けた支援を行うことが期待されている。

MSWに求められる役割

　従来の医療経営では，診療報酬改定に応じて収益を上げるために診療内容の変更や病床機能の組み換え，部署の再編などを行ってきた。しかしこれからは，診療報酬改定に毎回踊らされるのではなく，診療報酬に込められた国からのメッセージを理解し，これからの社会保障のあり方といった全体像を把握し，国が何を重視し，何を「適正化」したいと考えているのかを先取りした医療経営が求められている。

　一般企業においては，新たな分野に投資を行うのか，事業を縮小あるいは撤退するのか，常に考えて行動している。今後の社会情勢の大きな変革に対応するためには，一般企業と同様に，医療機関においても経営戦略・運営企画を担当する部署を創設することが望ましい。そこでは院内外との調整や連携が不可欠であり，多職種をコーディネートすることを役割としてきたMSWはそうした部署の中心で活躍するのにふさわしい存在である。さらにMSWは，自院に軸足を置きながらも，地域づくりのために院外に出ていくことも期待されている。地域のためのソーシャルアクションを実践することが，地域包括ケアシステム構築に向けたMSWの役割なのである。

　新型コロナウイルス感染症は，2020年2月にまたたくまに世界中へ感染が拡大し，私たちの生活そのものを一変させた。医療現場は未曽有の危機的状況に陥り，面接を主体とするMSW業務は根底から覆される事態となった。しかし同時に，さまざまな角度から新しい方法の試みがなされるようになり，医療現場でのICTの活用が進んだことで，対面によらない面接や面会が実現し，診療の形も大きく変わろうとしている。社会生活においてもリモートの活用は急速に普及し，今や対面しないことや集合しないことが当たり前になってきている。現場のMSWのそれぞれのコロナ禍に対応した創意工夫によって，患者・家族への支援は途絶えることなく継続されているが，今後は，ポスト・コロナに向けた，社会全体との調和を考えながら業務の再構築を図り，医療提供体制のあり方へ提言するという，大きな役割を担うものと考える。

4. 地域連携業務とMSWのポジショニングのあり方

MSWの位置づけ〜当院の選択

　診療報酬上，退院支援担当者は「看護師もしくは社会福祉士」である。MSWが固有の資格を有さず，社会福祉分野の基礎資格として社会福祉士資格を取得する動きが加速したため，ここでの「社会福祉士」とはMSWを想定した表現である。MSWは，好むと好まざるにかかわらず，多くの医療機関で「退院支援に欠かせない職種」として認識されるようになった。

　『医療ソーシャルワーカー業務指針』では，「患者や家族の多様化するニーズ」に対応することが求められた。入退院支援，あるいは地域連携の業務は，そのニーズに応えているのだろうか。

　筆者が勤務する医療機関は，200床に満たない中小病院である。設置主体は医療生協であり，相談室は長らく「よろず相談所」であった。当院の患者ではない地域住民からも受診相談，介護相談，経済的相談などを受けていた。無保険状態で救急来院されるなど，経済的困難を抱える患者が来院すれば，入院早期から介入し，アパート探しを一緒に行うなど，MSWの退院支援は生活支援であった。筆者が入職した2000年当時は，相談室が在宅介護支援センターと同居しており，必要があれば退院後の患者訪問も行っていた。介護保険制度が開始されると，退院後の生活を支援する担当ケアマネジャーと一緒に，退院後の生活を考えるという支援が始まった。さらに2000年代後半になると，社会的課題はなくても転院先を探すといった支援もMSWの業務となった。それまでMSWは独立した部署（当時，相談室）に属してきたが，組織改変を行い，地域連携室に所属することについて打診があった。「経済的・心理的・社会的課題を抱える患者や家族への支援」を中心に据えることでなく，MSWに「退院支援に関する全般的業務」を求められることへの違和感，葛藤があった。MSWとしてのポジショニングはどうあるべきか考えた結果，MSWの地域連携室所属の話はお断りした。現在は，新病院建設というタイミングで環境を検討し，地域連携室と隣り合うフロアで業務を行っている。

　当院は急性期の医療機関であり，入退院支援加算の要件とされる，早期の退院支援介入は重要な業務である。2000年以降（診療報酬上の位置づけ前から），入院翌日の患者訪問に取り組んでいたため，現在も同様に早期介入が位置づいている。また，同様に病棟でのカンファレンス参加も定着している。今ではMSWの「当たり前」の業務となったが，MSWが独立部署であろうとなかろうと，「チームでの退院支援・地域連携」を実践していることに変わりない。それぞれの病院の事情で組織のあり方は異なるのだろうが，当院のこの選択について，筆者は間違っていなかったと考えている。

退院支援業務中心のMSWの現状

「医療ソーシャルワークにおける医療・福祉アクセシビリティ阻害要因に関する研究」[注2]の一部を紹介する[1]。

回答した170人のMSWのうち，「直属の上司がMSW」と回答したのは25.6％，約4人に1人であった。上司は医師16.7％，看護師38.1％と，「医療職」が5割以上に上った。これは，地域連携部門で業務を行っていること，もしくはMSWが職責者でないことを示している。一方，実践に対する自己評価として，「MSWの同僚，先輩がなく相談できない」の質問で60％がほとんど思わないと回答し，あまり思わないと合わせると，80％以上は「相談できないとあまり思っていない」ということになる。「上司がMSWではなく相談しにくい」という質問でも70％以上が「あまり思っていない」。

退院援助に関する業務は「時々ある」「よくある」が高率であるのに対し，療養中の心理的，社会的問題の解決，社会復帰援助，受診，受療援助の項目では「ほとんどない」「あまりない」が比較的高率であった。退院援助の詳細の項目を見ても，介護保険に関する情報提供，院内カンファレンスが高率で行われていることに比較すれば，家屋評価の実施や施設，医療機関見学の同行はあまり行われていない。

筆者は他院入院中の患者・家族から相談を受けたことがある。退院後は施設入所を検討されていた。入院先のMSWから，介護保険の申請を助言され，本人の身体状況や介護の必要性にあった介護施設を提案されていた。しかし，経済的不安を抱えており，入院中の医療費，今後の入所費用が不安だと話された。医療費減免，身体障害者手帳の申請，その他の福祉サービスが利用できるかどうかなどの説明は受けていなかった。実際，当院に転院後，生活保護申請の検討を行い，結果的に国民健康保険一部負担金減免制度[注3]を申請し，転院前までさかのぼって申請し，承認されたことがある。「MSWに医療費の相談ができるとは知らなかった」「もっと早く教えてもらっていたら」と患者・家族に言われ，複雑な気持ちになった。経済的課題への介入は相談支援の入り口になることが多い。退院支援業務に大いにかかわっていても，『医療ソーシャルワーカー業務指針』に沿った業務が行えていないのが現状ではなかろうか。

◆専門職としての教育環境

私たちは，ソーシャルワーカーとしてのアセスメント，支援方針に悩まない日はない。いかに年数を重ね，ベテランといわれる年代になっても，新たに出会うクライエントの生活歴，思考を十分に把握することは困難だ。自らが得たアセスメント内容を

注2）県立広島大学重点研究事業として，広島県医療ソーシャルワーカー協会社会活動部と大学が合同で行った研究（引用・参考文献1）を参照）。社会活動部研究者：山地恭子，渡邊佳代子，藤山史恵，福原優子，河宮百合子，中野治子，宗田知子，富樫紗代，中村有希子，安達光。県立大学研究者：湯川順子，田中聡子。

注3）国民健康保険法第44条に規定される一部負担金減免制度。各保険者において，その運用，基準が異なる。2010年9月厚生労働省通知でその最低基準が示された。

伝え，支援方針が妥当かどうか，職場内で協議するのは業務の大切な部分だと考える。

　先述の研究のアンケートの回答者は，MSW経験が5年未満の者が34.3％，20代，30代の者が70％近くであり，比較的若いソーシャルワーカーが多く回答している。この結果の一部と筆者が日常業務で経験する他院のMSWの仕事ぶりから見えるのは，退院支援担当者としての業務を任されることにより，MSWとしての業務は矮小化され，十分に専門職としてスーパービジョンも受けることができない若いMSWたちの姿である。

　高齢社会，地域包括ケア時代において，地域連携部門は，最も連携をとるべき部署であることは否めない。しかし，独立部署でない地域連携部門所属で，上司や先輩が他職種という環境は，自身の専門職としての業務内容を院内で確固としたものとするには少々困難な環境であり，また，日常的に指導してもらえないため，専門職としての育成にも適した環境でないと考える。

　先述の研究の別項目で，患者の環境評価について質問している。高齢夫婦や独居世帯が多く，経済的に困窮している，地域から孤立しているなどの課題を，かなり多くのMSWが把握している。しかし，退院援助以外の項目に対し「あまりできていない」と評価しているところを見ると，MSWの日々の業務に対する苦悩や葛藤が見えるように思う。

求められるのはソーシャルワークという機能
◆あいまいなポジショニング

　2002年に改定された『医療ソーシャルワーカー業務指針』では，組織上の位置づけについて「できれば組織内に医療ソーシャルワーク部門を設けることが望ましい」とされ，関連部署との関係は「連携をとりやすい部門に位置付けることが望ましい」とある[2]。

　しかしそのことは，MSWのポジショニングとして地域連携部門に足場を置くべきということを意味するものではないように思う。とは言え，これはMSWの長い歴史の中で，安定したポジショニングが確立されていないからこその課題のようにも感じる。例えば，地域連携部門に所属するMSWが自己紹介する際，「MSWの○○です」と名乗っているだろうか。それとも「地域連携室の○○です」「退院支援担当の○○です」と名乗っているだろうか。

　現在，「患者支援センター」「在宅支援室」「総合相談室」「医療福祉相談室」など，部署の名称もさまざまで，患者・家族にとって，医療機関が違えばMSWがいる場所も違い，分かりにくい上に，何が相談できるのかよく分からない，という現状は根本的な課題なのかもしれない。

◆退院支援に求められるソーシャルワーク機能に応えよう

　ただ，現在も，近い将来も，「ソーシャルワークという機能」が求められていることは確かではないだろうか。

2018年度診療報酬改定で退院支援困難者の抽出項目には，「経済的困窮」「虐待の疑い」という社会的課題の把握が求められた。入退院を繰り返す背景にはこのような社会的課題が少なからず存在することは，臨床のMSWにとっては周知の事実であろうが，明確に記載されたことの意味は大きい。退院後に必要な医療処置や家族への指導は看護師が行うが，その患者・家族の生活実態を把握し，そこに介入しなければ看護師の指導は退院後実行されず，意味を持たない。MSWは，カンファレンスで介護保険申請と退院先の候補だけでなく，経済的，心理的，社会的課題について発言しなければならないのだ。

　「療養中の心理的，社会的問題の解決，調整援助」の視点で退院支援に介入しようとすれば，インテーク面接で経済的不安がないか，世帯内や家族内に課題を抱えていないか，面接で質問して情報を得なければならない。「社会復帰援助」の視点で面接すれば，職業や職場の状況，学校の特徴も知ることができるだろう。紹介状やケアマネジャーから提供された情報ではなく，自らの面接で表情や感情を観察しながら対面で情報を得ることから介入のチャンスが得られるのではないだろうか。「時間がない」と思えば，面接を重視してほしい。きっと他職種の期待に応えられる。

◆ソーシャルワーク機能へのさらなる期待

　カナダの家庭医グループは「医師のためのベストアドバイス」という冊子を作成し，まずは診察室で社会的課題について質問してみよう，と提唱している[3]。その後必要な情報提供，介入にはMSWが登場することが求められている。健康と社会的課題の関係にソーシャルワーク機能が期待されていることが分かる。

　日本でも，診療報酬改定などで，退院支援以外にソーシャルワーク機能充実を求めている点がある。例えば，2018年度診療報酬改定で新設された「療養・就労両立支援指導料」は，まさに社会復帰援助業務への評価である。「人生の最終段階における医療・ケアの決定プロセスに関するガイドライン」では医師と共に患者の相談に対応する相談員として看護師，社会福祉士を配置し，患者の意思を尊重した意思決定支援を行うことが求められている[4]。

　当院では，入院時の介入支援は加算算定の影響もあって，院内でシステム化しつつあり，早期介入できる環境が整ってきた。外来診療においてはまだまだであるため，外来問診票に社会的課題が把握できるような質問項目を入れてはどうか，などの検討を進めている。

　取り組めそうなことはまだまだあると思う。MSW同士で情報交換し，他に学び，また，自身の所属する医療機関の特徴に合わせた取り組みを提案できるようになりたいものだ。「多様化するニーズ」に専門職として対応し，期待に少しでも応えたい。足場はまだまだ確固としないが，患者・家族，他職種からの期待に真に応えることが足場を固めることにつながるはずだ。

5. 地域医療連携におけるMSWの役割

地域医療連携とは

　医療法改正や診療報酬改定により，医療機能の分化が推進され，医療や介護，福祉の現場では，連携は欠かせないものとなっている。以前は，救命，治癒，社会復帰までを1つの医療機関で対応する病院完結型医療であったが，高度急性期・急性期・回復期・慢性期・在宅医療がそれぞれの機能を活かしながら役割分担をして地域全体で患者を支える地域完結型医療へと変化している。このような医療を取り巻く状況において，切れ目なく質の高い医療を提供し，患者および家族の生活の質（QOL）の向上には，地域医療連携が不可欠である。

　地域医療連携とは，地域の医療機関同士がそれぞれの機能を活かし，患者が必要とする治療やリハビリテーション，療養を継続して受けられるようにするものである。単に近隣の医療機関に患者を紹介したり，情報提供することが連携ではない。MSWは，患者や地域で暮らす人たちが抱える困り事や問題に気がつき，関係機関や各専門職と協力して困り事や問題の解決に向けて取り組むことが大切なのである。

　異なる機能の医療機関が円滑に連携しそれぞれの役割を果たすには，調整役が必要である。この調整役として，「地域医療連携室」や「医療連携室」「患者サポートセンター」といった名称の部門が各医療機関に設けられており，MSWが配置され，患者の相談や連携の窓口としての役割を果たしている。MSWは，地域医療連携の重要性が謳われる以前から地域の医療機関や介護保険施設や福祉サービスの情報を把握し，関係機関と連携を図りながら患者の支援を行ってきた。これまで培ってきたMSWのネットワークの構築や連携の技術，コーディネート力を発揮することが求められている。

地域連携クリティカルパス

　地域で切れ目のない医療を提供するために，脳卒中や大腿骨頸部骨折，がんなど一部の疾患においては，地域連携クリティカルパスを用いることがある。地域連携クリティカルパスとは，複数の医療機関で共有する診療計画書である。急性期から維持期までの治療を担う医療機関が，治療の目標，治療内容，検査，リハビリテーション，ケアなどの治療計画を共有することにより，一貫した流れで治療が継続でき，患者も安心して治療を受けることができる仕組みである。

　地域連携クリティカルパスは，地域ごとに様式や運用の流れが作成されている。治療に関する内容だけでなく，介護保険や福祉サービスの申請状況などの項目を記載する場合もあり，MSWも医療チームの一員として，地域連携クリティカルパスの作成や運用にかかわっている。

地域医療連携の実践

　傷病により，介護が必要な状態となったり，障害を持ったりすることで，その後の

生活に支障を来すこともある。入院をきっかけに，その人の抱えている生活課題が明らかになることもある。生活を変えざるを得なくなった患者に対して，MSWは，治療と並行して生活を再構築するための支援を行う。その際，社会資源を活用したり，他の専門職や地域の関係機関との連携，協働が必要となる。

事例

　Aさん（70代，男性）は，下血と腹痛で近所のB病院を受診し緊急入院となった。検査の結果，がんと診断され，専門の病院で手術や抗がん剤治療を行う必要があると説明を受けた。Aさんは，医師に医療費の心配があり治療を受けるかどうか迷っていると話した。医師からAさんの相談にのってほしいと依頼を受けたMSWは，Aさんと面接を行った。Aさんは，一人暮らしで身寄りがなく，年金がないため日雇いの仕事をして生活している。家賃も払えるか心配であるが，医療費の心配がなくなればがんの治療を受けたいと述べた。そこで，Aさんに生活保護制度について説明を行い，申請の意向を確認すると，Aさんは申請を希望したため，福祉事務所へ連絡し，ケースワーカーへAさんの状況を伝え生活保護の申請の相談を行った。翌日，ケースワーカーが来院，Aさんの気持ちを確認し，生活保護の申請が受理された。その後，保護の開始が決定した。

　がんについては，C病院で手術を行うことになった。C病院への転院は医師間の相談で決定したが，MSWはAさんの支援をC病院のMSWにも引き継ぐ必要があると考え，Aさんの同意を得た上で情報提供を行い，支援の継続を依頼した。

　C病院での手術後，リハビリテーションを行うため，B病院へ転院となった。リハビリテーションは順調に進み，医師からも退院に向けて準備を進めてよいとの判断があったため，Aさんと今後の生活について話し合った。Aさんは，これまで住んでいた賃貸マンションは家賃が高いため引っ越しを考えたいと希望した。MSWは，福祉事務所のケースワーカーへ相談を行い，引っ越しの費用が支給されることが決定した。

　身寄りのない高齢のAさんの住居探しがうまく進むのか懸念されたが，MSWは，地域の研修会に参加した際に高齢者や障害者の住居探しのサポートをしている不動産業者の話を聞いたことを思い出し，相談をしてみることにした。不動産業者からは数件の物件の紹介があり，Aさんと内見を行った。MSWはケースワーカーと連携し，必要な手続きを行い，無事Aさんは退院することができた。退院の時点では，介護サービスの利用は希望されなかったが，必要となった時のために介護保険の説明を行い，地域包括支援センターへ必要となった場合の対応を依頼した。また，抗がん剤治療のために通院するC病院のがん相談支援センターの相談員にこれまでの経過を伝え，支援の継続を依頼した。

抗がん剤治療を行っていたＡさんは，がんの進行に加え，認知症の症状も見られるようになったため，訪問診療や訪問看護，介護サービスを利用することになった。Ｃ病院のがん相談支援センターの相談員，訪問診療を担当するクリニックのMSW，ケアマネジャーが連携し，Ａさんが望むとおりに生活できるように支援していたが，在宅生活も困難となり，施設へ入所。施設で永眠された。

　この事例では，単に社会資源を調整したのではなく，医療機関，福祉事務所，介護事業所，施設とさまざまな機関の専門職がＡさんの思いを共有し，それぞれの専門性をタイミングよくつないでいくことができた結果，Ａさんの望む生活を実現することが可能となった。

　少子高齢化，認知症高齢者の増加，世帯構造の変化，経済・社会構造の変化などに伴い，患者や家族のニーズは多様化しており，抱えている問題は複雑化しているが，医療機能の分化や入院期間の短縮化によって，MSWには短期間での支援が求められている。限られた時間の中で一医療機関では十分に支援ができないとしても，次の医療機関のMSWや関係機関の専門職にバトンをつなぎ，地域で継続して支援を行っていくことが大切である。

地域の保健医療福祉システムづくりへの参画

　2025年に向けた地域包括ケアシステムの構築のために，各地域で「地域包括ケア推進会議」「在宅医療・介護連携会議」「多職種連携会議」「地域ケア会議」などの会議が開かれている。会議では，地域での課題や医療・介護・福祉の現場の現状と課題，支援体制づくりなどについて議論が交わされ，行政，医療・介護・福祉の専門職，地域住民，NPO，民間企業などが一丸となり，地域の特性に応じた取り組みが行われている。

　最近では，MSWに所属機関のある市の地域包括ケア推進会議への参加を要請されることも増えており，その地域における退院時連携の進め方の手引きや市民向けの在宅医療のパンフレットの作成，多職種連携研修会の運営などにも携わっている。地域での会議に参加すると，MSWには，医療機関の中だけで活動するのではなく，地域でも活躍してほしいとの声が聞かれる。医療機関と地域とをつなぐ要としての役割を期待されているのだ。

　現在，MSWの業務は，退院支援が中心となっているが，地域に目を向け，地域での社会資源の開発や保健医療福祉システムづくりへ参画することもMSWの重要な役割である。

6. 業務開発におけるエビデンス

MSW業務の「見える化」

　2014年，退院調整加算の新設により，MSW業務が初めて診療報酬化された。このことは，地域包括ケアシステムにおけるMSWへの役割期待の大きさを体現したものとも言えるのではないだろうか。しかし，退院調整加算，退院支援加算，入退院支援加算といった加算が目指すところは，医療の極限までの効率化であることは明白であり，入退院支援加算１の算定条件である「３日以内の退院困難患者の抽出」「７日以内の患者・家族との面談」「７日以内のカンファレンス実施」という，ある意味定型化された業務内容も効率化の象徴ととらえることができる。

　この加算の新設により，MSWによる退院困難な患者への早期の支援介入が促進され，それが患者の安心，納得した早期退院に結びつくだけでなく，現場では，MSWが増員された例もあり，MSWの職域拡大という利点も生み出された。しかしその一方で，MSW業務の診療報酬上の見える化は，診療報酬に反映されない部分のMSWの取り組みが見えにくくなってしまうという弊害も生み出された。つまりは，患者の早期退院を促進し，病床の稼働率を上げ，入退院支援加算を確実に上積みしていくことこそが職場の求めるMSW業務であり，それを効率的になし得ることが優秀なMSWであるという評価をはらんでしまったのである。

　MSWであるからこそ，本来であれば，システムから外れてしまう人，流れに乗れない人に対し，効率化だけでは測れない部分を大切にしながら丁寧に支援していく必要がある。この点をおろそかにしては，MSWの専門性は失われ，MSWは単なる「追い出し屋」となってしまう。そうならないためには，社会福祉の専門家であるMSWが，何をエビデンス（根拠）として，組織におけるMSWとしての有用性を示すかが重要となってくる。

　エビデンスの確立のためには，客観的な評価指標が必要である。言うまでもなく，ソーシャルワークとは，自己実現と自己決定を基本とし，個人の思いや価値，場合によっては，不安や葛藤，怒りや悲しみといった心理的側面を大切にしながら進めていく実践科学であり，こうした数字では測れない部分にこそ，MSWとしての本懐が存在している。そして，この見えにくい部分をいかにして「見える化」していくかが鍵となる。

　ここに一つの例を挙げる。MSWが介入し在宅復帰を果たした患者の在院日数が，軒並み病院全体の平均在院日数を上回っていたとする。この結果だけを見れば，MSWの介入は，効率的な病院経営の足かせになっているように見える。しかしその一方で，MSWの支援によって在宅復帰した患者は，在院日数は長かったが，同一疾患での再入院率は非常に低かったとするデータを示すことができれば，MSWの専門

的かかわりは，長期の安定した在宅療養環境をもたらすと共に，地域の社会資源の効果的な活用にも寄与していると言え，そこにMSWの有用性を示すことができる。

　これは一つの例であるが，私たちMSWの価値を内外に示していくためには，ありとあらゆるソーシャルワーク実践を数値として蓄積し，母数を大きくし，数字としての説得力とエビデンスの信頼性を高めた形で日々の業務の積み重ねを具現化，つまりはデータ化していくことが必要となってくる。

記録のデジタル化

　では，ソーシャルワーク実践をどのように記録していくかの方法論であるが，これはデジタル化およびデジタル保管が望ましい。記録のデジタル化は，蓄積されたたくさんの情報の中から，必要とする情報を素早く検索することができ，加えて，情報の数値化，細分化，可視化が容易となり，より深いデータ解析が可能となる。

　ここで言うデジタル保管とは，単にパソコンのワープロソフトなどで記録を入力し，パソコンに保管するということではなく，患者との相談回数や時間，調整に要した時間や期間，かかわった他機関の数や時間といった量的データに加え，独居や身寄りなし，経済的困窮，無保険者，ホームレス，外国人，児童虐待，高齢者虐待，終末期医療，意思決定支援など，患者支援におけるありとあらゆる質的データについても事柄の細分化による質的変数として数値化し，容易に検索できるようにカテゴライズした上で記録するということである。記録のデジタル化は，データベースソフトの活用が理想的ではあるが，デジタル的な検索方法と数値化を確立させていれば，表計算ソフトやワープロソフトでも十分利用可能である。

データ活用の方法

　以上のような方法で得られたデータについて，どのように活用していくかが重要となる。先の例で示したように，一見マイナスのデータに見えても，さまざまな要素を注意深く検証することにより，一転して，MSWの価値を示すデータにも変えることが可能となる。

　デジタルデータ解析には，パソコンや統計スキルも必要であり，苦手とする人にはややハードルが高い業務であるかもしれない。ただ，これらのデータが，私たちMSWが，患者に寄り添い，共に悩み，共に考えながら問題解決に取り組んできた日々の業務の積み重ねから得られたものであるならば，データ解析の先には，必ずMSWの本来の価値，患者支援に役立つ新たな知見が眠っているはずである。その掘り起こしにチャレンジすることが望まれる。

コラム　組織における報告・連絡・相談の重要性

　一般的にビジネスマナーの要として「報告・連絡・相談」は，重要である。これは医療・福祉の現場においても同様のことが言える。なぜなら人々の生活に携わる援助職においては特に，相手に伝えるだけではなく理解してもらうことが援助の質に大きく反映されるからだ。この「相手」は，所属する組織の上司や同僚のみならず，時には関係機関など幅広くとらえることができる。さらに，ソーシャルワーカー（以下，SW）ゆえに，「相手」の中の最重要人物は利用者であることに留意しなければならない。

　利用者とのコミュニケーションに関しては他章に譲るとして，ここでは，組織人としてのSWに不可欠な業務上の「報告・連絡・相談」について述べる。

　まず，仕事がどのようなプロセスを経て，展開されているのか改めて確認してみたい。すべての仕事は，一連の業務を行う上で目標を掲げ，その目標を達成すべく計画を立案・実行し，結果を評価後，改善して次の業務へとつなげていく過程，つまりPDCAサイクルを繰り返している。時に変化が早い時代の意思決定や方針策定にはOODA（Observe：観察，Orient：状況判断，Decide：決定，Act：行動）ループが求められる場合もある。しかし，どちらも仕事の過程において，「報告・連絡・相談」が必須となる。

●報告

　報告は，主に業務を指示した人，上司に対して，次のような場合に行われる。業務が完了した時，問題や緊急事態が生じた時，利用者・家族から苦情や要望・要請が出た時，援助期間が長い場合に進捗状況を伝える時，業務の内容を変更した，もしくは「できない」時などが挙げられる。報告は，次のポイントを押さえて行う。

①尋ねられる前に自ら報告する

②悪いニュースほど早く伝える

③結果（結論）から報告する

④報告する相手の状況に配慮する

⑤事実と意見は明確に区別して報告する　など

　筆者は，実習生の頃は実習先の実習指導者に，また，新人SWの頃は職場の上司などに報告すべきことを，「忙しそうだから」「自分の担当ケースだから」と一人で抱え込み，事態を深刻化させてしまったことがある。自分の視点だけでなく，業務を指示した人の立場でチームや組織の視点から任された業務をとらえることが，援助の質を大きく左右し，リスクマネジメントにもつながることを自身の経験によって学んだ。

上司や仕事を指示した人は，部下が報告を確実に実行することによって，業務の進捗状況が把握でき，次の指示につながり，業務の見通しを立て仕事全体を管理・運営することが可能となる。

●連絡

　連絡は，主に同じ業務に携わる上司や同僚に対して，重要事項，緊急の案件，業務の予定，リスク情報などといった相手にとって必要性が高い情報と判断した時に行われる。連絡は，次のポイントを押さえて行う。

①重要度・緊急性が高いほど速やかに連絡する

②連絡して満足するのではなく，相手に的確に内容が伝わっているか確認する

③伝え方は口頭のみではなく，文書やメールを併用する　など

●相談

　相談は，主に上司や仕事を指示した人に対して，次のような場合に行われる。利用者やその家族との間でトラブルが発生しそうな時，そして発生した時，援助方針や方法について迷いが生じた時などが挙げられる。相談は，次のポイントを押さえて行う。

①迷いや疑問が生じた場合，ためらわずに相談する

②相談の予約は事前にとる

③相談内容は事前に整理しておく

④相談した相手には，その後の結果も伝える　など

＊　＊　＊

　2016年7月，厚生労働省は「地域共生社会」という新しい地域福祉の概念を公表した。そこでは，地域共生社会とは「高齢者・障害者・子どもなどすべての人々が，一人ひとりの暮らしと生きがいを，共に創り，高め合う社会」であるとされている。加えて，同省が2025年の実現を目指した地域包括ケアシステムでは，すべての高齢者を自ら生活を営む主体的な生活者としてとらえる視点が示されている。つまり，病や老いと共に生きる人々，そして最期を迎える人々の地域での暮らしを支え生活（生命）の質を高めるかかわりが，これからの保健医療分野を含めたすべてのSWに求められているのだと言える。先述した「報告・連絡・相談」の日々の実践は，業務の効率化や組織の活性化に資するのみならず，そうした社会ニーズに応えると共にSWの成長や地域福祉の発展に貢献するものである。

第2章 医療ソーシャルワーカーの さまざまな実践

　本章では，MSWの実践の多角性や多様性を紹介し，さまざまな事例からMSWの専門性を学ぶことを目的とし，18の事例を紹介している。それぞれ事例を横断的に比較しながら理解できるよう，事例の様式を統一し，①患者の属性，②保険種別，③生活背景，④援助過程，⑤援助のポイントという5項目でまとめている。

　医療ソーシャルワーク実践の多角性について，「病院機能別の実践」「疾患別実践」「社会問題へのチャレンジ実践」という3つの角度から事例を取り上げ，それぞれの代表的な実践例を示した。特に「社会問題へのチャレンジ実践」は，MSWにとっての使命という言うべきものであり，このような角度から事例を取り上げたのは本書の理念を示すものでもある。

　「病院機能別の実践」では，救命救急センター，急性期病院，回復期リハビリテーション病院，地域包括ケア病棟，緩和ケア病棟，介護老人保健施設，精神科病院併設共同住居における事例を紹介している。これは，病院等の機能分化が進む中で，MSWが行う機能別の医療ソーシャルワーク実践の深化と共に，連携の強化において求められているMSWの専門性を浮き彫りにするためである。

　「疾患別実践」では，うつ病，難病，エイズ，超重症児，がん，発達障害にかかわる事例を紹介している。これは，多種多様な疾患の中で，とりわけ医療ソーシャルワークの展開が求められている疾患をピックアップし，それぞれの疾患を有する患者・家族への医療ソーシャルワーク実践の特徴を浮き彫りにするためである。

　「社会問題へのチャレンジ実践」では，生活困窮者，災害被災者，被虐待高齢者，被爆者，不法残留者にかかわる実践事例を紹介している。これは，患者・家族が抱える生活問題の背景に社会問題が横たわっていることから，MSWに求められる役割が，患者・家族というミクロレベルにとどまらず，メゾさらにはマクロレベルに及んでいることから，さまざまな社会問題に関連した医療ソーシャルワーク実践の先駆的役割を浮き彫りにするためである。

　本章で取り上げた事例は，いずれもMSWの養成の一助になればという実在の患者・家族の理解と協力のもとで，事例として読者の目に触れるに至ったことに思いを馳せていただくことを願う。

1. 病院機能別の実践

1）救命救急センターにおける実践
―頭部外傷からなる重度の意識障害患者の事例

●事例

患者

Aさん，20代後半，男性

病名：右急性硬膜下血腫，左側頭部頭蓋骨骨折，左大腿骨骨折，右腎被膜下血腫，左気胸

受診歴：10年前より統合失調症と診断され精神科へ通院中

保険種別

国民健康保険

生活背景

家族構成：父親（無職）と2人暮らし。母親は数年前から脳梗塞で療養型病院にて長期療養中。

経済状況：障害年金受給中。父親も年金受給中。

社会福祉制度：精神障害者保健福祉手帳，自立支援医療（精神通院）

援助過程

　精神科受診後に自宅近くの歩道橋から飛び降りて頭部外傷。受傷時は脈を触れなかったため，心臓マッサージが施行され心拍は再開した。左後頭部に挫創あり，左下肢の変形も見られ，意識レベルはJCSⅢ-300で高度救命救急センターへ搬送された。

　入院時のCTでは，右急性硬膜下血腫・左側頭部頭蓋骨骨折あり。硬膜下血腫は手術適応にならず，頭部挫創に対しては縫合処置。その他，左大腿骨骨折・右腎被膜下血腫・左気胸を認めた。救命医より頭部外傷の程度・瞳孔所見を考えると意識改善は難しいと告げられ，急変時に心肺蘇生を行わない方向となったが，その後の経過は心停止なくバイタルサインは安定した。予後も長期になるため気管切開・胃瘻造設を行った。

　経過は比較的落ち着いている段階であったため，医師より家族へ転院の方向で話を進めていくことが伝えられた。医師からMSWへ転院支援で介入してほしいと要請があった。転院を勧められたことに承諾した父親であったが，転院には拒否的であった。医師からは，Aさんが若いことや気管切開をしていること，植物状態が長期化する理由により，限られた医療機関しか選択肢がないこともインフォームドコンセントにて説明済みである。MSWも転院先の候補を挙げ，今後の見通しを説明しながら支援した。そのような中，父親はほぼ毎日，MSWにAさんの状態を報告し，目が開いたことや手が動いたことを喜びとして伝えてくる姿が見られた。

　現状を受け入れられない父親と重度の後遺症が残るＡさんに対し，各場面での迅速かつ細やかな支援を行うことが重要であった。特に，転院先についてはＡさんが若年であること，医療依存度が高いこと，父親が希望する医療ニーズが受け入れ機関の条件に当てはまらず，転院先を確保することは極めて困難であった。そのため，父親自身が現在の状況と向き合えるように，受け入れ困難な医療機関であっても実際に見学に行って先方のMSWと面談をするよう提案した。父親の思いを受け止めながらも，父親が主体的に行動できるよう支援することで，父親は現状を理解し，転院することができた。また，転院先と密に情報共有していくことや，双方の条件をすり合わせていく調整が重要である。

　次に，母親も長期入院していること，Ａさんの入院も長期にわたって継続していくことを含めると，経済的問題が挙げられる。これらについては，生活保護も視野に入れて検討を行った。また，救命病棟での在院日数は限られているため，転院先で身体障害者手帳の申請を依頼することや，重度心身障害者医療費助成へつなげていけるよう支援した。

　MSWは悲惨な体験の中でも，迅速な判断やアセスメントのもと，院内外の連携体制の整備や社会資源（リソース）を活用すると共に，患者・家族が自らの問題・課題を跳ね返す能力（レジリエンス）を身につけていく過程を支援することも重要な役割である。

●救命救急におけるソーシャルワークの特徴

　救急医療の提供体制は，１次救急，２次救急，３次救急に分けられている（**図1**）。特に，重症度の高い患者が搬送される３次救急では，複数の診療科に対応し，緊急性のある重度外傷，脳卒中，心筋梗塞など，高度医療が提供されている。そのほか，小児救急，周産期救急，精神

図1　日本の救急システム

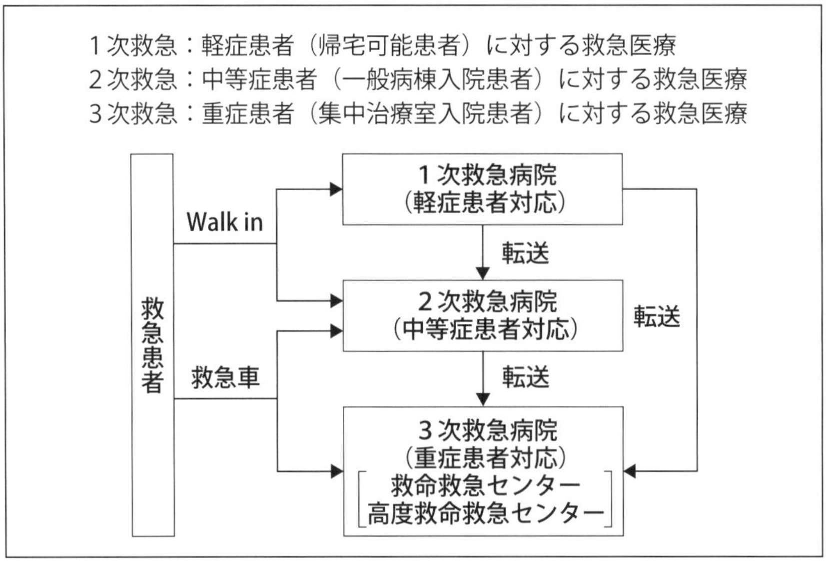

```
１次救急：軽症患者（帰宅可能患者）に対する救急医療
２次救急：中等症患者（一般病棟入院患者）に対する救急医療
３次救急：重症患者（集中治療室入院患者）に対する救急医療
```

救急患者 → Walk in → 1次救急病院（軽症患者対応） → 転送 → 2次救急病院（中等症患者対応） → 転送 → 3次救急病院（重症患者対応）〔救命救急センター／高度救命救急センター〕

救急患者 → 救急車 → 2次救急病院（中等症患者対応）

転送

表1　対象となる患者の例

- 無保険，路上生活者（身寄りなし）　・自殺未遂　　・遷延性意識障害
- 重篤な熱傷（火災）　　・交通外傷，頭部外傷
- 飛び込み分娩（未受診妊婦），妊産婦の精神疾患合併
- DV，虐待（児童・障害者・高齢者）　　・大量服薬，薬物依存　など

科救急などにも広く対応し，各医療機関でさまざまな受け入れ体制がとられている。

　救命救急におけるソーシャルワークには，搬送される患者の年齢層が幅広く，各領域の疾患など医学的知識の習得が必要といった特徴があり，搬送された患者の複雑化した社会的背景（事故・事件・虐待・貧困など）が多岐にわたって絡んでくる。そのため，救命という時間が限られる中で，緊急かつ迅速に問題解決に向けて支援を行うが，社会的ハイリスクなケースに対応できるよう救命現場のMSWには高い専門性が求められている。

　また，**表1**に示すケースに関連するように，各領域の法規や社会福祉制度など幅広い専門知識も必要とされる。

　同時に，救命救急の現場では，事故や突然の病気により混乱状態にある患者・家族の危機へと介入していく。救命時期の患者・家族は状況整理が難しく，現実を受け入れられない状態に陥っていることが多い。患者が一命を取り留めたとしても，後遺症や障害といった現実は受け入れがたく，危機的状況にある家族に対しても，メンタルサポートとして機能しなければならない。そのため，MSWは危機介入によるスキルと正確なアセスメント能力を持って支援を展開していき，患者・家族の感情を受け止めながら，乗り越えた先の見通しをつけなければならない。このように，逼迫した状況の中でも，患者・家族が問題解決に向けて自らが実行できるようにエンパワメントしていく役割を担っている。救命救急のソーシャルワークの支援過程では，MSWが患者・家族の心理状態をよく見極めながら対応することが重要である。

　現在では，災害に対応するMSWの役割も期待されており，救命現場から支援を開始するMSWは，高い調整能力と実効性を身につけた人材が求められている。

2）急性期病院における実践
―自己決定を支え自宅退院を可能とした支援

●事例

患者

Bさん，80代，男性。肺炎，糖尿病，脳梗塞後遺症（左不全麻痺），高血圧

保険種別

後期高齢者医療

生活背景

　独居（未婚）。糖尿病があったが放置。地域住民から地域包括支援センター（以下，センター）へいわゆる「ごみ屋敷」として相談があった。センター職員が自宅を訪問し，介護保険サービスの利用や通院を促すが拒否をされた。職員が再び訪問した際にベッド下に倒れているBさんを発見し，救急搬送した。病名は肺炎だった。

援助過程

　主治医よりMSWに療養先の決定について支援依頼があった。Bさんは，意思に反して入院させられたことへの強い不満から，主治医や看護師を怒鳴ったり，手を振り上げたりするなどの言動が見られた。センター職員は入院時よりBさんに施設入所を強く勧めた。MSWには，Bさんが「自宅で死にたい」と訴えながらも，入院前のように歩行もできず，排泄や食事の準備も行えない，さらに，地域の人々から帰ることを快く思われていないことを察して，施設入所も致し方ないかと悩んでいるように見受けられた。Bさんが，「人を信用することができない自分に施設での生活ができるのか」と口にしたため，MSWは施設見学を勧め，同行することにした。見学後，Bさんは施設入所を決めたが，数日後には「何があってもあの家に帰らなくてはならない」と自宅退院を強く希望した。MSWは，その気持ちを受け止め，帰ってからの生活を一緒に考えはじめた。すると，Bさんは，それまでのような拒否的な態度ではなく，リハビリテーションにも積極的に取り組んだ。しかし，ADLはすべてに介助が必要な状態のままであった。そこで，家屋環境の検討のために退院前訪問を行った。Bさんは自宅に入ると真っ先に仏壇に向かい手を合わせた。MSWが，入院した時のままの仏花を捨て害虫の糞で汚れた仏壇を丁寧に拭くと，Bさんは泣きながら「ありがとう」と頭を下げ，母親との思い出を語った。自宅退院を強く願ったのは，母親の仏壇の存在だったのだと，MSWは思った。センターは自宅退院には否定的であったが，Bさんやケアマネジャーと共に，環境を整えることで自宅へ帰ることが実現できた。

> **援助のポイント**
>
> 　Bさんは，独りで暮らすリスクを承知して自宅退院を希望した。MSWは，Bさんが退院先を決めかねている態度には彼なりの理由があると考え，Bさんが望む生活を中心に面接を続けた。そのことがBさんの変化につながったと考える。また，センターが自宅退院をためらう中，ケアマネジャーは「MSWがここまで動くのに私たちがやらないわけにはいかない」と，協働する姿勢を見せてくれた。Bさんが望む生活を中心に代弁者としての支援をしたことが，他職種との連携にもつながった事例である。

3）回復期リハビリテーション病院における実践
—高次脳機能障害がある患者の退院援助と家族支援

●事例

患者

Ｃさん，60代，男性。外傷性くも膜下出血

保険種別

国民健康保険

生活背景

　X県で営業の仕事の管理職を務めていたが，持病が悪化し退職。退職後，仕事を探しにY県に移り，外国籍の内縁の妻，内縁の妻との間の子どもとの生活を再開。スーパーでパート勤務した矢先に勤務中に外傷性くも膜下出血となり，急性期病院へ救急搬送となった。

援助過程

　急性期病院から当回復期リハビリテーション病院へ転院依頼あり。転院前に，家族へインテーク面接を行った。来院した家族は，長女（先妻との間の子），内縁の妻であった。内縁の妻は片言の日本語は話せたが，主治医の病状説明や，今後必要と予測される社会資源の手続きなどには配慮が必要であった。また，長女は県外在住で，日常の支援には限界があった。

　Ｃさんは身体的にはほとんど問題はなかったが，高次脳機能障害のため，記憶障害があった。

　回復期リハビリテーション病院の入院期間内に方向性を決め，退院準備を進めていくことになった。入院中に主治医，Ｃさん，家族，MSWと定期的に面談を行い，今後について話し合った。

　Ｃさんは実家のあるX県に戻りたい思いがあった。その意向を内縁の妻に伝えながら話し合いを続けたが，内縁の妻はX県での生活は望まなかった。X県にはＣさんの母や他の子どももおり，Ｃさんへの支援もできるため，長女は，Ｃさんが望む生活を考えたいと決断し，生活の場をX県に移すことになった。退院後すぐの一人暮らしは困難が予測されたため，精神障害者保健福祉手帳を申請し，障害福祉サービスを利用する方法を考えたが，手帳取得までは1～2カ月かかるため，サービス利用にも時間を要した。高次脳機能障害の相談窓口にも掛け合ってみたが，月に2回程度の自宅訪問しかなく，支援サービスが十分に期待できるものではなかった。それでも，長女の気持ちが変わることはなかった。そこで，いったんは実家に近い病院へ転院することとなった。

　実家近くに戻ることを話すとＣさんは涙を浮かべて喜んだ。記憶障害があったが，「帰りたい」という思いは常に持ち続けていたのだと改めて感じた。いったん，実家の近くの病院へ転院になったが，その後精神障害者保健福祉手帳を取得。自立訓練施設へ入所し，時には外泊しながらの生活を送っており，少しずつＣさんが望む住み慣れた場所での生活に戻ることができつつある。

援助のポイント

　複雑な家族状況であり，家族間の調整が必要であった。それぞれの意向や思いを聴き，十分に信頼関係を構築し，援助していくことが重要であった。Ｃさんの「帰りたい」気持ちを汲んで，「連れて帰りたい」家族の思いを尊重し援助を続けることを心がけた。

　また，生活の再構築のためにいくつかのサービス利用を検討したが，退院までに調整することは困難であった。今後の生活について具体的に考えていけるよう，将来的に利用が考えられるサービスについて情報提供を行った。

4）地域包括ケア病棟における実践
―夫婦の意思を尊重した在宅復帰支援

● 事例

患者

Ｄさん，60代前半，男性。神経膠芽腫

保険種別

健康保険（本人）

生活背景

　Ｄさんは妻（50代）と長女（30代），長男（20代）との４人暮らし。約２年前に神経膠芽腫と診断され，当院脳神経外科で手術を受けた。退院後は，月１回通院しながら，フルタイムで仕事を継続していた。しかし，約半年前から痙攣発作の症状が目立つようになり，当院へ入退院を繰り返すようになった。ADLも徐々に低下し，家族介護では在宅生活を続けるのが困難になっていた。

援助経過

　Ｄさんは，今回痙攣発作を起こして急性期病棟へ緊急入院し，治療後は，リハビリテーション継続と在宅サービス調整のために，地域包括ケア病棟へ移行した。MSWはまず，介護保険の申請を支援するために介入した。Ｄさんの病状は神経膠芽腫のターミナル期と診断されており，妻が介護保険第２号被保険者の特定疾病としての申請を行った。妻は，Ｄさんの余命は１年未満と知らされていた。本人は病名告知のみ受けており，病気の不安から取り乱すことがあった。MSWとの面接では妻を気遣い，介護施設入所まで考えていたが，入浴・排泄介助を受け，リハビリテーションも継続することで，妻の介護負担を減らせるなら自宅へ退院したいと要望した。MSWが訪問診療，訪問看護，介護保険サービスの情報を提供すると，Ｄさん夫妻は，各種在宅サービスを利用しながら自宅で過ごすことを決断した。

　退院の１週間前，Ｄさん夫妻と主治医，理学療法士，病棟看護師，MSW，ケアマネジャー，訪問診療医師，訪問看護師と退院前カンファレンスを実施して，医療保険で訪問診療を月２回，訪問看護を週３回，介護保険でデイケアを週１回行うという，要介護度３の暫定プランを立てた。さらに，痙攣が起こった場合にも，訪問診療医師や訪問看護師と相談できる体制を整えたことで，Ｄさん夫妻も安心して退院した。

援助のポイント

　MSWは，在宅サービスを導入することが妻の負担軽減になることを，Ｄさん自身が納得しているか確認に努めた。また，在宅サービスを活用するのが初めてだったため，家族にも理解できるように制度や費用を丁寧に説明した。

　地域包括ケア病棟の入院期間は60日であり，MSWとしてはＤさんと家族のペースに合わせて支援しつつ，退院期限を意識する必要があった。Ｄさんは，退院まで，妻への気遣いと家族と一緒にいたいという意思を持ち続けた。また妻は，Ｄさんの気持ちを知り，自宅で生活できるよう準備を整えた。Ｄさん夫妻の意思を尊重して，それに沿うように支援できたことが，期限内にＤさん夫妻が納得して自宅退院に踏み切れた要因の一つと考える。

5）緩和ケア病棟における実践—終末期における受診・受療援助

●事例

患者

Fさん，70代，女性。膵臓がん，転移性肝がん，高血圧症

保険種別

後期高齢者医療，難病，要介護4

生活背景

　40代で夫を亡くし，以後は次女と二人暮らし。十数年前に海外に家を購入し，時々一人で出かけては庭の手入れを楽しんでいた。ある日，腹痛でかかりつけ医を受診。がんが疑われ，紹介された病院で，膵臓がん，転移性肝がんと診断，抗がん剤治療が開始された。

援助経過

　病院で抗がん剤治療が開始されたが，すでにがんは進行している状態であったため，主治医からは，Fさんと長女，次女へ予後の告知があり，早めに緩和ケアを考えておくよう説明された。長女は緩和ケアについて詳しく話が聞きたいと，自宅近くにある緩和ケア病棟のMSWへ直接相談した。MSWは，長女から病状やこれまでの経過，主治医からの説明の内容，患者や家族の意向を聞いた上で，緩和ケア病棟を案内した。MSWは，長女が不安に思っている点を踏まえ，緩和ケアは入院だけでなく，外来でも受けることができることや他院で抗がん剤治療中であっても併行して緩和ケアの外来に通院できることを説明した。Fさんと家族は今後について話し合い，緩和ケアの外来への受診を希望。MSWは受診日時を調整し，抗がん剤治療と併行して緩和ケアの外来へ定期的に通院することになった。

　MSWは緩和ケアの外来診察に毎回同席し，Fさんの病状やADL，生活状況を確認した。診察の前には，日常生活で心配なことはないか，Fさんや家族がこれからの生活をどう考えているかについて話を聞き，Fさんが安心して療養できるよう，いつでも相談にのること，必要な時は在宅医療や介護保険サービスを利用できることを説明した。また，今後予測される症状や経過について緩和ケアの担当医に確認し，在宅医療，介護保険サービスの導入，入院が必要となった場合にすぐに対応できるよう，他職種とも情報を共有した。

　緩和ケアの外来への受診開始から4カ月が経過した頃よりがんによる症状が増強し，次女よりMSWに緩和ケア病棟へ入院したいと相談があった。MSWはすぐに担当医と看護師へ報告し，入院の調整を行った。入院後は，病室や病棟でFさんや家族へ声をかけるだけでなく，定期カンファレンスで状況を確認し，必要な時には支援ができるよう経過を見守った。入院から約4カ月後，緩和ケア病棟で永眠された。

援助のポイント

　終末期であると告知を受けた患者や家族は，混乱し不安を抱えた状態にあることが多く，患者や家族に寄り添い，不安や心配の内容を整理していくことが大切である。終末期（緩和ケア）においては，MSWは，受診や入院の相談窓口である場合が多く，入院前から援助を始めることで信頼関係を構築しておくと，患者や家族の不安を軽減することにつながる。受診・受療援助はMSWの重要な役割と言える。

6）介護老人保健施設における実践─老健が行う在宅生活支援

●事例

患者

Gさん，90代，女性。腰椎圧迫骨折後

保険種別

後期高齢者医療，要介護1→3

生活背景

　長男夫婦，孫2人との5人暮らし。40代で夫を亡くし，農業で家族の生活を支えていた。

　自宅で転倒し，腰椎圧迫骨折で一般病院に入院。リハビリテーション目的で介護老人保健施設（以下，老健）に転所，4カ月後自宅へ退所する。その後10年間，春，秋は通所リハビリテーションを利用しながら自宅で生活し，夏，冬は老健に入所する生活を送る。

　老健利用開始時は，要介護1で身の回りのことはGさん自身で行っていたが，徐々に歩行の不安定さや物忘れなど認知症状が見られはじめ，支援終了時は要介護3となる。

援助経過

　Gさんは自宅で生活したい希望が強かったが，主介護者の長男の妻の「短期間でも入所してもらえると安心」という思いから，自宅と老健入所を繰り返す生活を送っていた。

　長男の妻は，長男のうつ病発症や孫の離婚，近隣との関係などが原因で，年々精神的不安定さが増していた。老健の相談員は，長男の妻が面会で来所した際になるべく声をかけたり，話を聞いてほしいと電話があった時は積極的に対応し，不安な気持ちを受け止めつつも課題が整理できるように話をした。在宅介護への不安を訴えることもあったが，通所サービスを増やせることやショートステイを利用できること，数カ月後には再度入所できるよう調整することなど今後の見通しが立つように話をし，Gさんの希望である自宅での生活を確保するよう支援した。1年後，自宅で生活している時期に長男の妻から電話があり「おばあちゃんが転ぶのが怖いから，最近は部屋に鍵をかけ一人では出られないようにしている」と，Gさんを心配する気持ちは徐々に行動制限に変化していることを確認した。すぐにケアマネジャーへ電話の内容を報告し，現状確認の依頼をした。Gさんは「頼りの嫁にこれ以上負担をかけたくないし，ホームにお世話になりたい」と言い，長男の妻も「おばあちゃんには申し訳ないけど，気持ちの余裕がなくこれ以上の介護はもう無理」と言われたため，老健に入所し特別養護老人ホーム（以下，特養）入所の順番を待つこととなった。

　特養へ入所することが決まった時，長男の妻は環境変化への不安やGさんを入所させることへの罪悪感から，少し話をすると涙ぐむほど精神的に不安定だった。老健の相談員は特養職員との面談や荷物整理など，特養入所の準備を一緒に行いながら，これまでの長男の妻の苦労を労い，これからも不安なことがあればいつでも話を聞くことを伝え，支援は終了した。

援助のポイント

　老健には，在宅復帰支援のほかに在宅生活支援の役割がある。Gさんのようにレスパイト目的で定期的に利用する場合もあり，支援期間が長期になることも少なくない。

　Gさんの支援を約13年行ったが，時間の経過と共にGさんの病状や取り巻く環境は大きく変化した。居宅介護支援事業所のケアマネジャーと連携を図り，Gさん，長男の妻の不安をいつでも受け止め支援していく体制であることを保証するように努めた。

7）精神科病院併設の共同住居における実践
—治療に関する自己決定の尊重と支援者への調整

●事例

患者

Hさん，60代，男性。統合失調症，
サルコイドーシス

保険種別

生活保護

生活背景

　主治医やMSWからの勧めで，精神科病院併設の共同住居に入居となった。近しい家族はなく，入所の際の保証人は，疎遠であったが近所に住む従兄弟が何とか引き受けた。平日はデイナイトケアに参加をしてリハビリ訓練を行うものの，プログラムを楽しんでいる様子は少ない。生活保護を受給していたが，特に目的もなく支出を抑え，数年にわたって毎月数万円を貯金しており，預金残高が高額になり一時的に生活保護が停止になることもあった。月に1回行き付けの理髪店での散髪と，1日50本程度の喫煙が唯一の楽しみだという。

援助経過

　共同住居で生活していた時に，瞬きの仕方に違和を感じたMSWが，眼の健康状態を尋ねた。すると，「数カ月前から目が見えない」と，淡々と話した。近所の眼科医院への受診を勧めたが，理由は言わずに頑なに拒否をした。Hさんに承諾を得た上で精神科主治医へも相談をし，再度眼科受診の必要性を説明する。しぶしぶではあるが，同意する。診断では，サルコイドーシス※による緑内障の可能性と推察され，右眼はすでに失明している。左眼の病状も進行しており，早期治療のための確定診断やその他の全身検査の必要性から，大学病院への転院を勧められた。検査入院前日に帰宅しなくなり，3日間失踪する。疲れきった表情で帰宅してきたHさんに検査を受けなかった理由を尋ねると，「検査はしたくない。入院もしたくない」「どうしても嫌だ」と言う。精神科病院への定期的な通院と服薬は行われていたが，統合失調症による妄想もある様子。このままでは左眼の失明も予想され，全身体への影響も懸念された。今後の支援については，Hさん，従兄弟，大学病院眼科主治医，眼科医院医師，精神科主治医，MSWなどで行うカンファレンスの必要があるが，日程調整が困難な上に，今後の生活を考えて治療を重要視する支援者が多く，調整が難航した。

援助のポイント

　疎遠になっている従兄弟や多忙を極めている医師らが一堂に会することができない中で，Hさんの希望を尊重するために一緒に関係者を訪問して気持ちを伝え，必要に応じて代弁をした。治療による効果と治療をしない場合のリスクについて説明を受け，予想される今後の生活についても話し合いを行った。関係者のでき得る支援内容を直接聞き，Hさんの意思を尊重できるように調整した。その結果，すべての支援者の協力のもと，Hさんの希望どおりの積極的な検査・治療は行わず，温存療法において，可能な状況まで日常生活を送ることとなった。

※原因が不明の肉芽腫で，リンパ節・肺・眼・皮膚・心臓などに症状を現す。厚生労働省の特定疾患（難病）に指定されている。

2. 疾患別実践

1）自立支援医療制度を活用した受診・受療援助（精神科，心療内科）
●事例

患者

Ｉさん，40代，女性。うつ病

生活背景

保険種別

社会保険（家族），自立支援医療制度（精神通院医療）活用

　Ｉさん，夫，長男（高校3年生）の3人暮らし。パートをしながら町内会行事や学校行事に積極的に参加し活動的に日々を過ごしていた。半年程前から身体がだるい，疲れているのに眠れない，家事をする気になれない，訳もなく不安で落ち着かないなどの症状が出現。パートを辞め，一日家で横になって過ごす日が多くなった。かかりつけの内科を受診し検査をしたが内科的な異常はなく，心療内科の受診を勧められた。

援助経過

　Ｉさんは，どこの心療内科にどのように受診したらよいか分からず，市役所で開かれた健康相談を訪れた。Ｉさんの健康相談を担当した保健師は，心療内科のMSWへ連絡。MSWは，初めて心療内科を受診するＩさんの受診をサポートした。Ｉさんは，緊張気味ではあったが医師と話をし，抗不安薬の内服と1週間に1回の通院を始めてみることにした。MSWは，Ｉさんが受診する際には，毎回声をかけ，話のできる関係（ラポール）を築くことを心がけた。Ｉさんは，「薬を飲みはじめて少し調子がよくなったと思ったが，最近は変化がない。通院も薬も無料ではないからお金のことが気になる。お弁当をつくることができない日が多く，夫や息子から怠けてだらだらしていると思われている。自分でもそう思い情けなくなる」など，症状が改善しないことへの不安や通院を継続することへの迷いを話してくれた。MSWは，不安を傾聴した上で，今の思いを医師に伝えるよう助言をし，Ｉさんの希望もあって受診に同席した。医師からは，受診継続の必要性が伝えられ，Ｉさんももうしばらく通院を続けてみることを決心した。MSWは，経済的な負担軽減のため自立支援医療の申請を提案し，申請手続きをサポートした。併せて，ＩさんとMSWをつないでくれた保健師へ，受診以降の経過と現状を報告した。

　それから半年。Ｉさんは，「週に3日はお弁当を作る」を目標に今も内服と通院を続けている。町内会活動への参加はまだ難しいが，保健師が企画している料理教室（月1回）は楽しみに参加ができている。

援助のポイント

　心療内科への受診は，時としてハードルが高い。病気が画像や数値で診断されないことで，周囲の理解が得にくい場合も多く，患者自身，改善が自覚できない時には，自己判断で治療を中断してしまうことがある。MSWは，患者が治療継続できるよう，不安や思いを話せる信頼関係を築くことがポイントであり，さらにその関係性の中で見えた課題に対しては，制度やサービスの情報提供，医師や関係機関との連携など具体的な解決に向けたアクションを起こしていくことが求められる。

2）難病（パーキンソン症候群）患者への支援
―あなたは一人では生きていない"セルフ・ネグレクトへの援助"

●事例

患者

Ｊさん，50代，男性。パーキンソン症候群

保険種別 国民健康保険

医療機関のタイプ

難病拠点病院

生活背景

独身（結婚歴なし）。独居。食肉加工会社に勤務していたが，動作緩慢といったパーキンソン症状が現れ，仕事を全うすることも運転することもままならなくなり，突然，解雇され失業した。自宅は近隣の住民から苦情が出るほど朽ち果て，庭は草が茂り廃墟のようになっていた。野良猫数匹をかけがえのない家族とし，彼らを中心とした生活を送っていたため，屋内は食べ残した餌が散乱し，糞尿，さらには死骸までも放置されていた。また，廊下は床面が見えないほどごみであふれ，雨の日になると至る所から雨漏りがしており，客間の畳は腐り底が抜けそうな状態であった。

市役所の保健師から「医療機関への受診が必要だが国保税の滞納があり，国保税滞納分と診療費用10割とどちらが安いのか」といった相談がMSWにあったことが介入の契機となった。

援助過程

国保税滞納分を納め，医療保険での通院をすることとなる。当初は生活保護受給を考慮したものの，面談と連絡調整を繰り返し，失業保険を受給できると確認ができた。また，身体障害者手帳，重度心身障害者医療費助成，障害年金を受給することで経済的不安は乗り切ることができた。しかし，お金がなくなることや，書類が届いても内容を把握することができないといったことに極度の不安があり，面接を通してその都度に不安を取り除いた。

生活支援においては，病名がパーキンソン症候群であったことから介護保険は利用できず，障害支援区分の認定を受けて障害福祉サービスの利用となった。

しかし，サービスを利用しはじめた当初は自宅へ引きこもり，自宅に人を入れることに否定的であった。そんな中，担当となった相談支援専門員の熱心なかかわりに心を動かされ，少しずつサービスの導入が進み，嫌がっていた屋根の改修工事やクーラーの設置も自宅で住み続けるには必要なことなのだと納得してもらうことができた。

その後も定期通院をしていたが，1年後の春に自宅で倒れているところをホームヘルパーに発見され，救急搬送となった。しばらくは入院が必要な状況であったが，Ｊさんは，入院費への不安や猫に餌がやれないといった理由から退院への思いが強かった。しかし，面談を繰り返し何とか入院を継続することとなった。

入院後，今後は近親者から支援も重要であると考え，二十数年会っていなかった義姉（兄の妻）へ連絡をすると来院してくれることとなった。義姉との面談の結果，積極的なかかわりは希望されなかったが，必要時には連絡を行っていくことに同意を得ることができた。

義姉が面会に来た後，Ｊさんは「会いに来てくれただけでもうれしい。兄が死んだ時，子どもたちはまだ小さくて末っ子は保育園に通っていた。寂しい思いをさせるのではないかと，ク

リスマスにはドライブに連れて行くなど，父親代わりだと思っていた。姪から結婚式の案内が届いたが，自分のようなものが親類にいることで，先方に迷惑をかけるのではないかと思い，返事を出せなかった」と初めて当時の思いを涙ながらに話した。

その後，退院し自宅での生活へと戻ったが，病気は徐々に進行しており介助量も増加している。週に1度だった訪問介護も1日3回の訪問が必要となった。また，自宅で動けなくなって倒れていることも多く見られるものの，自宅で生活したいという彼の強い思いにホームヘルパーを中心とした在宅支援チームが支えている。

援助のポイント

援助初期は，Jさんにとって最も大きな苦しみである経済的問題について援助を進めていった。仕事ができなくなり収入が途絶えることで，自分の体の治療よりも，生活を送る上で大切なお金がなくなっていくことへの不安は増大していた。

これに対して，医療費負担軽減（重度心身障害者医療費助成）や所得保障制度（傷病手当金・障害年金）を活用し不安の軽減を図った。身体障害者手帳を取得した時，障害年金の受給が決定した時には一緒になって喜んだ。そうやって経済的問題への見通しがついたことで，焦りはなくなり，ようやく自分の体のことや生活課題へ目を向けることができ，生活の立て直しへのスタートラインに立つことができるようになった。

それまでには，預金が減っているのではないかと不安でたまらなくなり「通帳を見てほしい」と焦ってタクシーを乗りつけ来院し，その都度，通帳を見せてもらって「大丈夫ですよ」と今後の見通しを伝えることで，安心して帰ることが幾度もあった。そのような場面を繰り返し，互いの信頼関係を築いていくことができたことが，その後の生活課題への援助場面に大きく影響を及ぼした。

Jさんは，いわゆるセルフ・ネグレクトと呼ばれる状況に陥っていた。ホームヘルパーや相談支援専門員が生活の立て直しのためにさまざまな提案を行ったが，お金のかかることは全く受け入れようとしなかった。その度に説得してほしいとMSWに連絡が入り，訪問して生活を立て直す上で必要なことだと説明した。最初は拒んだが，結果的に受け入れてもらうことが多かった。最も高額な費用がかかる屋根の改修工事には数十万の費用が必要であったが，その工事を行うことを自分の力で判断し決めていくこともできた。

このようにセルフ・ネグレクトに陥っているJさんが生活課題に取り組んでいくことができたのは，経済的な問題への不安が軽減されたことにより生活課題へ向き合うことができるようになったこと，そして，MSWのかかわりにより一人では生きてはおらず，誰かと共にいることを感じたことにより，前向きに生きられるようになったからだと考えられる。Jさんの苦しみ（経済的問題）を聞き，MSWが寄り添い応えた。それに対して，JさんがMSWに対して応えたのである。

今，Jさんは熱意ある在宅支援チームと共に日々を送り，自分を大切にしながら生きている。以前のように説得するMSWの役割はなくなった。

3）HIV感染症患者へのソーシャルワーク
●事例

患者
Kさん，60代，男性。HIV感染症，ニューモシスティス肺炎

医療機関のタイプ
高度急性期病院／エイズ診療拠点病院

生活背景
　中学卒業後，長年飲食店勤務。未婚，親族なし。50代になり知人の勧めでHIV抗体検査したところHIV感染が判明したが，経済的理由で治療は続けられなかった。その後体調が徐々に悪化し，自ら救急車を呼び，エイズ診療拠点病院である当院へ緊急入院となった。

援助経過
　キーパーソンがいない，経済的にも困窮している様子，ADLや認知機能の低下もあるため自宅退院は困難だろうと，主治医から入院当日にMSWへ介入依頼があった。即，Kさんと面接し医療費の支払いが困難であることが判明。その日のうちに生活保護を申請した。さらに後日，MSWが代行で身体障害者手帳と介護保険を申請し，その結果，免疫機能障害1級，要介護4を取得した。肺炎は重症で一時集中治療室での治療を要したが，経過は順調で1カ月後には次の療養先を検討することになった。

　身の回りの世話や服薬・金銭管理など大部分に支援が必要であることから，当初，Kさんは介護療養施設への入所を希望したが，数カ所の施設から「HIVの感染対策はできない」「HIVの人がいると分かると風評被害を受けるかもしれない」などを理由に断られ，受け入れ先探しは難航した。やがて，その状況を知ったKさんから「一人で静かに暮らしたい」と希望があった。生活保護課ケースワーカーなど院内外の関係スタッフで協議し，本人の意向に沿って自宅退院の方針へ変更することとなった。

　MSWは，家探しや家財道具購入，各種手続きなど本人を側面から援助し，同時にHIVの理解があるケアマネジャーを探した。ところが，訪問看護と訪問介護は，施設と同じようにHIVを理由に受け入れ先が見つからなかった。

　そこで，HIVについての正しい知識を知ってもらうことが必要であると考え，医療・介護従事者向けにHIVの啓発教育研修を企画，開催した。結果，数カ所の事業所から受け入れ可能と返事をもらった。その後，関係スタッフでカンファレンスを実施し連携体制を整え，入院から4カ月目，Kさんは自宅に退院した。

援助のポイント
　HIVは，かつて治療法がなく感染したら死を待つばかりの病気であったが，医療の進歩によってコントロール可能な慢性感染症となり，患者の多くは適切な治療を受けながら社会復帰できるようになった。HIVは，日常生活でほとんど感染をしない。しかし，HIVへの誤解や差別偏見は社会に根強く存在し，本事例のような要介護状態となった患者が転院や施設入所，あるいは介護サービスの利用を希望しても，受け入れを断られ退院援助は難航する場合が多い。MSWは個別援助だけでなく，HIVに対する正しい理解を促し差別偏見をなくすためのソーシャルアクションにも取り組むことが必要である。

4）医療的ケア児への支援

●事例

患者と生活背景

　Lさん，17歳，男子。生後4カ月に福山型筋ジストロフィーの診断を受けた。母親52歳，父親54歳，兄22歳の4人家族。医療的ケア超重症児（者）スコア48（スコアの合計が25点以上で超重症児（者）とされる），レスピレーター管理，気管分離，酸素吸入，胃ろう，昼夜問わず数時間ごとの吸引と体位変換を行う。弛緩による発汗で夜中も更衣の必要あり。父親は会社員であるため，夜間のケアは母親と分担しているが，日中のケアや通学，通院は母親が担っている。祖父母はLさんの障害を知ると絶縁状態となり，母親はLさんのケアのために自宅に引きこもる生活となった。

医療機関のタイプ

子ども医療センター，大学病院，地域医療支援病院

保険種別・使用する制度および機関

被用者保険（家族），障害者総合支援法，児童福祉法，学校教育法

援助経過

　Lさんが2歳の時，兄の卒園式参列のため，何とかできないかと相談があり，M事業所の訪問看護を紹介した。その後，他のサービスも導入したが，M事業所は現在に至るまで継続利用しており，母親の気持ちを汲み取りつつLさんの成長を理解してくれる心強いパートナーとなっている。

　2021年4月に側弯症の進行により，肺などの臓器を圧迫するおそれがあるため，背中側を切開し椎骨の後方に金属を固定する手術を受けた。手術後から仰臥位以外の姿勢は困難となり，今までできていた体位をとることができなくなった。

　Lさんの成長や体調の変化と共に，日中の介助も母親1人では困難なため，現在はほぼ毎日訪問看護，訪問入浴，訪問介護，訪問リハビリテーションのいずれかのサービスを利用している。可能な限り通学させたいと考えているが，呼吸器を装着している場合は同伴通学となるため，1年間で26日しか通学できなかった。

　24時間のケアや，側弯の手術によりまっすぐに伸びた姿勢，身長体重の増加により，ケアの負担はますます増加している。今までレスパイトとして利用してきたショートステイもコロナ禍を理由に，呼吸器を装着している人の受け入れを中断している。在宅でさまざまなサービスを利用することは，Lさんの生活を支えるためには必要であるが，連日多くの人が自宅を出入りすることから，母親にとっては毎日の時間管理が必須であり，すべてにおいて自分のペースでできないことへの疲労が蓄積しているように見受けられた。さらに，母親自身の体力低下，持病悪化の懸念，経済的負担から，将来の在宅生活・医療に不安を感じていた。そのため，Lさんの身体状況を踏まえつつ，母親のケア負担を考え，Lさんが日頃から利用している医療的ケアができる放課後等デイサービスの延長利用を勧めた。また，通院も大きな負担となっていることから，側弯手術後の定期検診とレスパイトの目的を兼ねて呼吸リハビリテーションのための検査入院ができるよう病院と調整した。

　呼吸器を使用している患児のケアは，本人の緊張も強く，介護者は夜間の一定の睡眠時間さえ確保できない。全身状態も低下し，頻度が高い吸引が必要であり，さらに側弯の手術により体位変換やおむつ交換に時間を要し，24時間のケアのために介護者は慢性疲労に陥っている。Ｌさんも母親も安心して自宅での暮らしを継続するためには，訪問看護，訪問介護，放課後等デイサービス，ショートステイの各サービスの利用が欠かせない。しかし，サービス利用に伴う母親の負担感を考慮しながらマネジメントすることが重要になる。さらに，24時間のケアを余儀なくされている家族介護者にとっては，一定の睡眠時間を確保することが重要である。特に呼吸器を装着した超重症児の受け入れが可能な施設は限定されているため，レスパイト目的を含めた医療機関への入院についても視野に入れ，家族のケア負担の軽減を図るための支援について，長期的な視野を持って検討することが求められる。

●「医療的ケア児」の誕生

　児童福祉法（平成28年５月25日成立・同年６月３日公布）が改正された。児童福祉法第56条の６第２項において「地方公共団体は，人工呼吸器を装着している障害児その他の日常生活を営むために医療を要する状態にある障害児が，その心身の状況に応じた適切な保健，医療，福祉その他の各関連分野の支援を受けられるよう，（中略）必要な措置を講ずるように努めなければならない」とした。そこで，厚生労働省が障害福祉サービスを行う上で「医療技術の進歩等を背景に，医療的ケアを必要とする障害児（重症心身障害児含む）」を「医療的ケア児」と説明するようになった。

●特別支援教育から始まった「医療的ケア」

　医療の発展と在宅医療が推進される中で，急速な医療的ケア児の増加に伴い就学の課題が生まれた。医療的ケア児が「盲・聾・養護学校」で教育を受ける際に，看護師が行う「痰の吸引」や「服薬」「経管栄養」など医師の指示で行う看護の必要性が高まった。根本的理由として，これらの行為は，医師法第17条にある「医行為」であったため，医師や医師の指示の下に行われる行為として法律上禁止されていたからである。そのため，通学に家族が同行するか，または，訪問による自宅での教育を受けるしかなかった。

　文部科学省は1998年から調査研究やモデル事業を始め，その後，厚生労働省が「盲・聾・養護学校におけるたんの吸引等の取扱いについて」を発出し，看護師が常駐すること，必要な研修を受けることなどを条件とし，特別支援学校の教員がたんの吸引や経管栄養を行うことは「やむを得ない」とする考え方を示した。さらに，介護福祉士が一定の「医療ケア実務者研修」を受けることによって，研修を受けた特定の人のみ医師の文書による指示のもと，「喀痰吸引」と「経管栄養」も業務として担うことが可能となった。

　2021年６月に「医療的ケア児及びその家族に対する支援に関する法律」（以下，医療的ケア児支援法）が可決され，「医療的ケア児」が法律上で明確に定義された。これまで地方自治体の「努力義務」とされてきた医療的ケア児への支援が，「責務」に格上げされたことにより，地域によって格差のあった支援体制の是正が期待される。家族介護者の負担を軽減し，安心して「医療的ケア児」を育てられる体制づくりが求められている。

5）がん治療と就労の両立を目指した援助

●事例

患者 Mさん，50代，女性。乳がん **医療機関のタイプ**

保険種別 健康保険組合，本人 一般病院・がん診療連携拠点病院

生活背景

　Mさんは乳がんと診断された。その前年に離婚し，現在はアパートで一人暮らしである。スーパーマーケットでパートタイマーとして接客や商品の陳列に従事している。雇用契約は半年ごとの更新制で，月収は約15万円。

援助経過

　乳がん診断直後に経済的不安があると申し出があり，MSWに依頼があった。

　初回面接では，MSWは傾聴を心がけた。Mさんの考えや状況は次のとおりであった。

・診断に対する戸惑いは大きい。しかし，いつか死ぬのだから仕方がないと思っている。

・手術と抗がん剤治療が必要だが，具体的なことは決まっていない。仕事を続ける意思があるが，規定では14日間の有給休暇を消化し，30日間連続して欠勤すれば退職になる。

　MSWは，がんと診断されたことだけで退職する必要はなく，就労意欲があるからこそ，労働の制限や治療方針を担当医に確認すべきで，それを上司に伝え，理解を得ながら仕事を続けることが大切であるとMさんに伝えた。しかし，病状によっては休職や退職も想定されるため，当院で利用できる社会保険労務士との相談を提案した。

　Mさんはその後，治療方針が決まり，抗がん剤治療を1クール目は2週間入院し，2〜6クールは3週間ごとに2泊3日の入院で行い，その後手術を受ける予定である。抗がん剤投与による副作用に免疫力低下，倦怠感，脱毛などがある。担当医より抗がん剤投与中は，特にマスク着用と手洗いを励行すれば就労可と説明され，上司に伝えたところ雇用契約を更新できると言われたとのことであった。

　上記を社会保険労務士との合同面接で確認し，治療費が高額になるため，高額療養費限度額適用認定申請が可能なこと，欠勤すれば傷病手当金が受給できること，病状の悪化などで万一退職する場合は健康保険任意継続制度や健康保険に1年以上加入しているので傷病手当金の継続も可能で，その後，症状によっては障害厚生年金の手続きが可能なことを説明した。

> **援助のポイント**
>
> 　がん治療と就労を両立するため，患者と職場とが，相互に治療に関する理解を深めるように援助しなければならない。治療による副作用や病気の経過による不安定さが，就労の継続を困難にさせる要因になるためである。告知直後の戸惑い，再発の不安，そして就労も含めた生活面への不安があるからこそ，それらの不安をできるだけ治療早期の段階で傾聴し，社会保険労務士や産業医などとも随時連携し，社会保障制度を駆使しながら見通しを立てた援助を行うことが重要である。

6）発達障害者への支援
—医療機関にて確定診断を行い，社会資源の利用を検討した支援
●事例

患者
Nさん，20代，男性。広汎性発達障害

医療機関のタイプ
精神科クリニック

保険種別　健康保険（家族）

生活背景

二人兄妹の兄。言葉が遅れ，幼児期に言語訓練・動作療法を受けている。小学校低学年時にてんかん発作を呈し，薬物療法を開始。その後気分の落ち込みで医療機関を３カ所受診。学習障害の指摘も受けていた。服薬せずに調子がよかったことから通院はしばらく途絶えていた。高校は問題なく卒業後，大学へ進学。ひやかしを受け，それから人と会うのが怖くなり休学。昼夜逆転，喪失感があり，心配した母親が同伴し受診となった。

援助経過

心理検査の結果，上記診断が確定した。主治医より精神障害者保健福祉手帳の申請の勧めがあったことと，Nさんと母親が今後の居場所や就職先に向けての準備を希望したため，面接を行うことになった。受診前には母親が，いくつかの短時間で裏方のような皿洗いの仕事を探し，Nさんも試みていたが続かなかった。次第に大学にも通えなくなり，治療中に退学となった。

Nさんは，言語のやり取りは苦手であり，面接では，質問に対して必ず「はい，えっと…」と前置きをしてから答えていた。多くを語ることがなく，また１つの質問に対しての返答に大変時間がかかるため，同席の母親から話を聞くことがほとんどであった。面接では，どの部分で社会生活がうまくいっていないか，どのようにしたいかなどを聞きながら問題を整理した。その結果，精神保健福祉士（以下，PSW）は精神障害者保健福祉手帳申請の説明を行い，同時に福祉サービスを受けるにあたっての手続き方法，通所施設の種別の説明を行った。Nさんは自宅近くで同年代の利用者が少ない場所を希望したため，入手できる情報を集め，施設の状況を電話にて確認，その情報を整理し伝えた。また母親から，通所施設だけではなく職業能力開発校の情報を求められたため，調べ，その結果申し込みに至った。

援助のポイント

この事例では，PSWと母親が連携しながらNさんの支援を行ったという感覚を持った。それは，PSWの情報提供のみならず，母親が職業能力開発校という別の選択肢も提示したり，「二次募集もある」という情報を聞きつけ，後日の出願につながったりと，母親の力が支援を確かなものにしていったことから分かる。

最近大人の発達障害の診断を求めて受診するケースが増えている。大人の発達障害は，どの部分で困難を抱えているのか分かりにくく，支援の目標設定が難しいケースも多い。そのため，PSWはアセスメントが不十分になりやすい。この事例では，母親というキーパーソンがいたことで具体的な希望や本人の普段の様子を聞くことができ，目標設定を行うことができた。クライエントのみならず，家族の力が支援を確かなものにすることを知った事例である。

3. 社会問題へのチャレンジ実践

1）生活困窮者への支援

●事例

患者

Oさん，40代，男性。自己免疫性辺縁系脳炎

医療機関のタイプ

急性期病棟，回復期リハビリテーション病棟

保険種別　国民健康保険（本人），限度額適用認定証区分エ

生活背景

　Oさんは独り暮らし（未婚）。体調不良で会社を休み，その後連絡不能となったため会社の同僚が自宅訪問したところ，室内で意識不明で倒れているところを発見され，緊急入院となった。入院1カ月後に神経内科での専門治療が必要となり，当院へ転院となった。転院時，住民票は両親宅へ移動され，賃貸マンションは解約済み，会社も退職となっていた。両親は共に70代，父親は年金がなく，母親のわずかな年金とパート就労で生計を立てていた。Oさん，両親共に貯蓄はほとんどなく，両親は生活苦から借金もしていた。Oさんには緊急入院から1年半，約13万円/月の傷病手当金が支給されることになっていたが，ほかの収入がなく，医療費の支払いに困窮していた。

援助経過

　入院翌日，母親から医療費についてMSWへ相談があった。世帯の経済状態では生活保護の対象外だったため，無料低額診療事業を適用し，当院の入院費を全額免除した。その後，約4カ月間当院の回復期リハビリテーション病棟でリハビリテーションをした後，身体障害者手帳2級（肢体不自由）の申請中に，退院期限が近づいたため転院先を検討した。

　Oさんは，両腕振戦があったが経口摂取可能であり，リクライニング車いすで1時間程度座位を保持できたので，介助すれば食事が可能であった。母親は自宅介護は困難だと言い，Oさんも母親の介護負担を考慮し，自宅退院は希望しなかった。Oさんは介護保険対象外だったため，本人と母親が話し合って，身体障害者手帳取得後に障害者総合支援法のサービスを利用して，サービス付き高齢者向け住宅（以下，サ高住）へ入居し，同時に単身者として生活保護を申請するという目標を立てた。

　当面の転院先を検討し，自宅近くの障害者病棟のあるB病院が病状的にも対応可能で，身体障害者手帳取得後のサ高住探しと生活保護申請の支援が可能と確認した。B病院では無料低額診療事業は実施していないが，これまで当院で減免した分，医療費を支払う余力が少しあるということだったのでB病院へ転院した。

援助のポイント

　入院当初から，将来に対する母親の不安は大きかった。また，要介護状態が続くこととなり，さらに不安が募っていた。Oさんの仕事復帰は見通しがつかず，両親の経済的サポートでは困窮すると考えられた。MSWは，生活保障の見通しを立て，家族の先行きの安心のため，B病院のMSWへつなぎ，継続して支援を受けることができるようにした。

2）災害医療—仮設住宅への退院支援
●事例

患者
Ｐさん，80代，女性。腰椎圧迫骨折，骨粗鬆症，
高血圧

医療機関のタイプ
リハビリテーション病院

保険種別 後期高齢者医療一部負担金免除

生活背景

　夫（80代）との二人暮らし，子どもはいない。主婦業，農業の手伝いなどをしながら，会社員の夫と生活していた。夫の定年後は２人で旅行に行くのを楽しみとしていた。家事のほとんどはＰさんがこれまで行っていた。震災に遭い，持ち家は全壊となり，４カ月の避難所生活を経て仮設住宅への入居となった。仮設住宅での生活に慣れたころ，たんすの上の荷物を取ろうとして腰椎圧迫骨折を受傷し，体動困難となり急性期病院を受診し入院となる。

援助経過

　急性期病院のMSWより，リハビリテーション病院のMSWへ転院の相談があった。Ｐさんの生活圏に近い当院へ急性期病院入院後１週間で転院となった。転院相談時よりMSW間では病状以外に震災後の生活状況についても情報共有が行われた。MSWは転院初日からＰさん，夫へ相談支援を行った。転院当初は受傷後１週間程度であったため疼痛も強く，コルセットを着用し安静が必要であった。

　MSWはＰさんが被災し，避難所生活からやっと仮設住宅での生活が始まって間もない時期の受傷であるため，心理的支援も含め病室やリハビリテーション室での声かけを行うよう心がけた。Ｐさんは，夫が一人暮らしとなり生活の心配もあったため「早く自宅に帰りたい」と積極的にリハビリテーションに取り組んでいたが，主治医，看護師，リハビリテーションセラピストの情報から，骨粗鬆症があるため，今後も圧迫骨折を受傷する可能性が高いことが考えられた。MSWは夫との面談で「一人での生活は寂しい」との声を聴いていたため，病院スタッフと夫の声を共有し早期の自宅退院を目標とした。MSWは，Ｐさん，夫と話し合い，転院２週後に介護保険の申請を行った。転院４週後には疼痛も軽減し，歩行器で50m程の歩行が可能になっており，チームスタッフと共に住宅改修のため仮設住宅への訪問を行った。仮設住宅の改修については，介護保険ではなく自治体で対応となった。手すりや段差への環境調整を行い，転院６週後に杖歩行にて仮設住宅への退院となった。介護保険は要支援１となり，サービス導入の必要はなかったが地域包括支援センターへは情報提供を行った。

援助のポイント

　突然の災害は長年積み上げてきた暮らしを一瞬で破壊する。MSWは，人生が詰まった自宅を失い，住み慣れた地域から仮設住宅への入居を余儀なくされた気持ちへ寄り添うことを支援の柱とした。また，日々新しく出てくる災害支援に関する情報を活用するために，行政との連携も通常よりも密に行う必要があった。MSWが災害支援でよりどころとしたのは，「医療ソーシャルワーカー業務指針」であり，平時からの価値と倫理に基づいたソーシャルワーク実践の積み重ねであった。

3）被虐待高齢者への支援

●事例

患者　　　　　　　　　　　　　　　　**医療機関のタイプ**　一般病院

Qさん，80代，女性。腰椎圧迫骨折，認知症　　**保険種別**　後期高齢者医療，要介護2

生活背景

　Qさんは10年前に夫と死別後，長男夫婦と同居しており，最近はデイサービスを利用しながら過ごしている。子どもは長男のほかに，遠方に住む長女がいる。自宅は一戸建てで，長男夫婦とは別棟で生活している。ある日，Qさんは自室で過ごしていたところ転倒し，救急搬送された。診察の結果，腰椎圧迫骨折と診断された。

援助経過

　Qさんの病状は落ち着いたがADLの低下が見られるため，自宅退院に向けたサービス調整をするよう主治医よりMSWへ依頼があった。Qさんと長男夫婦は，MSWとの面接で住宅改修を希望した。そこで，MSWはQさんと長男夫婦，長女，病院スタッフ，ケアマネジャーで退院に向けた話し合いを行った。その結果，退院前訪問を行い住環境整備の具体的内容を検討することになった。

　退院が近づいたある日，MSWのもとに長女が訪ねてきた。不安そうな表情の長女は，最近のQさんは認知症の進行もあり身の回りのことを一人で行うことが難しかったこと，長男夫婦はQさんに関心を示さず放っており，また，Qさんに黙って年金を使っていることなどを打ち明けた。このままでは心配なため，施設入所を検討したいとのことだった。MSWは，長女の不安などを傾聴し，施設入所や成年後見制度なども含めた今後の選択肢を提示した上で，ケアマネジャーにも相談することを勧めた。

　MSWは病院内でも早急に対応し，病院スタッフとカンファレンスを行い，状況の整理と今後の支援課題の検討をした。その後，Qさん，長男夫婦とそれぞれ面接を行ったMSWは，長男の結婚当初から嫁姑関係が悪かったこと，最近長男の会社が赤字続きで裕福な暮らしから一転借金を抱えていることなどが分かった。Qさんと長男夫婦の今後の生活を一緒に考えていくことで，両者は施設入所を前向きに考えるという選択に至った。数日後，長女が再び来院し，施設入所の申し込みを行ったこと，入所できるまで介護サービスを増やしショートステイも利用すること，入所を機に金銭管理は長女が行うことなどを話し合ったとのことだった。その後，Qさんは自宅へ退院した。

　Qさんへの支援がきっかけとなり，MSWは，近隣のMSWや地域のケアマネジャー，地域包括支援センターなどへ高齢者虐待に関する勉強会開催を提案し，定期的に学習や情報交換を行うようになった。

援助のポイント

　このケースでは，養護者（同居家族）によるネグレクトや経済的虐待が疑われ，関係職種と協働して支援課題を整理し，援助を続けた。高齢者虐待の対応の際は，虐待の背景要因に着目し，必要な支援を計画的に行う必要がある。また，虐待により生じている被害の防止や権利侵害の原因への対応が支援のポイントとなる。

4）医療特別手当受給に結びつけた被爆者への支援

●事例

患者

Rさん，70代，男性。肺がん

生活背景

本人，妻の二人暮らし。妻の介護を担っていた。

医療機関のタイプ

高度急性期病院／被爆者一般疾病医療機関

保険種別

国民健康保険，高齢受給者，被爆者健康手帳

援助経過

　通院中のRさんが来室。「この年になりがんが見つかったのは原爆に遭うたからではないかと思う。医療特別手当があると聞いたがどうだろうか。」手術後だが，抗がん剤治療が必要と言われたとのこと。今後の体調のこと，介護が必要な妻のことを気がかりに思っていた。

　1歳だったRさんは，爆心地より4.0kmの自宅で被爆。仕事に出ていた兄を探すため，その日のうちに母親に背負われ爆心地より2km以内の地点へ入市した。入市に関しての記載は不要と窓口で言われたとのことで，被爆者健康手帳には4.0km被爆と記載されている。厚生労働省は放射能の影響を特に被ったと推定する範囲を認定基準として運用している。4.0kmはその範囲に当てはまらないため，2km以内の地点へ入市した事実を手帳に追記する必要があると考えられた。被爆者健康手帳の記載事項変更には，当時を知る人の証言が必要となる。早速，兄弟に相談するとのことだった。

　数日後，気落ちしたRさんが訪れた。「兄たちから荷が重いので協力できないと言われた。迷惑をかけたくないし手当が欲しいからだと思われたくない。」と申請を断念する意向を示した。MSWは葛藤するRさんに，手当を申請することは当然の権利であり闘病生活に必要な費用であること，できる限りの支援をしていきたいことを伝えた。

　しばらくしてRさんから「兄が理解を示し，協力してくれることになった。」と明るい声で報告があった。すぐさま医療特別手当申請に必要な被爆状況をまとめる作業の支援や医師意見書の手配，同時に被爆者健康手帳の記載事項変更について行政担当者と連絡調整し，手続きを進めていった。約半年後，修正された被爆者健康手帳が交付されたと報告を受け，さらに数カ月後，医療特別手当の認定が下りたと報告があった。Rさんからは，「病気を抱え，妻の介護もある中で何度も断念しようと思ったが，諦めずに申請してよかった。」との感想があった。

援助のポイント

　被爆者の人生において，生涯にわたり放射能による人体への影響の不安や偏見や差別との闘いがあったことを十分に理解する必要があった。幼少期の被爆状況をまとめることは容易ではなく，当時を知る周囲の協力が必要であり，被爆状況を思い出すことでつらい記憶を呼び起こすことになる。Rさんの葛藤を受け止めながらも，夫婦の療養生活のために手当が必要だという思いを確認し寄り添った。時間のかかる大掛かりな手続きで途中で何度も諦めようとしたRさんを，受給できる条件が整うよう粘り強く支えた。

5）不法残留患者の帰国に向けた支援

●事例

患者　　　　　　　　　　　　　　　　　　**医療機関のタイプ**　大学病院

Sさん，60代，男性（外国籍）。兄弟4人。　　**保険種別**　　保険未加入

脳梗塞

生活背景

　Sさんは，10年前に観光ビザ（90日間）で来日したが，在留期間の延長を行わず，日本で知り合った同国籍の内妻（不法残留者）と総菜店を営み生計を立てていた。

入院時の状況

　某日の夕方，Sさんは自宅で倒れ，内妻が救急車を要請し救急搬送された。

　入院翌日の朝，MSWは担当医師から，Sさんについて回復期リハビリテーション病棟への転院を考えたいが，内妻の話によるとパスポートや保険証を所持しておらず，母国に帰国させたい意向があることなど，帰国も含めた対応への依頼を受けた。

支援経過

　Sさんおよび内妻に面接後，パスポート，在留資格，在留期間ともに失効しており，Sさんと内妻は不法残留の状態であることが分かった。医療費について，不法残留の外国籍者が活用できるリソースはなかったが，「行旅病人及行旅死亡人取扱法」の適用を探った。搬送時の状況から，市役所の生活保護課は，「行旅病人及行旅死亡人取扱法」に該当しないと判断し，Sさんへの請求は自費扱いとなり，病院は「外国人未払医療費補てん事業」の申請を行うこととなった。Sさんは母国に帰国することを望み，内妻も1人で総菜店の継続や，医療費の支払いを含め退院後のSさんの身の回りの世話を行うことに難色を示した。

院内スタッフとの方針・協議

　MSWは帰国の準備を進めるにあたり，組織としての対応が必要であると判断し，事務部門の責任者を含め関連部署とのカンファレンスを開いた。カンファレンスでは，下記の交渉・調整を行う方針が共有された。

・出国手続きは，入国管理局。

・母国の家族への連絡や医療の確保，臨時パスポートの発給は，母国の大使館。

・搬送手段に関しては，航空会社（搭乗条件）や旅行会社。

　また，Sさんの病状は安定しており航空機に搭乗できる状態であること。ADLは顔面を含む左上下肢不全麻痺や言語の障害があり，排泄はおむつ使用，移乗に介助が必要で，移動は車いすであることを確認した。

関係機関との交渉・調整

　次に，MSWは，Sさんが手続きを急ぐ入院中の病人であることやプライバシーに配慮しながら，粘り強く関係機関との交渉・調整を重ねた。入国審査官は「退去強制事由に該当すると思われる外国人」の審査に数回来院し，病状や母国への帰国意思の確認が行われた。その結果，

退去強制対象者であると認定された。その後，帰国準備の進捗に合わせ，入国管理局から仮放免許可書と自費出国許可書の発行を受けた。

大使館は母国の家族に連絡を取り，Ｓさんの受け入れ調整が行われた。家族は，空港への出迎えや近隣の医療機関に相談していることが分かった。臨時パスポートは帰国日時の確定後に発給され，内妻が大使館で受け取った。航空会社に専用の診断書と機内持ち込み物品・薬品の一覧を提出し，医師が付き添うことを前提に搭乗条件の調整を行い，旅行会社を通じて航空券の手配を行った。

その後Ｓさんは，退院当日，母国の家族に手渡す書類（英文で記載した診療情報提供書と看護サマリー。諸費用を含めた請求書）ならびに臨時パスポート，仮放免許可書，自費出国許可書を持参し，病院の救急車で空港に移動し帰国となった。

支援のポイント

パスポートが切れていなくても在留資格が切れている場合があるので，パスポート，在留資格，在留期間を確認することを留意しておきたい。また，在院日数，医療費の請求，帰国費用の捻出などが絡むことから，組織による支援体制を意図的に敷いていくことが重要である。この過程のソーシャルワーク実践において，ミクロ（患者とその家族への直接介入），メゾ（組織，地域への間接介入），マクロ（制度，政策への間接介入）レベルへと縦横に展開していくこと，また，患者とその家族の置かれた状況を配慮していくことが望まれる。

患者の意思決定を支える家族の存在は大きい。しかし，多様なライフスタイルの選択が可能な今日，親族というカテゴリーに縛られることなく，患者が必要としている存在を発見し，患者の協力者として支えていくことが，患者の意思決定を支えていくことにつながることを留意しておきたい。

特に，患者の協力者も不法残留の状態であれば，「警察に通報されるのではないか」と，不安な気持ちは計り知れない。MSWは不安な気持ち抱える協力者の気持ちに配慮しながら，「病院は，手当てを施す場所。患者とその協力者が安心して治療を受け，入院生活が継続できるように，医師・看護職・MSW共に支えている」ことを，理解できるように繰り返し説明していく努力を惜しんではならない。なぜなら，外国籍である患者は「言葉の問題」を抱えており，合意形成を得ていく過程において認識のずれが生じやすいからである。このような環境下に患者や家族，協力者が置かれていることにも留意しておきたい。

帰国支援は，患者の帰国の意思が明確であり，病状が航空機に搭乗できる状態であることが前提となる。具体的には，出国条件（出国期限や臨時パスポートの有効期限）や搭乗条件（航空会社に提出する診断書の有効期限）を念頭に置きながら，母国の親族への連絡，受け入れを行う医療機関，航空券の手配を，入国管理局，大使館，航空会社，旅行会社と同時並行に調整することを留意したい。

引用・参考文献

第1章第1節

1）谷島智徳監修，篠原則康，河原鉄朗，岩崎充孝：スーパー図解・診療報酬の仕組みと基本─2020（令和2）年度改定対応版，メディカ出版，2020.

2）伊藤哲雄，森田仁計編著：最新医療費の仕組みと基本がよ～くわかる本 第3版，秀和システム，2020.

3）迫井正深：診療報酬の仕組みと改定，日本内科学会雑誌，Vol.105，No.12，P.2320～2329，2016.

4）加藤由美：診療報酬を読み解く知識，日本医療ソーシャルワーク研究会監修，村上須賀子，大垣京子編：実践的医療ソーシャルワーク論 改訂第2版，P.143～149，金原出版，2009.

5）金蔵常一：2020年度診療報酬制度改定をどう読むか？─医療・福祉・介護の専門職として，FUKUOKA医療ソーシャルワーク，No.41，P.2～16，2020.

第1章第2節

1）佐藤俊一，竹内一夫，村上須賀子編著：新・医療福祉学概論 第1版，川島書店，2010.

2）村上須賀子，横山豊治編著：保健医療サービス─新カリキュラム対応 第2版，久美，2011.

3）加藤洋子，工藤隆治，村上須賀子編著：現代社会と福祉─社会福祉原論，ふくろう出版，2016.

第1章第3節

1）厚生労働省ホームページ：地域包括ケアシステム
https://www.mhlw.go.jp/stf/seisakunitsuite/bunya/hukushi_kaigo/kaigo_koureisha/chiiki-houkatsu/（2021年8月閲覧）

2）NDC Medical Timesホームページ：医療法改正の流れと第六次医療法改正のポイントを探る─医療制度改革総まとめ
http://medical.nihon-data.jp/archives/1615（2021年8月閲覧）

3）佐藤俊一，竹内一夫，村上須賀子編著：改訂版 新・医療福祉概論，川島書店，2018.

4）日本医療ソーシャルワーク学会編：医療ソーシャルワーク実践テキスト，日総研出版，2018.

5）日本医療ソーシャルワーク研究会編：医療福祉総合ガイドブック2021年度版，医学書院，2021.

第1章第4節

1）研究代表者湯川順子：広島県「医療機関調査」・「医療ソーシャルワーカー調査」調査報告書 県立広島大学重点研究事業報告書，P.16～18，22～24，26～27，2017.

2）厚生労働省健康局長通知「医療ソーシャルワーカー業務指針」（平成14年11月29日，健康発第1129001号）

3）カナダ家庭医協会，舟越光彦他訳：医師のためのベストアドバイス 健康の社会的決定要因，日本HPHネットワーク，2017.

4）厚生労働省：人生の最終段階における医療・ケアの決定プロセスに関するガイドライン，平成30年3月改訂

5）WHO健康の社会的決定要因に関する委員会，日本福祉大学訳：一世代のうちに格差をなくそう～健康の社会的決定要因に対する取り組みを通じた健康の公平性～ WHO健康の社会的決定要因に関する委員会最終報告書2008（要旨）Japanese version，2013.

6）日本医療社会事業協会：医療機関における社会福祉援助活動を促進するために～医療ソーシャルワーカーを配置するに当たっての手引き～，2006年7月.

7）児島美都子：新医療ソーシャルワーカー論─その制度的確立をもとめて，ミネルヴァ書房，1991.

8）村上須賀子，京極高宣，永野なおみ編著：在宅医療ソーシャルワーク，勁草書房，2008.

第1章第5節

1）日本医療ソーシャルワーク研究会監修，村上須賀子，大垣京子編：実践的医療ソーシャルワーク論 改訂第2版，金原出版，2009.

2）厚生労働省：医療ソーシャルワーカー業務指針（平成14年11月29日，健康発第1129001号）

3）中央社会保険医療協議会診療報酬基本問題小委員会：地域連携クリティカルパスとは（平成19年10月31日）
https://www.mhlw.go.jp/shingi/2007/10/dl/s1031-5e.pdf（2021年8月閲覧）

4）厚生労働省ホームページ：地域包括ケアシステム
https://www.mhlw.go.jp/stf/seisakunitsuite/bunya/hukushi_kaigo/kaigo_koureisha/chiiki-houkatsu/（2021年8月閲覧）

5）福岡市ホームページ：地域包括ケアの推進
https://www.city.fukuoka.lg.jp/hofuku/chiikihoken/health/00/04/4-040201.html（2021年8月閲覧）

第2章第1節第1項

1）ドナC.アギュララ著，小松源助，荒川義子訳：危機介入の理論と実際─医療・看護・福祉のために，川島書店，1997.

2）救急認定ソーシャルワーカー認定機構監修：救急患者支援─地域につなぐソーシャルワーク：救急認定ソーシャルワーカー標準テキスト，へるす出版，2017.

3）田川雄一，眞砂照美：高度救命救急センターへ搬送される高エネルギー外傷患者・家族へのMSWの支援プロセス，社会福祉学研究，Vol.35，No.1，P.119～127，2018.

4）小島好子，雲野博美，角田圭佑他：救命救急センターにおける医療ソーシャルワーカーが介入する患者の特性と退院支援，日本臨床救急医学会雑誌，Vol.17，No.3，P.395～402，2014.

5）南彩子：ソーシャルワークにおける危機介入アプローチとレジリエンス，天理大学社会福祉学研究室紀要，Vol.18，P.13～25，2016.

6）川村隆彦：ソーシャルワーカーの力量を高める理論・アプローチ，P.95～112，中央法規出版，2011.

7）品田雄市：救命救急センター入院患者支援におけるソーシャルサポート活用と効果，医療ソーシャルワーク研究，Vol.3，P.50～58，2013.

8）嶋あずな他：救急医療におけるMSWの役割，日本臨床救急医学会雑誌，Vol.14，No.3，P.437～444，2011.

9）Michael Blumenfield，Margot M.Schoeps著，堤邦彦監訳：救急患者の精神的ケア─症例から学ぶ全人的アプローチ，医学書院エムワイダブリュー，P.197～209，1996.

第2章第3節第5項

1）入国管理局ホームページ　　　http://www.immi-moj.go.jp/（2018年7月閲覧）

第3部

地域共生社会における医療ソーシャルワーカーの役割

地域包括ケアと地域共生社会

1. 施設療養から在宅療養へ
―MSWに期待される役割の変化

　我が国のMSWの歴史は，1919年に泉橋慈善病院（現・三井記念病院）に病人相談所が設置されたことに始まる。その後，第二次世界大戦後の政策により，MSWが我が国に本格導入され今日に至る。

　医師や看護師といった保健医療の専門職の目的が疾病治療と健康の増進であることに対し，MSWの専門性は，「医療ソーシャルワーカー業務指針」に「病院等の保健医療の場において，社会福祉の立場から患者の抱える経済的，心理的・社会的問題の解決，調整を援助し，社会復帰の促進を図る」と明記されている。

　どのような社会政策下であっても，患者や家族等の権利を擁護するというMSWの目的は普遍的価値として遵守されなければならない。一方，MSWに寄せられる役割期待は社会政策と共に変化し続けている。そこで本節では，第二次世界大戦後から今日に至るまでの医療政策から，MSWに期待される役割がどのように変化してきたか整理していく。巻末資料として社会保障制度とMSWの歩みを年表にまとめているため，参考にしていただきたい（**巻末資料1**〈P.227〉）。

戦後の公衆衛生問題への取り組み（1945年～1960年）

　第二次世界大戦は国民生活に甚大な被害をもたらした。医療機関不足も深刻な社会問題であった。そして，貧困と食糧事情の悪化，公衆衛生上の問題は，疾病の増加，特に結核の蔓延をもたらしていた。

　厚生省（当時）は，1945年に占領軍のGHQから旧日本軍の陸海軍病院などの返還を受け，国立病院・国立療養所として国民に開放した。その後，医療水準の確保を図るために病院の施設基準を定めた医療法（1948年制定）によって，都道府県や市町村が設置する公立病院の設置費用が国庫補助の対象とされた。1951年には，国庫補助の対象が日本赤十字社や済生会などの公的医療機関にも拡大された。その後，昭和20年代後半には朝鮮戦争を契機とする好景気もあり，年々医療機関の整備が進められ徐々に復興していった。

　この時期は，MSWの源流である医療社会事業がGHQにより整備され，我が国のMSWの萌芽期に当たる。GHQは公衆衛生の改善を目的に予防衛生に取り組んだが，その一環として導入されたものが医療社会事業である。1947年に保健所法が改正され，その第2条6に「公共医療事業の向上及び増進に係る事項」が掲げられた。その普及政策として1948年よりモデル保健所に医療社会事業係（現在のMSW）が配置された。当時のMSWは，結核患者を一刻も早く治療に結び付けると同時に，療養期間の長期化で生活が苦しくなった患者や家族らを支えるといった「受診・受療援助」「経済的

問題の解決，調整援助」を展開していった。

疾病構造の変化と共に広がるMSWの業務（1961年〜1980年）

　1960年代は，①1961年の国民皆保険制度の導入や1973年に実施された老人医療無料化，②1964年に特定医療法人が定められ軽減税率が適用されたことにより，民間医療機関が増加したこと，③診療報酬の改定方式が1974年から「物価・賃金スライド方式」に切り替えられたことなどを背景に，国民の医療アクセスが劇的に進んでいった。一方，福祉施設の整備の遅れは，医療機関が介護サービスを必要とする高齢者の受け皿にならざるを得ず，社会的入院の問題を生じさせていた。

　また，高度経済成長の裏側では，著しい経済成長を支えてきた国民の健康被害が深刻な社会問題となっていた。結核患者が減少した一方，産業構造の変化によって公害や薬害による患者，難病患者の出現，交通事故や労働災害などによる中途障害者，脳卒中などの生活習慣病の増加を引き起こすなど，時代と共に疾病構造にも変化が生じた。

　このような中，MSWは院内の療養環境の改善や職業訓練等による「社会復帰援助」，医療技術の発展に伴い高騰する医療費や生活費の相談といった「経済的問題の解決，調整援助」「長期療養中の心理的・社会的問題の解決，調整援助」を実践していった。また，精神科ソーシャルワーカーを加えた地域精神衛生チームによる地域活動や，リハビリテーション医療の発展に伴いMSWがリハビリテーションチームに組み込まれるなど，MSWの業務の幅は拡大していった。

少子高齢化社会へ向けた医療福祉見直し（1981年〜1988年）

　1980年代以降，来たる高齢化社会への対策と高騰する国民医療費の抑制と社会的入院の解消が医療保険制度の運営上の重要課題とされ，さまざまな政策が展開された。医療費抑制を図るため，診療報酬は「物価・賃金スライド形式」から「自然増を控除した改定方式」へ移行され，老人医療では保険点数の包括化が進められた。1982年に高齢者の増加による医療費の増加を最小限に抑制する必要性から，老人保健法（現・高齢者の医療の確保に関する法律）が制定された。本法の基本的な考え方の3項目の第一に「不必要な長期入院を是正し，できるだけ入院医療から地域医療及び家庭における医療の転換を促進すること」が明記され，老人保健法の診療報酬には「退院時指導料」が設けられMSWが位置づけられた。これは身分・資格法のないMSWにとって画期的な出来事であった。1986年には，病状がほぼ安定した人に必要な医療ケアと日常生活サービスを提供するための施設として，老人保健施設が創設された。

　1987年，社会福祉士及び介護福祉士法（2007年に改正）が制定された。そのような中，1989年に「医療ソーシャルワーカー業務指針（以下，業務指針）（2002年に改訂）」報告書，「医療ソーシャルワーカー業務指針普及のための協力依頼について」が発出された。

医療構造改革の準備とMSW（1989年〜2000年）

　この時期，国民医療費の抑制と早期退院の流れを本格化するために，さまざまな政策が策定された。1989年に「高齢者保健福祉推進十か年戦略（ゴールドプラン）」が策定され，これを節目にホームヘルプ，デイサービスなどといった在宅介護の充実が図られることとなった。そして，1990年には在宅介護支援センターが，1992年には訪問看護ステーションが設けられ，地域の医療福祉資源が急速に整備されていった。1994年にはゴールドプランの内容を見直し，一層の充実を図るために「新・高齢者保健福祉推進十か年戦略（新ゴールドプラン）」が策定され，在宅，施設両面にわたる基盤整備が加速度的に進められた。さらに，2000年には介護保険制度が施行され，喫緊の課題とされていた社会的入院を解消する政策が展開されていった。

　医療政策では，病院機能や病棟機能の分化が進められた。1990年に緩和ケア病棟が創設され，1992年の第2次医療法改正を皮切りに，総合病院のみの枠組みから「特定機能病院」「療養型病床群（2000年の第4次医療法改正において，療養病床へ整理）」「地域医療支援病院」が設けられていった。そして，2000年には回復期リハビリテーション病棟などが創設された。

　社会的入院を解消するための在宅ケアへの移行や，医療機関の機能分化が進められたことにより，患者は病期に応じて転院，もしくは在宅療養へ移行することが求められることとなった。このことは，MSWが入院患者の転院・入所調整，在宅療養支援等を主軸とした退院支援に偏向していくことに拍車をかけることにつながった。

医療費抑制に伴う病院経営の効率重視化（2001年〜2009年）

　2002年，業務指針策定来の13年間の社会的変化を受け，業務指針が改訂された。増加する児童虐待や家庭内暴力に医療機関がかかわることの必要性が挙げられ，このような社会背景の下，「病院等の保健医療の場において，社会福祉の立場から患者のかかえる経済的，心理的・社会的問題の解決，調整を援助し，社会復帰の促進を図る医療ソーシャルワーカーの果たす役割に対する期待は，ますます大きくなってきている」と明記された。なお，業務指針の詳細は，第1部 第2章「医療ソーシャルワーカー業務の実際」（P.21）を参照されたい。

　2003年に，平均在院日数の短縮化を狙いの一つとしてDPC（Diagnosis Procedure Combination）による包括払い方式が導入されると，平均在院日数は徐々に短縮化されていった[注1]。経営者は病院経営のためにDPCの点数が低くなる前，つまり，収益が下がる前に患者を退院・転院させたいと考える。その結果，MSWは病院経営に直結する効率偏重の退院・転院支援を求められるようになっていった。経営者が患者の転院先を迅速に調整するMSWを評価するといった風潮は，患者に会わずしてカルテや書類だけを見て対応するMSWを生んだ一方，医療機関における福祉職として，患者の意思決定支援や権利擁護のためにソーシャルワーク機能を発揮したいと思う

MSWには大きなジレンマを生じさせていった。

　この時期，診療報酬上のMSWの表記に変化が生じている。2006年度診療報酬改定でウイルス疾患指導料の施設基準，回復期リハビリテーション病棟入院料，リハビリテーション総合計画評価料，退院時リハビリテーション指導料，在宅時医学総合管理料に社会福祉士が位置づけられた半面，専門職名である「医療ソーシャルワーカー」の表記が姿を消した。また，2008年に新設された退院調整加算（2018年に入退院支援加算へ変更）などで業務指針の6項目のうち「退院援助」のみが加算対象とされたことは，MSWが地域活動などを行うための後ろ盾をもろくしたとも言えよう。業務指針の6項目すべてが診療報酬上に網羅されてこそ，MSWの業務全体が医療機関で認められ，MSWのソーシャルワーク実践が経済的保障を得ることにつながる。

地域包括ケア─連携業務とMSW（2010年～2020年）

　2010年代は，高齢になっても住み慣れた地域での暮らしを保障する地域包括ケアシステムに向けた取り組みが始まった。2014年には，住み慣れた地域で患者が治療を完結できるよう，患者の同意の上で医療機関が退院支援計画を策定し，退院後の治療を担う機関と共有した場合に，地域連携計画加算が算定可能となった。さらに2016年には，「退院支援職員が他の保険医療機関や介護サービス事業所等に出向く等して担当者と面会し，転院・退院体制に関する情報共有を行うこと」が加算要件に追加されるなど，MSWの業務は退院支援，特に連携業務に比重を置くものへと変化していった。

地域共生社会におけるMSW（2021年～）

　戦後の医療政策からMSWに寄せられた役割期待の変化を見てきた。「受診・受療支援」から始まったMSWの実践は，時代の流れと共に退院支援に偏向してきている。だが，MSWが地域活動やソーシャルアクションから関心をなくしたわけではない。単身世帯の増加や社会的孤立が社会問題となる中，身寄りのない患者を受け入れるために院内の体制を整え，地域と協働しながら身寄りのない人を地域全体で支えるための地域活動や，ひきこもり状態で受診が困難な人の元へアウトリーチしたり，患者家族会を発足させ，疾患や障害の有無を問わず誰でも参加ができ，地域住民と交流が図れるような居場所づくりを行うなど，MSWによるさまざまな実践が展開されている。

　2021年4月から，地域共生社会の実現に向け，重層的支援体制整備事業が開始された。社会資源の一部であるMSWにも地域に視野と活動を広げ，地域の多機関と共に，包括的な支援体制の構築と地域づくりに取り組むことが求められている。

注1）1996年9月の一般病床の平均在院日数は33.9日である。一方，DPCが導入された2003年4月は21.0日，2020年12月は15.8日まで短縮しているが，さらなる短縮が求められている。

2. なぜ, 今, 地域共生社会か

本書においても随所に登場するが, 近年, 「地域共生社会」という言葉を耳にすることが増えた。2016年に閣議決定された「ニッポン一億総活躍プラン」において「地域共生社会の実現」が盛り込まれ[注2], 2020年に成立した「地域共生社会の実現のための社会福祉法等の一部を改正する法律」において「地域福祉の推進は, 地域住民が相互に人格と個性を尊重し合いながら, 参加し, 共生する地域社会の実現を目指して行われなければならない（社会福祉法第4条）」とされ, 法律上もその理念が明記された。

この背景には, ①急速に進む「血縁, 地縁, 社縁」の希薄化等の中で, 新たなつながり・支え合いの形が求められている, ②分野別・対象者別に縦割りとなっている現行制度の下で狭間に陥る者が生じないよう, 総合的なセーフティネットが求められている, といった事情がある。

新たなつながり・支え合い

平成の30年間, 「血縁, 地縁, 社縁」と呼ばれる家族・親族, 地域, 勤め先といった関係性が希薄化したと言われるが, その影響はケアの領域にも及んでいる。

図1は, 平成初期（1990年）とその25年後の2015年, さらに25年後の2040年の3時点において, 「介護や看護で頼れる人がおらず, いざという時に支援者が必要と思われる高齢者の世帯数」を推計したものだが, 過去25年間で3.4倍に増え, さらに今後25年間で1.4倍増加すると見込まれている[1]。

この間, ケアの支えとして, 介護保険制度の創設（2000年）などにより, 公的制度の役割が拡大してきた。例えば, 1991年と2018年の在宅サービス利用者数を比較すると, ホームヘルプで約7倍, 通所サービスでは約12倍にも増え, 介護保険制度において新たに制度化されたケアマネジメントは450万人もの要介護者等を支援するようになった。

今後もこうした公的制度が果たす役割への期待は大きいが, 同時に, 人口減少や世帯規模の縮小などにより, これまで以上に従来型の血縁や地縁をベースとした支えの力の低下が予想される中で, さまざまな担い手・事業による新たなつながり・支え合いの形が求められている（**図2**）。

実際, 近年, 自分の関心あるテーマに対して, ボランティアや寄付などによってつながりを持とうとする「新たな縁」が生まれたり, 各地で福祉の枠を越えて, さまざまな分野の人々がつながり, 支え手と受け手といった一方向の関係ではない取り組みなども見られるようになっている[2]。

注2）ニッポン一億総活躍プラン（平成28年6月2日閣議決定）において, 「子供・高齢者・障害者など全ての人々が地域, 暮らし, 生きがいを共に創り, 高め合うことができる『地域共生社会』を実現する」とされた。

図1　介護や看病で頼れる人がおらず，いざという時に支援者が必要と思われる世帯

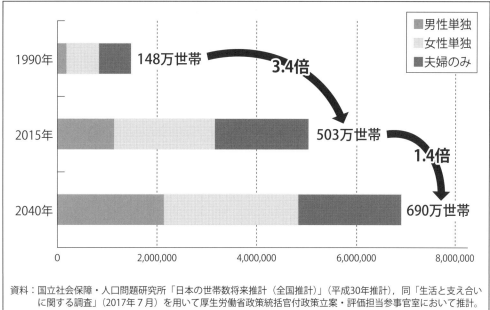

資料：国立社会保障・人口問題研究所「日本の世帯数将来推計（全国推計）」（平成30年推計），同「生活と支え合いに関する調査」（2017年7月）を用いて厚生労働省政策統括官付政策立案・評価担当参事官室において推計。

厚生労働省：令和2年版厚生労働白書―令和時代の社会保障と働き方を考える，P.90，2020.

図2　住み慣れた地域で暮らしていくために必要なことへの対応

対応の類型（担い手・事業主体） ＼ ニーズ類型	突然の困りごと (例)・具合が悪くなった	日常生活に必要なこと (例)・掃除，食事，買い物，子どもの世話・外出の手助け	人・社会とのつながり (例)・サロン，コミュニティカフェ・子ども食堂，子ども学習支援	暮らしに必要な特別な助け (例)・相談，就労・契約・財産管理，住まいの確保，当座の現金	
自助・互助的対応 家族・親族	家族・親族による扶助（三世代同居，親きょうだいや子との近居等）				成年後見制度利用促進の取組
民間企業等	見守り機器・システム，訪問・配達サービス等	フードバンク等への食材提供等 介護予防　中間的就労の場			
住民団体，民生委員，NPO法人等	（住民団体，民生委員）互助による助け合い，サークル活動等（NPO法人等）自主事業				
社会福祉法人，生活協同組合等（自主事業）	社会福祉法人の地域における公益的活動 生協の地域福祉活動		中間的就労の場	居住支援	
共助・公助的対応 住民団体，NPO法人，社会福祉法人，生活協同組合等	介護保険の総合事業，子ども・子育て支援制度の地域子育て支援事業等				
医療福祉事業体	介護保険，障害者総合支援，子ども・子育て支援等の各制度における個別給付や事業			福祉等の各種相談	
自治体その他	福祉等の各種ネットワーク	市町村運営の有償運送		就労支援　居住支援	

厚生労働省：令和2年版厚生労働白書―令和時代の社会保障と働き方を考える，P.158，2020.より引用，改変

制度の縦割りを越えた総合的なセーフティネット

1980年代以降，社会保障制度は分野別・対象者別に給付や事業が創設・拡充されてきた。こうしたアプローチは，典型的な利用者のニーズに応え，迅速にサービスを拡大していくには効率的な方策であったが，同時に，縦割りの課題を生じさせることとなった。

こうした中，高齢者介護の分野において，まず，医療と介護の連携の必要性が指摘され，その後，生活支援や住まいといった分野を含めた総合的・包括的な支援の重要性が語られるようになった。今日では「地域包括ケア」へと発展し，各地で取り組みが進められている。また，障害者自立支援法等によりサービス量が大きく拡大した障害福祉の分野との関係でも，高齢者，障害者など対象者別に区分された支援の在り方について，現場の実践の中で「共生型サービス」など新しい形が提起され，各地で取り組みが広がっている。

さらに，リーマンショックの経験を踏まえ，社会保障と就労，住まいの一体的支援の必要性が認識される中で，これまでの分野別・対象者別のアプローチとは異なる生活困窮者自立支援制度が2015年に施行された。加えて，2021年４月からスタートした「重層的体制整備支援事業」は，8050世帯等の複合的なニーズを抱えるケース，生活困窮に該当しないひきこもりのケースなど，既存制度では対応が難しいニーズへの対応も想定し，高齢，障害，子ども，生活困窮の各制度の相談支援・地域づくりの事業について，一体的な実施を可能とする仕組みとしている（**図3**）。

こうした取り組みは，いずれも「その人（世帯）の生活を支えるために何が必要か」という観点から生じてきたものであり，今後さらに「当事者（人・世帯）」を基本としたアプローチが求められることとなろう。

地域共生社会の実現に向けて

これまで「共生」という言葉は，障害者との共生，外国人との共生など「○○との共生」という表現で用いられてきた。一方，「地域共生社会」は「地域」というあいまいな言葉が加わった分，射程が広く，抽象的な概念であり，対象者の範囲は明確ではない。あえて言えば，地域住民すべてであろう。筆者は，この地域共生社会という理念が求める本質は，地域において誰も孤立させないこと（social inclusion）ではないかと考えている[注3]。

そして，地域共生社会の実現に向けた取り組みとは，前述のような経緯，背景を踏まえれば，制度の縦割りを乗り越え，人と人のつながり（地域の支え）をつくっていくこととなるであろうが，その際，先進事例の経験などを見る限り，次のような点が

注3）実際，社会福祉法第４条第１項では「地域住民等は，相互に協力し，福祉サービスを必要とする地域住民が地域社会を構成する一員として日常生活を営み，社会，経済，文化その他あらゆる分野の活動に参加する機会が確保されるように，地域福祉の推進に努めなければならない」とされている。

図3　重層的支援体制整備事業の創設

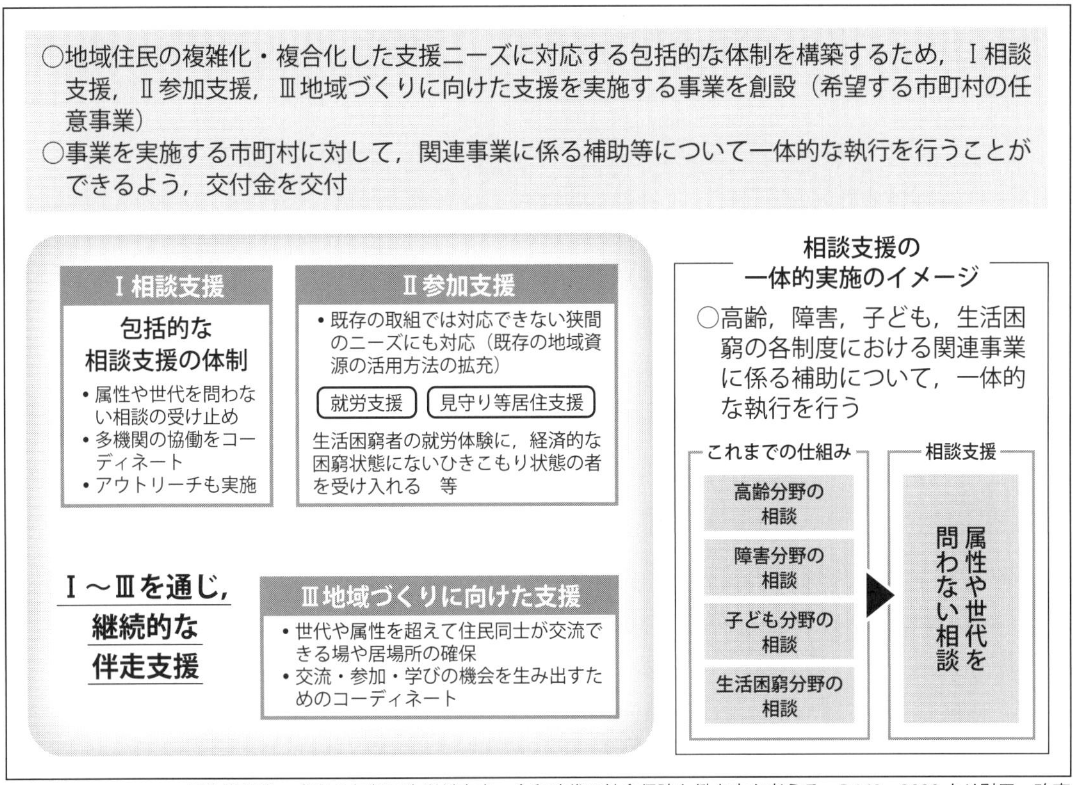

○地域住民の複雑化・複合化した支援ニーズに対応する包括的な体制を構築するため，Ⅰ相談支援，Ⅱ参加支援，Ⅲ地域づくりに向けた支援を実施する事業を創設（希望する市町村の任意事業）
○事業を実施する市町村に対して，関連事業に係る補助等について一体的な執行を行うことができるよう，交付金を交付

Ⅰ相談支援

包括的な相談支援の体制

・属性や世代を問わない相談の受け止め
・多機関の協働をコーディネート
・アウトリーチも実施

Ⅱ参加支援

・既存の取組では対応できない狭間のニーズにも対応（既存の地域資源の活用方法の拡充）

就労支援　　見守り等居住支援

生活困窮者の就労体験に，経済的な困窮状態にないひきこもり状態の者を受け入れる　等

Ⅰ～Ⅲを通じ，継続的な伴走支援

Ⅲ地域づくりに向けた支援

・世代や属性を超えて住民同士が交流できる場や居場所の確保
・交流・参加・学びの機会を生み出すためのコーディネート

相談支援の一体的実施のイメージ

○高齢，障害，子ども，生活困窮の各制度における関連事業に係る補助について，一体的な執行を行う

これまでの仕組み

高齢分野の相談
障害分野の相談
子ども分野の相談
生活困窮分野の相談

→

相談支援

属性や世代を問わない相談

厚生労働省：令和２年版厚生労働白書―令和時代の社会保障と働き方を考える，P.160，2020.より引用，改変

重要になろう。

・組織の枠を越え，多職種によるチーム対応を実現し，難度の高いケースでも皆で支えられるような形をつくる。

・民間サービスを含め，地域内のあらゆる社会資源を知り，活用し，つながりの場と生活支援が提供される環境をつくる。

・「福祉」や「医療」の枠にとどまらず，地域づくりの視点から，教育，環境，商工などあらゆる分野の組織・人々とコラボレーションを楽しむ。

　これまでMSWは，医療機関を中心に医療と福祉の橋渡しの役割を担ってきた。近年では，地域包括ケアがテーマとなる中で，「ときどき入院，ほぼ在宅」といった事例が増えており，一時的な退院支援にとどまらず，その後の地域生活の支援，さらに再入院など医療機関によるレスパイト的支援を視野に入れたかかわりも重要になっている。地域のさまざまな関係者と連携しつつ，こうした役割を果たすことによって，MSWが医療機関にとっても，地域にとっても，そして何より患者・家族にとって欠かせない存在となることが期待される。

　今，地域共生社会の実現が求められている中で，これまで以上に，地域に目を向け，活動の領域を広げることが大切になっている。院内だけでなく，地域の中に「仲間」をつくり，ごちゃまぜの混成チームで難しいケースを支えきる経験を積むことが，専門職としての新たな醍醐味につながっていくと考える。

医療ソーシャルワーカーの これからのロールモデル

1. 自殺未遂者支援・子ども虐待防止の活動から 地域を視野に

ソーシャルワーカーに必要なこと

救命救急センターでのソーシャルワーク実践から何が見えてきたか。

自傷行為を繰り返すことで生き延びている人たち，夫からの暴力を訴えるものの支援にはつながらない女性，生活苦から受診を拒み重症化する人たち。彼らの背景には貧困，アディクション，疾病など，生きづらさを引き起こす課題がある。表面化した現象は，支援者として，彼らの生活の課題に対しアプローチし，必要な支援につなげ，支えられなかった結果の現象，あるいは必要な支援が届かなかった結果の現象であると思う。

病気やけがといった表面化した事象から背景の課題を理解することの重要性。そのためのアセスメント能力。アセスメントした課題を対象者と共有し，課題解決のために道筋をつけること。そして背景の課題に対する専門職としてのアプローチ。事例をマクロにとらえ，問題を抽出し，社会に対して働きかけ変化を促すこと。それがソーシャルワークであるという覚悟を持つこと，これがソーシャルワーカーとしては必要なのだと思う。

医療機関にいて見えること

◆自殺未遂者支援とソーシャルワーク

救命救急センターには，年間200人前後の過量服薬による自殺未遂者が搬送されてきた。多くは3日程度の入院期間で身体的には退院可能となる。高度救命救急センターの機能としては，そこまでが役割である。しかし，入院前と抱える課題は変わらない。自殺企図を繰り返す人もいる。この年間200人の背景と課題，思いを聞いた。**図1**にあるように，医療機関にいて見えるのは自殺行動であり，介入できるとしてもメンタルヘルスの課題に対し，治療や支援の必要性を伝えることまでなのではないかと思う。見ようとして見なければ，自殺行動の背景に何があるのかは見えてこない。その要因にアプローチしなければ，何も解決しない。

思いを聞く中で，**図1**にあるような要因が見えてきた。この要因は，そもそも生活を下支えするソーシャルワークによる支援の切り口である。200人のうち，6割近い搬送者は子ども時代に虐待を受けていたり，子どもらしく育つ環境を保証されなかったりした人であった。子ども時代に受けた傷により，その後何十年も生きづらさを抱えながら生きなければいけない人たちがいる，そのことに衝撃を受けた。

◆子ども虐待防止とソーシャルワーク

自殺未遂者の支援を行う中で，彼らの子ども時代の育ち自体を支えていかなければ，

図1　自殺行動に至る過程

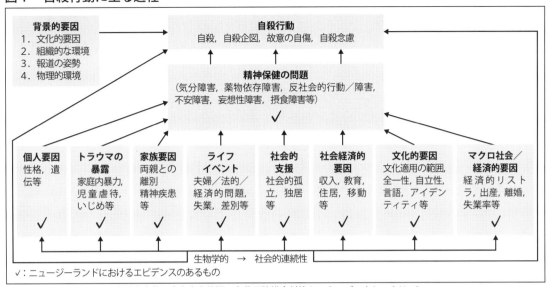

ニュージーランド政府健康省著，大内幸恵他訳：自殺予防総合対策センターブックレットNo.3
ニュージーランド自殺予防戦略2006-2016，P.16，国立精神・神経センター精神保健研究所自殺予防総合対策センター，2007.

この生きづらさを抱えながら生活する人を生み出してしまうと思った。虐待の連鎖について言われることもある。連鎖はなぜ起こるのか。暴力をコミュニケーションの一つとして取り込むこと，暴力を愛情表現と勘違いし，暴力を媒介にして人間関係を形成してしまうこと，親との間で感じるアンビバレントな感情を整理できず自己肯定感を持つことができず，人との距離感が保てないこと，親や大人のロールモデルがない中で親のようになってしまうのではという不安に押しつぶされそうになっていること。

　虐待してしまう親の背景理解も重要である。そもそも依存できる安全な大人を知らずに育つ子どもたちは，SOSを発信することはできない。助けを求めることで叱責され，相手にされない経験を持ち育った子どもたちは親になり，子育てに行き詰まった時に「困った」を伝えられずにいる。その背景を理解せずに，ぎりぎりまで追い詰めて「ちゃんと」育児をすることを求めてしまう支援の形が見えてきた。

地域に出て見えてきたこと・感じたこと

　自分が支援と思ってやってきたことが本当に必要な人たちに必要な形で届いているのか，本当の意味で子どもたちの，親の苦しさが分かっていたのか，疑問はやがて確信になり，地域の中で「子育てを支える」ということはどういうことかを考えたいと思った。ソーシャルワーク実践は，あらゆる現象を「人と環境の相互作用」としてとらえる。つまり，人々が抱える生活問題を個人に帰するのではなく，その人と環境の相互作用における不具合として認識するのである。そして，人が抱える生活問題，すなわち人と環境の相互作用において生じる不具合は，地域でつながることにより解決できる可能性がある，と考えた。

　しかし，不具合が生じる人は，地域でつながる機会が持てなかったり，持てたとしても活かせなかったりする人であることが多いことが見えてきた。「見守り」で支援

者が介入すると，「できないこと」「しんどいこと」の開示はしづらくなる。ぎりぎりまで頑張り「家」のほころびを見せないように頑張ってしまう。そんな追い詰められた状況での子育ての中で課題が「虐待」や「養育困難」という形で見えてくる。本当に小さなつまずきを支え，困り事に耳を傾け，一緒に悩み，一緒に動き，時には泣きながら，腹を立てながらということが子育て支援には必要で，相手のことを，相手の生活を知らないで支援をすることはあり得ないという結論に至った。

地域づくり～ソーシャルワーカーだからできること

　子どもにとって安全な基地である「家」を支えるには課題を「家」に閉じ込めない，地域全体が子育てを支える仕組みづくりが求められる。子どもが子どもらしく過ごすことができるよう安全に「家」を機能させるためには，公的機関が行う均質的なサービスと，民間の柔軟なサポート，地域全体の寛容さが不可欠である。生活を知り，生活を下支えするには，支援の受け手と支え手を二分しない関係づくりが不可欠であることも見えてきた。

　地域をつくること，地域を耕していくことが目指すものは，「家」を孤立させず，子どもも大人も，地域に開かれた居場所を通して，社会とのつながりを実感する，この体験の共有である。近年，子育てを巡る課題は家族の中に押し込まれ「家」の孤立を促進した。この場合，支援が目指すものは「家」の機能回復であり，大人も子どもも安心して依存できる他者との関係の構築である。助けを求めることは弱さではなく，生きる上で必要なことであることを体感できるような支援の形を実現することは，子どもや子育て家庭に限らず，すべての人にとって居心地のよい生活の場，地域となるはずである。

地域の中でソーシャルワーカーが必要とされる意味

　社会の問題は複雑に，高度化している。問題を個人に帰することなく「社会」の問題としてとらえ，変革を促そうと「社会」を国の政策ととらえ，社会変革，ソーシャルアクションを起こそうとするとその実現可能性は遠のいていく。子育て支援のためにと声を上げ動けば動くほど，彼らの困り事から離れてしまうような感覚を覚える。地域に出たら肩書や資格は邪魔になることがある。いかに「支援臭」を消して一人の大人として傍にいられるか。そうしてできた関係の中でソーシャルワークをさせていただくことが求められる。

　ソーシャルワークを通して見えてきたことを言語化すること。その言語化された思いを押し付けずに，相手に確かめながら動くこと。彼らのつらさ，彼らの声を発信し続けること。彼らの生活の中に身を置くこと。彼らの力を信じること。彼らと地域の関係の中で「社会を変えること」をとらえればソーシャルアクションは身近なものになる。そして何より，困る前に人と人が出会える寛容な地域をつくること。こうしたソーシャルワークが地域では望まれる。

2. 地域共生社会の実現に向けた地域づくり

地域はどう変わる？

　地域共生社会の実現に向け，国は地域福祉にかかわる社会福祉法の改正を2度にわたって行った。

　2017年には，個人や世帯が抱える介護，医療保健，住まい，就労および教育などに関する課題を「地域生活課題」とし，この課題の把握と解決に向け関係機関と連携し取り組むことを地域住民の役割と位置づけた。地域住民が担ってきた従来の地域福祉の枠を越えた「地域生活課題」と向き合うことになった。これまでの社会保障制度が前提にしていた日本社会にあった「地縁，血縁，社縁」が後退し，「8050問題」「老々介護」「ヤングケアラー」など，新たな課題にも対応すべく「地域共生社会」の実現に向けた提案の一つである。

　さらに2020年，市町村に「包括的な支援体制の構築」を規定した。そのための高齢者，障害者，子ども・子育て，生活困窮者にかかわる支援を一体のものとして地域住民の地域福祉を推進するとしている。「地域包括ケア」が高齢者を対象に，医療・介護・福祉・居住システムを包括的に提供しようとしたのに対し，「地域共生社会」では，就労，教育などを含む生活課題全般を包括，また高齢者，障害者，子ども・子育て，生活困窮者といった対象をも包括，さらに住民による「地域福祉」「地域づくり」をも包括することになった。

　国は「地域共生社会の実現」構想のもと，社会的孤立や複雑な背景を持つ地域生活課題等の対応に向け，「重層的支援体制整備事業」による地域づくりを進めるよう制度設計をした（2021年4月施行）。①分野横断的な相談機関が連携して対応する「断らない相談」，②社会とのつながりや参加を支援する「参加支援」，③日常の暮らしの中の支え合いの支援や居場所づくりなどを行う「地域づくり」からなる事業である。

　地域をめぐる国の構想は，地域をどのように変えていくのか。地域と医療をつなぐ役割を担うMSW，PSWはどのようにかかわるのか，地域づくりの実践からこの点について考えてみたい。

変わる地域にどうかかわる？

　こうした一連の社会福祉法改正により，地域がどう変わっていくのか？　また，MSWやPSWなどの専門職の地域移行支援に，どのようにかかわってくるのだろうか？

　これまでにも自殺，虐待などの支援を担ってきたMSW，PSWには，新たにヤングケアラーへの支援も期待されているが，地域に出向いた伴走型支援など継続的なかかわりを持てるようにしてほしい。

　一方で，地域とソーシャルワーク，ケアマネジメントの関係にかかわるエピソードがある。地域の人がサポートしてきた高齢者や障害者がサービス利用につながった途

端に，それまでのサポートや見守りが終わってしまう。専門機関・専門職の介入が，近隣の気遣いを余計なお節介に思わせ，他人事へと関係を崩してしまう。退院支援や地域移行支援に用いられる現状のソーシャルワークやケアマネジメントが地域を分断してしまう現状の在り方を見直されなければ，重層的支援体制整備事業の包括支援，参加支援，地域づくりが展開できるとは思えない。

地域に拠点づくりを

　筆者の地域活動の経験から，「地域共生社会の実現」には，「住民の主体的活動とその拠点があり，そこに専門機関やMSWを含む専門職がかかわる仕組みをつくること」が必要であると思われる。地域課題に取り組むボランティアを含む主体的な活動が，医療・福祉・介護の機関，町内会・自治会，地区社会福祉協議会（以下，地区社協）やまちづくり団体のプラットホームとして，この結節を担い中間支援の役割を持ち，同時に当事者の参加する居場所，住民と専門職とをつなぐ活動拠点である。

　MSWやPSWなどの専門職が，こうした拠点づくりに主体的に参画することで，地域と専門職のそれぞれの力が発揮される。拠点において，地域生活課題を把握する地域住民のそこでの活動や相談を通して，ソーシャルワークの知見や経験に基づくコンサルテーションが活かされる場面は多い。また，住民の地域を基盤にした関係性から導かれた相談—行政の窓口や相談機関への相談に至るまでのちょっとした心配事や愚痴，あるいは躊躇や戸惑いを受け止め問題を抽出するプロセス，ちょっと背中を押すといった人生経験によるサポートは，専門職の支援とは異なるが，ソーシャルワーカーが学ぶところは少なくない。

地域は地域で精いっぱい

　介護保険導入時はNPO法人が事業の担い手として位置づけられ，介護保険改正時には総合事業により地域住民，特に小学校単位の地区社協が担い手として期待されてきた。町内会・自治会では加入率の低下にもかかわらず，ごみや環境整備，防犯，災害対策，子ども・要支援者等の見守り，地域福祉，自治といった生活に密着した取り組みがあり，総合事業の展開や「地域生活課題」の把握と解決に向けた連携も担いきれない状況がある。高齢化は地域基盤型の組織を担う役員にも及び，一部ではいくつもの役を引き受けざるを得ない地域も見られる。行政や社協，地域包括支援センター等の機関が共に地域づくりを担う陣形づくりに，こうした地域の実情に応じた支援も欠かせない。

居場所と拠点づくり活動

　ここで紹介するのは，相談支援機関の職を退いたソーシャルワーカーが，基盤事業を持たない組織による，地域の人々と取り組んだ交流と居場所づくりの実践である。

　2015年に一般社団法人を設立し，築100年を超す古民家の保存と，地域課題の解決に関する活動に取り組んでいる（**図2**）。市のまちづくり関連の補助金，共同募金

図2　地域共生社会の実現に向けた住民・支援機関・行政の連携・協働

	地域課題への取り組み	特徴的な利用や役割	プラットホーム 住民参加と関係機関の連携・協働 ボランティア等	関係機関
子ども	子育て支援・子どもの交流 ○よつばクラブ ○よつば教室（夏季学習支援） ○木曜クラブ	学校でも家庭でもない地域の行き場／子育て中の親同士、子どもの交流 ・乳幼児から小学生までの子どもの遊び・学び・交流の場 ・共働き夫婦、父親の参加による子育て参加。孤立しがちな親と子どもの参加	ボランティアグループ	子育て支援センター 地域支えあい課 社会福祉協議会
高齢者	認知症カフェ ○古民家カフェ ○新古民家カフェアワーク 高齢者の居場所 ○高齢者の居場所　○古民家サロン	認知症になっても暮らしやすい地域づくり、認知症についての学びと交流 ・グループホーム等の当事者をはじめさまざまな人が参加 ・障害者のボランティア参加 ・専門職の参加による「カンファレンス」	ボランティア団体 参加者の自主運営	地域包括支援センター 地域支えあい課 〈認知症カフェ〉
社会参加	地域の居場所づくり ○所属のない人の居場所 ○自由なプログラムでの交流	所属のない人を中心に、誰もが集える地域の行き場・居場所づくり ・ひきこもりや所属のない人の参加する場、社会参加のきっかけづくり ・保健師等、専門職経験者のボランティア参加	保健福祉関係専門職 保健福祉関係者の経験者のボランティア	基幹相談支援センター 保健センター 障害者相談支援事業所
相談	困り事相談 ○地区社協分室「相談所」 ○地域の支えあい活動	身近な困り事の相談とみんなで支え合う地域づくり活動へつなぐ ・身近なところでの生活についての相談、ピアな関係による支援	身近な相談 合同相談会	地区社協 区社協
交流	地域の交流 ○フリーマーケット ○役場まつり	さまざまな人々が知り合い、地域活動参加へのきっかけづくり ・女性サークル等の出店参加 ・障害者就労支援事業所の出店参加	出店者の運営 介護関係者のボランティア	障害者就労支援事業所 さまざまなサークル、団体
多機能事業	古民家の保存 ○築百年の伝統的建物の修復保存 ○人が集うよう活用 自主活動への会場提供 ○地域の団体の活動 ○災害時の臨時避難所	明治末期の安曇地方農家の貴重な建造物の伝統を守り、後世に伝える ・田舎のおばあちゃんの家に帰ったような安心感 ・人々の心を開き、つながりやすい伝統的な日本家屋 地域共生社会、地域の活動の拠点としてさまざまな利用 ・多様な人々のさまざまな活動の展開 ・利用を通じた社会貢献	障害者の就労の場 ケアマネジャー 居宅介護支援事業所	織物、染物 手芸品創作

などを活用し，古民家の床面の全面張替え工事を行い，安全な使用ができるよう改修しながら，地域のニーズや相談に応じてボランティア組織を募り，**図2**のような活動を始めていった。①子育て支援・子どもの学習支援・交流，②認知症カフェ，サロン，③所属のない人の居場所づくり，④地区社協分室の相談事業，⑤フリーマーケットなどの交流イベント，⑥社会福祉法人が運営する「喫茶・食堂」（障害者の働くコミュニティカフェ）の開設，⑦地域のサークル活動等への会場提供など，である。法人の意義は，古民家の伝統と空間を生かしつつ，まちづくり活動にかかわる住民，ボランティア，行政機関，関係機関（町内会，地区社協，相談機関，NPO，スーパーマーケットなど）と協働する地域のプラットホームとして機能していることである。

◆まちづくりの意義

「福祉のまちづくり」が謳われていた少し前の時代には，弱者救済を謳うことによってまちづくりを推進しようとするねらいがあった。福祉の対象の人々だけを支援する施設運営のあり方は，ノーマライゼーションの理念からかけ離れがちになる。障害者，高齢者，子ども，生活困窮など，すべての人が地域で対等な関係を築き，支援や活動の場が地域に開かれ，さまざまな人々や機関と連携・協働する「まちづくり」[1]が必要であると考え，法人名に「まちづくり」を冠している。敷地内には，知的障害者の働く就労継続支援B型事業所のサテライトとして喫茶店があり，地域の憩いの場で働く障害者と地域の住民との新たな関係づくりが始まっている。

現在の活動は，認知症カフェ，子育て支援など，幅広い年齢層の人々を対象にしている。認知症カフェは，当事者と家族だけでなく，地域の誰もが参加することができ，認知症の理解や支援につなげる取り組みになっている。この中の講座では，認知症に限定しない健康講座を組み入れ，健康の維持確保のための知識を生活に生かせるよう専門職を講師に学んでいる。ここでは，参加者からの相談にその場にいた専門職で即興のカンファレンスを開くなど興味深いかかわりが生まれている。

◆居場所づくり

子育て支援のうち，夏休み中の学習支援，木曜日の子どもの行き場づくりは，家庭でも学校でもない場所で，地域の人々に見守られ，交流を通してさまざまな学びを提供している。

職場や学校など所属がなく地域で孤立する人々の「居場所づくり」を開催し，そこでの活動で誰かのために役に立つことが自己肯定感，レジリエンスにつながり，新たな挑戦の機会を提供することで，生きがい，働きがいを得て，その人らしい暮らしを実現できる，と構想している。

居場所づくり活動は，障害者の相談支援事業所にとって当事者と同伴して参加する，いわば伴走型支援として有効であり，初めて参加する当事者には心強い。また，地区社協の相談活動には，相談支援機関が積極的にかかわりコンサルテーションなど

図3　居場所をめぐる関係図

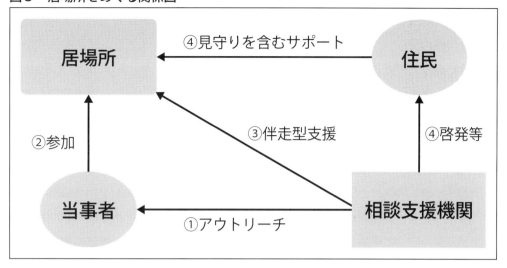

後方支援を行うことも地域活動への貢献になる（**図3**）。

◆交流と相談の意義

　交流活動は，災害時の支援にとって不可欠であるだけでなく，人々のつながりが日常の生活をサポートし生活を豊かにする要素であり，法人の活動の理解やそこへの参加を促す上でも重要である。広く参加者を求め，会場の設営や運営など一緒に汗を流す活動，ともに楽しむ体験が組織・団体間，異業種間の信頼を築く上で欠かせない。

　2020年末から，地区社協の分室が置かれ「相談所」が設けられた。ここでの相談は専門的相談支援の前段にある，ちょっとした困り事や愚痴を受け止め，解決につなげる相談活動である。ケアマネジャーのセカンドオピニオンを求められたり，相談機関や行政の窓口に行く前段の躊躇や不安を受け止め背中を押したり，認知症カフェ参加者の愚痴から課題を拾い上げたりするなど，専門相談機関の相談だけからは見えない役割を果たしている。

◆拠点と支え合う関係づくり

　コロナ禍においてとりわけ顕著に現れてきた孤立の問題は，どの世代においても，就労や経済的問題，健康問題，住まいや居住問題などの生活課題を派生させるリスクとなる。地域での関係性が希薄になっている今日，町内会・自治会，地区社協などの従来からの地域組織やNPO団体等があるが，これに加え新たな「居場所」を拠点にした新しい「支えあい活動」に参加することを通して，「地縁・血縁・社縁」に代わる「居場所・役割・つながり」[2]を「拠点」づくりによって「新しい縁」をつくることで，地域の人々のその人らしい暮らしを実現する可能性がある。

　地域には地域の支え合う社会貢献活動をしたいという思いを持つ人がある。現実のボランティア活動に結びつくには，さまざまな障壁があり，情報，アクセシビリティ，費用などの負担感，活動後のフォローアップなどの不安や課題を調整することで，個人の善意が形になる。地域で住民が自主的に展開する社会貢献活動を持続させるため

の要件は，地域の拠点を通じた依頼者，実行者双方がともにアクセスしやすく，公平で，負担感の少ないシステムである。多様な人々が参画できること，時間や作業量など柔軟に運用できることなどを求められ，さらには地域の町内会・自治会，地区社協，子ども会，老人会，女性会など多様な団体があり，利害関係の調整，個人情報の取扱についての合意づくりを丁寧に行うことで実現する。

専門職の地域づくりへの期待と不安

専門職は，認知症カフェ，居場所づくり，子育て支援など住民主体の活動や運営へかかわり，地域の人々と一緒に汗をかく姿を見せてほしいが，数年がかりの時間を要するかもしれない。地域には差別や偏見だけでなく，上下関係，利害の対立，しがらみなど，混沌として複雑でときほぐしにくい関係があり，そうした利害の調整ができるような介入が期待されるが，これも簡単ではない。孤立・孤独の状態にある個人や世帯の一つひとつの支援に丁寧に当たり地域につなぐ実績を積み，地域の信頼を得てほしい。

地域の主体的な活動の場・拠点に加え，地域の自主的な社会活動を軸に，それにかかわる専門相談支援機関（地域包括支援センター，基幹相談支援センター等）や行政機関との連携，さらに活動を担う拠点と，そこでの社会貢献活動（ボランティア），当事者の活動が欠かせない要件になると考える。専門相談支援機関が地域づくりを担うためには，地域へ入り一緒に汗を流す地道な活動が必要である。

3. MSWによる地域包括ケアシステム構築へ つなげる, つながる仕組みづくり

　日本各地で地域の実情に合わせた「地域包括ケアシステム構築」が求められている今日, 医療機関に所属するMSWが何から手をつけたらよいかと悩んでいる人も多いだろう。経験少ない私もその一人で, 考え悩んだ末に「知ること」から始めようと考えた。私が言う「知ること」とは, 制度政策はもちろんのこと, 多職種の視点を知ること, 地域特性などを今一度原点に立ち返り理解することである。

多職種で患者情報を共有するカンファレンス

　実践としてまず, 「多職種の支援の視点の違いを理解する」ために, 病棟看護師, リハビリテーション職, MSWといった医療機関側, 同一法人内の訪問看護師, ケアマネジャー, 施設相談員ら福祉機関側職員が患者情報を共有できるカンファレンスを, 多職種と協働して2012年7月に立ち上げた。これは, 通常どの病院でも行われている退院支援・調整カンファレンスとは区別している。あくまで入院早期の情報把握を目的として取り組んだ。今では診療報酬や介護報酬の中でも連携することにより評価される加算等が設けられており, 入院早期から福祉介入の必要性を検討したり入院前の生活状況を把握したりすることが当たり前に実践されているところが多いのではないかと思う。しかし当時は, そういった文化はまだ定着がなく, 医療職と介護職との間に生まれる視点や支援速度の違いを認識することが多かった。オブラートに包んだ言い方をすると「熱い議論」に発展する場面も少なくなかった。その「熱い議論」の回数を重ねることにより, 患者支援の視点の違いと支援への熱さを理解し合うことにつながった（**写真1**）。これを転機に「つなげる, つながる」支援体制整備は始まった。

　2014年になると, 患者の入退院状況が把握しにくいとの介護側（ここではケアマネジャー）の現状を考慮し, 患者自身がスムーズに在宅生活へ移行できるよう, 在宅療養維持の鍵を握るケアマネジャーとのスムーズな連携を図る目的で地域で共通の退院支援のルールが策定された。私もその策定にかかわり, 策定会議の中で前述のカンファレンスの仕組みや自らの組織で実践するにあたり生じた医療側・介護側の視点の違いを紹介する機会を得た。

写真1　自院・同一法人内施設を越えた会議の様子

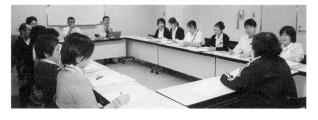

在宅医療におけるICTによる情報共有

　2014年7月に, 現場で活躍する在宅医（訪問診療・往診医）と同法人在宅サービス事業者とのリアルタイムな情報共有を目指して,

ICT（information and communication technology）の導入支援を行った。通常，在宅医療の現場では，病院内や施設内とは異なり，電子カルテや業務システムといった患者情報共有システムが十分に整備されていない。いまだ，在宅療養患者の枕元に設置された「介護ノート」で日頃の様子を多職種で共有しており，情報のタイムラグが発生する現状である。そのような中で「いつでも・どこでも・システム利用許可された担当者同士であれば誰とでも」患者情報を共有できる環境が整った（**図4**）。当初，ICTを使い慣れない現場スタッフらに対して，端末の基本操作，創傷・褥瘡画像の添付までできるケアレポートシステム活用の指導に時間を費やした。また，小規模事業所なら軽視できない通信費については，MVNO（Mobile Virtual Network Operator）通信を導入し，費用を抑える形をとった。今では，当たり前のように在宅療養患者の支援記録をテキストに画像を加えた情報をリアルタイムに共有している（**写真2**）。ケア担当者らからは，「ICT導入前には在宅医への情報伝達する際に，患者状況をどのレベルで報告をしてよいか迷うことが多い」との声を聞いていたため，導入以降は連携をとる上での「見えない壁」の解消にもつながったと思われる（**図5**）。

写真2　ICTを活用した在宅療養現場

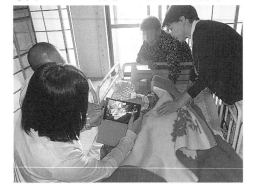

図4　情報共有（ICT）システムでつなぐネットワーク

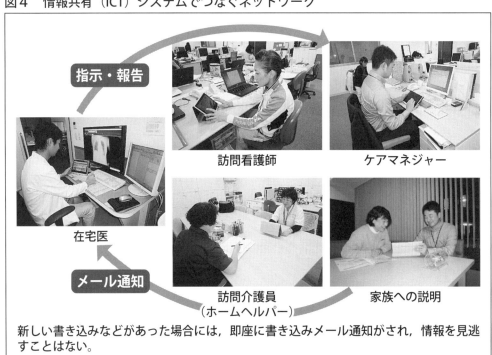

指示・報告

訪問看護師　　　　ケアマネジャー

在宅医

メール通知

訪問介護員
（ホームヘルパー）　　家族への説明

新しい書き込みなどがあった場合には，即座に書き込みメール通知がされ，情報を見逃すことはない。

地域に開放した研修会の開催

　また，「地域包括ケアシステムの構築」には，地域関係機関との「顔の見える関係」づくりが重要と言われる。そのことを意識して，2014年7月以降から地域に開放した研修会を定期的に開催し，現在までに約4千人が参加した。小規模施設や在宅サービス部門の自力での実践研修の開催が困難な背景と，在宅医療の現場で目が行き届きにくい口腔ケアや摂食嚥下などの実践研修は特に好評を得ている。開催するたび，在宅医療介護従事者の支援に対する熱意を感じている（**写真3**）。

地域のMSWの連携をつくる勉強会

　2017年5月から，地域のMSW同士で「連携」をテーマにした自主的な定期勉強会（通称「つなぐ」）を開催している。病院機能が異なる環境であっても学び合う，「横の関係づくり」にも役立っている。当初は，MSWだけであったが，近隣のPSWやケアマネジャー，保健師まで参加し，職域を越えた勉強会へと姿を変えつつある。今後の発展が楽しみな会である。

地域で最後まで暮らすための支援の例

　最近担当したケースで，一人暮らしの下腿切断後の男性の退院支援を担当する機会があった。犯罪歴もあり，家族からの支援は受けられず，介護施設などへ入所が望ま

図5　ICTによる情報共有システム利用のメリット　2015年度唐津病院アンケート集計結果

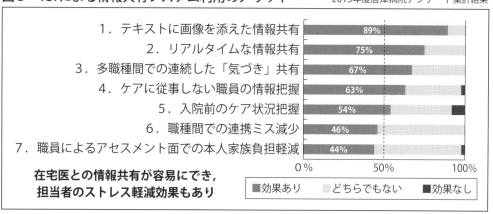

1. テキストに画像を添えた情報共有 89%
2. リアルタイムな情報共有 75%
3. 多職種間での連続した「気づき」共有 67%
4. ケアに従事しない職員の情報把握 63%
5. 入院前のケア状況把握 54%
6. 職種間での連携ミス減少 46%
7. 職員によるアセスメント面での本人家族負担軽減 44%

在宅医との情報共有が容易にでき，担当者のストレス軽減効果もあり

（■効果あり　□どちらでもない　■効果なし）

写真3　地域に開放した研修会

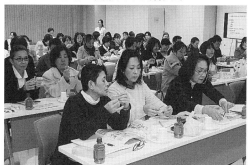

①摂食嚥下研修

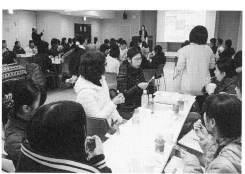

②口腔ケア研修

しい人であった。行政やあらゆる相談機関へ相談をしたが，保証人問題で願いがかなわなかった。自宅内外の環境は，10年以上清掃作業をしておらず，物であふれ，足の踏み場もない状態であった。経済的問題も抱え，自宅復帰は困難ではないかとの声も聞こえる中，地元の住民と共に清掃作業し生活環境を整えた。退院後も，必要最低限度の介護サービスと民生委員や地域住民，行政保健師などの見守り活動が継続できている。昨今，個人と地域との結びつきが弱くなってきていると言われる中でも，地域住民の温かさを肌に感じた貴重な経験であった。

＊　＊　＊

　「地域包括ケアシステム構築」へ向けた取り組みの中で，私たちMSWが行う支援と患者が求めるニーズには，少しギャップがあるように感じる。それは，地域の中に隠れている社会資源やニーズを知らないまま，制度上のサービスへとつなぐだけの実践をしているからではないだろうか。地域力という言葉もよく使われるが，その力を垣間見たり利用したりするためには，地域の各所へ出向くことが重要だ。今後，さまざまな立場の多職種と協働しながら，自分たちの地域の実情に即した「地域包括ケアシステム」を構築することが望まれている。私自身も，身近な多職種の仲間と協働しながら，その一翼を担っていきたい。

4. 医師会の在宅医療・介護連携支援センターでの取り組み

名古屋市医師会では，2016年度から16区に在宅医療・介護連携支援センター（以下，支援センター）にMSWとケアマネジャーの資格を持つ看護師を配置した。支援センターの業務から地域包括ケアシステムにおける新たな地域包括ケア時代のMSWの実践と今後の課題について述べる。

在宅医療連携拠点推進事業

厚生労働省は，病床削減や高齢者の増加で病院中心の医療から在宅中心の地域医療に変えていこうとしている。目指す高齢者の医療は，自宅や施設で生活し，入院はできるだけ短期間とすること，病院で看取る「病院完結型」から，かかりつけ医や訪問診療，訪問看護，訪問介護で最後を看取ってもらう「地域完結型」の医療に変えることである。

厚生労働省は，2011年，介護保険法を改正し，在宅医療連携拠点推進事業に取り組むよう都道府県に通知した。この事業の目的は，高齢者らが住み慣れた地域で最後まで生活できるように支えることである。そのためこの事業は，地域の医師，歯科医師，看護師，薬剤師，ケアマネジャー，MSWといった多職種の協働による地域包括ケアシステム（在宅医療・介護の支援体制）を構築することである。

在宅医療連携拠点推進事業のモデル事業の経過

厚生労働省は，在宅医療連携拠点推進事業のモデル事業を開始し，2011年度は10カ所，2012年度は105カ所，2013年度は300カ所で行った。名古屋市は，市内3区が愛知県のモデルに選定され，また，名古屋市独自のモデル事業として1区を選定し，市内4カ所にてかかりつけ医が参加しやすい共通の都市型在宅医療・介護連携モデルとして事業を開始した。この事業は，2018年度からは名古屋市の事業として名古屋市医師会に委託された。

名古屋市医師会支援センターの主な業務

業務は，①地域の医療介護の資源の把握，②在宅医療・介護の課題の抽出と対応の検討，③切れ目のない在宅医療と介護の提供の構築推進，④医療・介護関係者の情報共有の支援，⑤在宅医療・介護連携に関する相談支援，⑥医療・介護関係者の研修，⑦地域住民への普及啓発，⑧在宅医療・介護連携に関する関係機関と連携が求められる。各区で，医師会，行政，いきいき（地域包括）支援センター，訪問看護ステーション，介護保険関連事業者等と連携して地域の多職種連携の研修，市民向けの研修，医師向けの研修を実施している。

支援センターにおけるMSWの主な実践

地域包括ケアシステムの構築は，医療機能分化・強化・連携の促進が重点項目になっている。医療機関の連携を進めるために訪問医療を適時紹介する役割がMSWにはある。支援センターの相談事例から紹介する。

> **事例**
>
> 【主訴】患者の姉からの相談，ケアマネジャーから，支援センターで訪問診療医
> について相談するよう助言を受け，電話した。退院後に，妹の訪問診療を受け
> てくれる近医を紹介してもらいたい。
>
> 【患者】82歳，女性
>
> 【生活歴】87歳の姉と二人暮らし。父母が他界してからは，姉妹2人で洋裁をし
> ながら，20年ほど一緒に暮らしてきた。姉も，足腰が弱く，ホームヘルパー
> を週2回利用している。
>
> 【現在の状況】患者は直腸がんにて姉のかかりつけ医より急性期病院へ紹介あり，
> 入院中にストマ造設。その後，療養病棟のある病院へ転院したがリハビリテー
> ションもなく，本人は寂しがっている。今回の入院まで，本人は40年間受診
> 歴なし。
>
> 【保険情報】要介護5，担当ケアマネジャーはいないので，姉と同じケアマネ
> ジャーに依頼予定。生活保護受給中。
>
> 【住宅情報】本人の在宅療養のために，姉はエレベーターや手すりがない住宅か
> ら，別のアパートの1階へ転居したばかりである。
>
> 【姉の思い】これまで，姉妹2人で助け合って生きてきた。自分も高齢であるこ
> とは分かっているが，最期まで妹を家で介護してやりたい。

　支援センターは，訪問診療医と担当ケアマネジャーに状況を確認した。訪問診療医
は受け入れ可とのこと。ケアマネジャーは，転居したばかりのアパートが単身世帯用
であり，姉と本人2人分のベッドを設置すると，荷物が部屋からあふれてしまう上に，
姉がケアマネジャーやホームヘルパーなどの他者に依存的な性格で，自分では何もし
ようとしないことがあり，せっかく療養病棟に入れたのだから，無理に自宅に引き取
らなくてもよいのではないかとのことであった。

◆医療福祉アセスメント

　本人は，治療が終わった後の入院生活に寂しさを感じており，姉もそのような本人
の思いを汲み取り，自宅退院を希望し，転居をした。姉は87歳と高齢ではあるが，
移動能力，認知機能は保たれており，自身の身体のことも妹の予後のことも理解し，
周囲に分かるように説明できている。また，現在，入院中の主治医や紹介先の訪問診
療医，保護担当者，ケアマネジャーへの連絡も自身で行うことができ，キーパーソン
としての役割は果たせていると考える。居住空間の狭さや荷物の片付けは，本人たち
には気になるものではなく，高齢である姉が，他者に頼りながらの生活になることは
止むを得ない。最低限，生活動線の安全確保とストマ交換・処置の手技が確立すれば，
本人・姉の望む在宅生活は可能と考える。

◆その後の経過

　姉より，入院先の病院主治医へ情報提供書を依頼し，入院先から訪問診療医へFAXしたところ，新規受入可との返事があった。姉は，ケアマネジャーにベッド搬入日を確認し，初回訪問診療に合わせて退院日を調整した。退院後，姉より，「無事に退院できた」と支援センターに連絡があった。

　この事例のように人生の最終段階を自宅で迎えることを可能とする支援が増加していくと思われる。

地域包括ケア時代のMSWのこれからの実践

　2018年度診療報酬改定の基本方針の中に「国民の希望に応じた看取りの推進」があった。人生の最終段階のおける看取りの推進である。MSWには国民の看取りの計画をすることも大きな役割があると考える。

　現在の急性期病院では，高度な治療の必要がなくなったがんの最終段階や老衰の患者は入院できなくなりつつある。地域包括ケア病棟や在宅医療で点滴管理や緩和ケアの治療を受ける患者も増加している。患者の病状により，どこで最期を迎えるかという看取りの計画をする必要性が出てきている。今後，医療機関や在宅で，患者，家族の相談に対応していくことが求められる。

　また，意識のない患者や認知症で判断ができなくなった患者が救命救急センターに搬送されると，最終段階の医療の選択を家族や医師が決めている。本人が後で後悔しないよう，延命医療をどこまで行うか元気な時に決めておくことは大切なことである。MSWは，人生の最終段階時の医療の選択を自分で決めておくアドバンス・ケア・プランニング（ACP）の相談やリビングウィル（生前の意思表示）を適切な時期に患者・家族に説明する役割が求められる。

まとめ

　今後，増加する高齢者の看取りについては，どこで誰が計画していくか，地域において重要な課題となっている。支援センターのMSWは，かかりつけ医や関係機関と連携して，地域包括ケアシステムの構築と高齢者の看取りを計画していく新たな役割が求められている。また，今後，高齢者をはじめ，重度の障害者，難病の患者等が，地域で自立した生活が，最期までできるように切れ目のない医療，介護，予防，住まい，生活支援のサービスを支援する役割も新たに求められている。

5. 連携システムづくりの実践技法

　これまで見てきたように，地域包括ケアシステムづくりは，地域の多様な組織や職種などの地域資源をつなぎ，継続的に機能していくシステムを生み出していくことである。本節では，その基本となるコーディネート力について考える。

連携システムづくりのコーディネート力

　地域包括ケアシステムを生み出していくためのコーディネートでは，「自分たちの地域を誰もが安心して暮らせる地域にしたい」という目的を掲げて，それを多様な関係者や組織で共有することが基本となる。

　そこでは，「こんな社会を目指したい」という思いの共有が大切である。誰もが安心して暮らせる社会を生み出していくために，何にどのように取り組んでいくべきなのかについて，地域の社会資源の状況を把握して地域の状況に応じた地域包括ケアシステムのコーディネートのあり方を考えていく必要がある。

　連携は目的ではなく結果であり，目的と方向性を共有し，目指す姿に向けて地道な努力を積み重ねた結果としての成果が連携である。個別のプロセスや形にとらわれ過ぎずに，地域に応じた取り組みを重ねていくことが求められる。

◆コーディネート力

　コーディネート力は，ある課題を解決していくために多様な人や組織の力をつなぎ組み合わせて成果を生み出していくことであり，地域包括ケアを継続的に提供していくためには，それを維持していく仕組みづくりが大切となる。

　地域包括ケアシステムづくりの場合，誰もが住み慣れた地域で自分らしい暮らしを人生の最後まで続けることができるように，住まい・医療・介護・予防・生活支援などにかかわるさまざまな人や組織が連携して，必要な人に必要なサービスを安定的・継続的に提供できるシステムを生み出す，コーディネート力が求められる。

◆目指す姿と方向性の共有

　コーディネート力の基本は，目指す姿を描き共有すること，すなわち，①解決・改善したい課題を共有し，②目指したい姿，それが解決・改善できた場合のイメージとその意義を共有し，③それを実現するためになすべきことと，それぞれの人や組織が果たすべき役割を理解することである。

　社会の今と未来を見て，「多様な社会課題を解決してよりよい社会を実現するためにこんな変化を生み出したい」という思いの共有が，コーディネート力の源泉となる。これにより，多様な人や組織が一緒に力を合わせていこうとする目的意識が生まれ，それぞれがどのような役割を果たせば全体としてどのような成果が生まれるのかが理解・共有されることで，実際の具体的な行動へとつながっていく。

　コーディネートを進める際には，「何をすればよいのか？」を考える前に，「何が課

題で何を目指すべきなのか」を共有し，「それぞれの人や組織はどのような役割を果たすことが期待されるのか」を理解しておく必要がある。これができていれば，協力して取り組むべきことが明らかとなるし，さまざまな具体的な取り組みについても，環境変化などにも柔軟に対応していくことができる。

◆変化を生み出す力

社会の不条理への良質な怒りと未来への希望

多様な人々や組織の行動の変化を生み出していくためには，「社会の不条理への良質な怒り」と「未来への希望」が大切となる。

「社会の不条理への良質な怒り」は，厳しい状況に置かれているにもかかわらず必要な支援を受けることができずに放置されている人がいることへの問題意識であり，感情的な怒りとは異なり社会への責任感に根ざすものである。光が当たらない陰の部分にも目を向ける意識や感性を持ち，よりよい社会のためにという意識が大切となる。

「未来への希望」は，よりよい社会を次の世代に引き継いでいくという未来の社会への責任感と希望である。前の世代から引き継いだ社会を，少しでもよりよいものにして次の世代に引き継ぎたいという思いの共有が原点となる。その思いの共有が，これまでのやり方を変えて新たな変化を生み出していく力につながっていく。

総合力としてのコーディネート力

「コーディネート力」は，多様な人や組織の力を結びつけて成果を生み出す力であるが，同時に，新たな取り組みについて，プロジェクト全体を組み立てて，関係者の意識合わせを続けながら具体的な成果までに持ち込む総合力でもある。「現場の資源をつなぐコーディネート力」と共に，「変化を生み出すプロジェクト推進のコーディネート力」も意識して，取り組んでいく必要がある。

また，企画力と実践力を合わせた問題解決力の総体をコーディネート力として意識することが大切である。現場発の問題意識を元に，社会の不条理への良質な怒りを持ち，よりよい社会を目指して関係者の力を形にしていくことが求められている。

コーディネート実践技法

以下，自らがコーディネートを進めていく際に必要となる実践技法について触れておきたい。

◆企画力

コーディネートには，現場の問題と課題を分析し地域の強みを活かした行動計画をまとめる企画力が必要ではあるものの，実践の場においては，対話力など周りを巻き込む力や，うまくいかなかった時の代替案の提示など，困難への対応力も求められる。「正しい答え」は1つではなく，よりよい変化を求め続けることが大切である。

必要なのは解説力ではなく解決力であり，次々に直面する困難を乗り越えて問題解決に取り組み続けていくことのできる企画力・実践力である。

◆柔軟な提案力

企画力には，目の前の課題だけでなくその背景から考えることが，柔軟な対応のためには不可欠である。

図6に示すように，「①目の前にこんな問題が起こっている，⑤だからこんな事業が必要」という短絡的な判断ではなく，②問題の背景として社会にはどんな変化が起こっているのかを考え，③だから今後どのような方向性を目指していかなければならないのか，④その際検討すべき問題の全体像はどうか？　検討すべき対象分野は？　重要な○○の側面から見れば？　時間軸から見れば？　などと問題の背景を検討していくことが必要となる。

こうした検討ができていれば，事業が壁にぶつかったりしても，それならこれはどう？　あれはどう？　と，代替案を次々に提示することができ，系統的に脈略を持って悩んでいける。歯車の嚙み合った系統的な悩み方が大切である。

◆課題の体系整理

問題の全体像と課題を整理して把握し，何が問題・障害で何が優先的に取り組むべき課題かを考えることが重要となる。

関係者が増えるにつれて，「やりたいことリスト」は増えていくものであり，それらを整理して，必要不可欠なものを絞り込んでいくことが大切である。その際に大切になるのが，全体像の体系整理である。

全体像を大きな課題別に体系的に整理をすることによって，プロジェクト全体の姿が見えてきて，全体のバランスや重点の置き方が議論できるようになる。

関係者のなじみのある課題に議論が集中してしまうことを避けることもできるし，同じ体系の中での優先度を冷静に判断することもできるようになる。

◆優先順位と取り組み時期の整理

問題解決策を議論していると，多様な意見が出てくる。中には，実施時期もまちまちで重要度も異なるものが混在する。

そのような場合に，**表1**のようにして整理してみることも有効である。このように

図6　柔軟な提案力

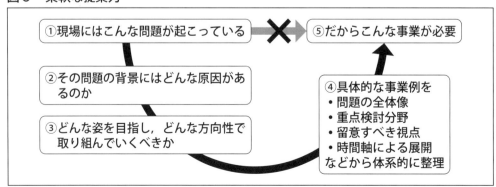

整理することで，重要度や実施時期が整理される。こうすることで，「あったらよい
もの」と「なければならないもの」とを整理することが可能となる。

◆新たなシステムづくりの意識

どんな取り組みも，一過性のものに終わっては仕方がない。長続きする仕組みづく
りを意識した取り組みが大切である。「資金面」と「制度設計」，そして何よりも「理
念の共有」が必要となる。また，新たな変化に取り組むことへの不安や抵抗感を理解
し受け入れることから始まる。「今のままでいいじゃないか」から，「一緒にやってみ
よう」までの変化を起こしていくことがコーディネート力である。

◆関係者・組織との調整

それぞれの職種や組織で異なる役割や立場があり，得手不得手は異なる。各組織の
得手不得手を理解した上で，コーディネートを進めていくことが重要となる。できる
ことから取り組んでいくことで，できないと思っていたことができるようになること
もある。目指す姿を共有することが大切となる。

◆人と組織をつなぐ楽しさ

連携の楽しさは，人や組織の力をつなぎ，自分個人の力以上のことを達成する喜び，
人や組織の可能性が組み合わさって大きな力になることを感じる喜びにある。多様な
組織の力を組み合わせ足し合わせる意識が大切である。何かを成し遂げる忍耐力は，
過去の苦労と成果体験から生まれる。

「こうすればよい」と評論家的に言うのではなく，困難に耐えてやり切り実際に成果
を生み出すことが，やりがいと達成感，そして周囲からの信頼と信用を生み出すもので
ある。そこでは，理想を目指す熱い心と現実を見つめる冷静な目の両方が必要となる。

表1　事業検討表

	今すぐ	来年には	数年後	アイデア
これだけはぜひ				
できればやりたい				

優先度を
考え選択

引用・参考文献

第1章第1節
1）高橋恭子：初期病院社会事業の実践―泉橋慈善病院 病人相談所について，社会福祉学，Vol.48，No.1，P.117〜129，2007.
2）村上須賀子：医療ソーシャルワーカーの業務と援助技術―施設医療から在宅医療への移行期における医療ソーシャルワーカーの役割，修士論文・摂南大学大学院，2000.
3）厚生労働省：平成19年版 厚生労働白書，2007.
4）高山恵理子：医療ソーシャルワーカーの業務に医療政策が及ぼした影響：診療報酬の動向と医療ソーシャルワーカーの「退院支援」業務との関わり，上智大学社会福祉研究，No.43，P.10〜30，2019.
5）児嶋美都子：医療ソーシャルワークの現代性と国際性―MSW45年の歩みより，勁草書房，1998.
6）50周年記念誌編集委員会編：日本の医療ソーシャルワーク史―日本医療社会事業協会の50年，日本医療社会事業協会，2003.
7）厚生省健康政策局：医療ソーシャルワーカー業務指針（平成元年3月30日健政発第188号）
8）厚生労働省健康局：医療ソーシャルワーカー業務指針（改訂版）（平成14年11月29日健康発第1129001号）
9）厚生労働省ホームページ：医療施設調査・病院報告（結果の概要）
https://www.mhlw.go.jp/toukei/list/79-1a.html（2021年8月閲覧）

第1章第2節
1）厚生労働省：令和2年版厚生労働白書―令和時代の社会保障と働き方を考える，P.89〜90，2020.
2）前掲1），P.157〜169.

第2章第1節
1）ニュージーランド政府健康省著，大内幸恵他訳：自殺予防総合対策センターブックレットNo.3 ニュージーランド自殺予防戦略2006-2016，P.16，国立精神・神経センター精神保健研究所自殺予防総合対策センター，2007.
2）サラ・バンクス著，石倉康次他監訳：ソーシャルワークの倫理と価値，法律文化社，2016.

第2章第2節
1）田中英樹：地域福祉とは何か，精神保健福祉，Vol.41，No.1，P.4〜7，2010.
2）阿部綾：弱者の居場所がない社会―貧困・格差と社会的包摂，講談社，2011.

第2章第4節
1）厚生労働統計協会：国民衛生の動向 2016/2017，厚生労働統計協会，2016.
2）社会保障審議会医療部会，社会保障審議会医療部会：平成30年度診療報酬改定の基本方針，平成29年12月11日.
3）黒木信之：医療福祉アセスメント，NPO法人日本医療ソーシャルワーク研究会監修，村上須賀子，大垣京子編：実践的医療ソーシャルワーク論 改訂第2版，P.95，金原出版，2009.

おわりに—新しいMSWのポジショニング

MSWのポジショニング（位置づけ）について，MSWの組織的位置づけ，専門的位置づけ，制度的位置づけという3つの点から考えてみたい。なお，組織的位置づけについては，第2部 第1章で取り上げられているので，ここでは割愛する。

1. MSWの専門的位置づけへの提言
MSWの業務・専門性は確立し得ているか？

MSW（Medical Social Worker）という呼称こそ，社会的認知を受けていると断言できるだろう。だが，MSWの業務や専門性はどれほど確立していると言えるだろうか。

我が国では，アメリカ留学により専門教育を受けた浅賀ふさ女史が，MSWとして聖路加病院（現・聖路加国際病院）に着任した1929年以降，90年余の年月が経過した。また，1989年に『医療ソーシャルワーカー業務指針』（2002年改訂，以下，業務指針）が策定され既に30年余を迎える。このような歴史的経過を経てもなお，未だ道半ばと言わざるを得ない。MSW養成課程は未完のままだからである。

MSW養成は現任者教育任せでよいか？

1992年，当時の厚生省が医療福祉士の国家資格化を提案したが，当時の日本医療社会事業協会内で賛否両論の議論が展開され，同協会執行部が「社会福祉士以外の資格は求めない」との主張に固執した。その結果，MSW養成教育のあり方検討は雲散霧消したと言っても過言ではない。一方，精神保健分野の職能団体（当時の日本精神医学ソーシャルワーカー協会）は，業務や専門性の確立を目指し，独自の国家資格化を求めた。その結果，精神保健福祉士の国家資格を実現させたのは周知のとおりである。注目すべきことは，日本精神保健福祉士協会はその後，国家資格を土台として精神保健福祉士養成教育にも現任者教育にも力を注ぎ得ていることである。

問題は，MSW養成教育に必要と思われる科目[1]が，社会福祉士養成課程に任意に上乗せされてはいるが，MSW養成教育として一定水準を担保できているわけではないということである。また，MSWが主として働く場となる病院や診療所等の保健医療分野では，保健医療専門職はその養成教育において即戦力となり得る専門性の習得を経ていることに対して，MSWの場合には，現任者教育任せとなっていることである。

2. MSWの制度的位置づけへの提言
MSWは「保健医療分野の社会福祉士」か？

あまり知られていないことだが，1つは，2002年当時の厚生労働省が，社会福祉士養成課程における社会福祉援助技術現場実習（現・ソーシャルワーク実習）に病院，

診療所，介護老人保健施設を追加することついてのパブリックコメントを求めた際，あくまでも社会福祉士養成のためであって，MSW養成のためではないと回答していることである[2]。たとえ病院等で実習をしたとしても，監督官庁としては社会福祉士養成課程ではMSW養成は意図されていないということが明確になったのである。

　もう1つは，周知のように，業務指針にはMSWの業務として6つの柱が掲げられている。一方，社会福祉士養成課程における相談援助実習（現・ソーシャルワーク実習）が免除となる実務経験には，6つの業務のうち「受診・受療援助」と「退院援助」は含まれていない[3]。つまりこれら2つの業務は，社会福祉士の業務とはみなされず，MSWに固有の業務とみなされていると考えられる。だが，当時の日本医療社会福祉協会が，2006年に，「医療ソーシャルワーカーとは，保健医療サービスにおいて生活相談を行う社会福祉士である」との整理を，厚生労働省と合意したとの見解を公式のものとした[4]。MSWは単に保健医療分野に配属された社会福祉士に過ぎないのであろうか。社会福祉士をMSWの基礎資格として位置づけるとしても，社会福祉士資格を有していることとMSWの専門性を習得していることとは同一ではあるまい。そのMSWの専門性を卒後教育に委ねてしまったことが，卒前教育の軽視，つまりMSW養成教育のあり方検討の放棄につながってきたのではないだろうか。

　以上により，現行の社会福祉士養成課程だけではMSW養成教育ににとって極めて不十分であることは明確である。

診療報酬上の社会福祉士の位置づけがもたらす業務の偏向

　社会福祉士が診療報酬上の位置づけを得たのは，2006年のことであった。以降幾度かの診療報酬改定を経てきたが，診療報酬の対象となる業務は，業務指針における退院援助業務に関連したものとなっている。このように，社会福祉士の診療報酬上の位置づけに対しては，肯定的な評価が強いが，必ずしも手放しで喜べることとは言い難い。なぜならば，業務指針に掲げられている業務全般が診療報酬の対象となっていないため，MSWの退院援助業務への偏向を招きかねないからである。

　重要なことは，唯一の例外＊を除いて，現行ではMSWの病院や診療所における配置基準がないことである。たとえ社会福祉士が診療報酬上の位置づけを得ているとしても，依然としてMSWが病院や診療所に制度的な位置づけを得ているわけではない，ということである。

3. 新しいMSWのポジショニングへの提言

　以上のことから，現段階におけるMSWのポジショニングは悲観的に見える。しか

＊無料低額診療事業を行う病院の場合，200床に1人の配置基準がある。

し，2025年を目途として地域包括ケアシステム構築に向けて，期待されるMSWの役割は明確である[5]。病院では，地域医療連携室といった名称の部署に，社会福祉士が看護職や事務職等の他職種と共に所属する形態が急速に進んできた。また，診療報酬上の病棟への社会福祉士の配置も画期的なことである。問題はこのような位置づけを得た社会福祉士が，MSWとしての専門性を獲得し，MSWとしての役割期待に応え得るか否かである。ここで改めて社会福祉士一般とは区別される，MSWとしての専門性はいかにあるべきかが問われることとなる。

チーム医療推進協議会によれば，医療と福祉の連携強化が求められている状況の中で，病院・診療所のみならず介護老人保健施設や地域包括支援センターなどの行政にも活躍の場が広がっているとの認識が見られる[6]。このようなMSWの職域の拡大に伴う専門分化と共に，本書第2部 第2章に見られるように，救命救急センター，急性期病院，回復期リハビリテーション病院，地域包括ケア病棟，緩和ケア病棟といった病院機能別，さらには難病，がん，HIV等の疾患別，生活困窮，災害，虐待等の問題別のように，総体的にMSWの専門性の拡大と深化が求められているだろう。

こうしたMSWの役割拡大への期待に応え得る専門性の習得には，卒前教育と卒後教育とが，車の両輪の如く不可欠ではないだろうか。前述のように卒前教育の貧弱さを不問としたまま，卒後教育に委ねてよいとは思われない。期待される新たなMSWのポジションを実現するためには，MSW養成のための卒前教育の確立が不可欠である。

日本学術会議は，社会福祉士をジェネリックな基礎資格と位置づけ，精神保健福祉士に加えて，認定医療ソーシャルワーカーや認定スクール・ソーシャルワーカーといったスペシフィックな認定ソーシャルワーク専門職を創設することを提言している[7]。ここから理解できることは，社会福祉士だけでは対応できないスペシフィックな領域があるとの認識である。だが，ここに2つの矛盾をはらんでいる。第1に，スペシフィックなソーシャルワーク専門職として，国家資格としての精神保健福祉士と新たな認定ソーシャルワーク専門職とが同列に取り扱われていること，第2に，精神保健福祉士も，現段階で唯一実現しているスクール・ソーシャワーカーも，共に卒前教育において養成されているが，5分野（高齢，障害，児童・家庭，医療，地域社会・多文化）の認定社会福祉士制度は実務経験を必要としており，明らかに卒後教育として位置づけられていること，である。

卒前教育としての社会福祉士養成課程において，ソーシャルワーク実習で病院等が位置づけられていることや，カリキュラムに科目「保健医療と福祉」が位置づけられていること，また卒後教育として認定社会福祉士（医療分野）の制度があることをもって，MSW養成教育として十分であるとみなすことを安易に首肯することはできない。卒後教育としての認定社会福祉士制度には大いに賛同できるが，卒前教育にはMSW養成は考慮されていないと言っても過言ではないだろう。少なくとも，卒前教

育において，社会福祉士養成課程や精神保健福祉士養成課程に上乗せしたスクールソーシャルワーク教育課程と同様，MSW教育課程（仮称）のようなMSW養成課程を創設することは，決して非現実的なことではないはずである。

　繰り返しになるが，時代は新しいMSWのポジショニングを求めている。それに応えるための最大の課題は，卒前教育におけるMSW養成課程の確立である。本書はMSW養成テキストを構想した1つのチャレンジである。加えて，本書は現行の社会福祉士養成課程における科目「保健医療と福祉」でも，また現任者研修でも活用できるような，3つの役割を1つのテキストにまとめあげるという難しい課題を，編者・執筆者・編集者が一心同体となって実現させた類書のないテキストであると言ってよい。

引用・参考文献
1）京極高宣，村上須賀子編著，日本医療ソーシャルワーク研究会監修：医療ソーシャルワーカー新時代
　　―地域医療と国家資格，勁草書房，2005.（特に，第6章を参照）
2）厚生労働省社会・援護局福祉基盤課：社会福祉士及び介護福祉士法施行規則（昭和62年厚生省第49号）
　　等の一部改正（案）に対して寄せられた御意見について，2006年3月10日.
3）横山豊治：医療ソーシャルワークと社会福祉士制度との整合性に関する一考察，医療と福祉，Vol.40，
　　No.1，2006.
4）社会福祉士養成講座編集委員会編：保健医療サービス（新・社会福祉士養成講座17）第2版，P.24，中央法規出版，2011.
5）竹内一夫：地域包括ケアとMSW―取り組みの中で求められた専門性とその役割，病院，Vol.72，No.3，P.234〜237，2013.
6）チーム医療推進協議会ホームページ：日本医療ソーシャルワーカー協会
　　http://www.team-med.jp/archives/specialist/jaswhs（2021年8月閲覧）
7）日本学術会議社会学委員会社会福祉学分科会：提言 近未来の社会福祉教育のあり方について ―ソーシャルワーク専門職資格の再編成に向けて―，2008.

資料1　社会保障制度とMSWの歩み（※社会保障制度等は主要なものを記載）

保健医療の政策動向	年	社会保障制度等	保健医療および衛生と医療法	MSWの歩み	MSWの診療報酬における評価（加算などの名称は当時の名称で記載）
	1919			泉橋慈善病院（現・三井記念病院）に病人相談所が創設	
	1922	健康保険法制定			
	1926	健康保険法一部施行		済生会芝病院（現・済生会中央病院）に社会部が創設	
	1927	健康保険法施行（保険給付及び費用の負担に関する規定）			
	1929			聖路加病院（現・聖路加国際病院）に医療社会事業部に浅賀ふさが入職	
第二次世界大戦	1939〜				
戦後の混乱・生活困窮者の緊急支援と基盤 アジア各地からの引揚者や失業者、戦争孤児を中心とした生活困窮者に対する生活援護施策、劣悪な食糧事情や衛生面に対応した栄養改善と結核やコレラ等の伝染病予防対策が急務とされた。 保健所中心の時代。	1945		GHQより旧日本軍の陸海空軍病院等が返還		
	1946	生活保護法制定			
	1947	児童福祉法制定 保健所法改正		保健所法の中に「医療社会事業」の文言が記載。保健所の事務員として雇われ、本質的なソーシャルワークは実施されず	
	1948	医療法、医師法、保健婦助産婦看護婦法制定	• 医療法により病院の施設基準が創設 • 都道府県や市町村が設置する公立病院設置費用に国庫補助適応	東京都杉並区をはじめとしたモデル保健所に医療社会事業係（現・MSW）が配置 国立国府台病院に精神科ソーシャルワーカー（PSW）が配置	
	1949	身体障害者福祉法制定			
	1950	制度勧告（社会保障制度に関する勧告）			
	1951	社会福祉事業法制定	国庫補助の対象が日本赤十字社・済生会・厚生農業協同組合連合会に拡大 社会福祉に基づく無料定額診療制度の開始		
	1952	栄養改善法（現・健康増進法）制定			
	1956			ベックマン報告にてMSW拡充の勧告	
	1957			厚生省社会局通達において • 国立結核療養所における医療社会事業を円滑に進めるために、専任ケースワーカーとなるべくその補助者を配置すること • 無料定額診療事業実施の基準として、診療施設にケースワーカーを置き、医療相談、必要な指導等を行うことが明記	
	1958	国民健康保険法改正（国民皆保険）	現在の診療報酬体系の基礎となる「新医療費体系」が導入される	公衆衛生局通知にて、保健所における医療社会事業従事事務員の業務を明確にし、事業の発展を図るよう通知	
	1959	国民年金法制定（国民皆年金）			
国民皆保険・皆年金と社会保障制度の発展 高度経済成長と生活水準の向上の裏では、食生活の変化による生活習慣病、水俣病などの四大公害病の発生や、サリドマイド等の薬害問題が生じていた。 民間病院の拡大と医療アクセス向上の時代。	1961	国民皆保険・皆年金の導入		公害や薬害、労働災害や交通事故等による中途障害者等の増加を受け、社会復帰支援や、精神科領域など、MSWの業務が拡大	
	1963	老人福祉法制定			
	1964		特定医療法人の創設等		
	1965			厚生省医政局による病院経営仮指導要綱にて「医療社会事業は事務機構から分離することが望ましく、専任の職員を配置することが望ましい（専門的知識・教育を要するので専門的教育を受けた者の配置が望ましい）」と明記	
	1973	老人福祉法改正（老人医療費無料化） 健康保険法改正（家族7割給付、高額療養費制度の創設） 年金制度改正（給付水準引き上げ、物価・賃金スライド制導入）			
	1974		診療報酬が物価・賃金スライド方式へ	社会福祉事業法にて、無料定額診療事業実施においては「医療上、生活上の相談に応じるために医療ソーシャルワーカーを置き、かつそのために必要な設備をととのえること。医療ソーシャルワーカーは社会福祉主事の任用資格を持ち、かつ病院にあっては船員が原則。医療ソーシャルワーカーの数は概ね200床あたり1名以上とする」と明記	

資料1の続き

保健医療の政策動向	年	社会保障制度等	保健医療および衛生と医療法	MSWの歩み	MSWの診療報酬における評価（加算などの名称は当時の名称で記載）
少子高齢化社会へ向けた医療福祉の見直し 高度経済成長の終焉による経済安定成長への移行と社会保障制度の見直し，少子高齢化社会に向け，医療費抑制が課題となる。	1982	老人保健法制定（一部負担の導入等）		社会的入院の是正に伴い，医療機関におけるMSWの採用が増加	老人保健法の老人診療報酬に「退院指導料」が設けられ，MSWが位置づけられる
	1984	健康保険法等改正（本人9割負担，退職者医療制度）			
	1985	年金制度改正（基礎年金導入，給付水準適正化，婦人の年金権確立）	第1次医療法改正 医療計画制度の導入（二次医療圏ごとに必要病床数が設定される）		
	1986		老人保健施設の創設		
	1987	社会福祉士及び介護福祉士法施行			
	1988			「老人保健施設の施設及び設備，人員並びに運営に関する基準」にて相談指導員を置くことが明記	PSWまたは臨床心理技術者等の専従を要件の一つとして，重度痴呆患者デイ・ケア料および重度痴呆患者収容治療料の算定が認められたが，MSWが指導を行った場合も算定可能に
医療構造改革準備期 社会的入院の解消に向けた在宅福祉サービスの整備と，少子高齢化・介護保険導入に向けた取り組みと構造改革の時代。	1989	ゴールドプラン策定 老人福祉法等福祉6法の改正（在宅福祉サービスの推進，福祉サービスの市町村への一元化） 精神保健福祉士法施行		厚生省健康政策局より「医療ソーシャルワーカー業務指針」「医療ソーシャルワーカー業務指針普及のための協力依頼」発出	
	1990		在宅支援センターの創設 緩和ケア病棟の創設		
	1992		第2次医療法改正等 医療機関の機能分化 特定機能病院，療養型病床群，地域医療支援病院の創設 指定老人訪問看護事業（いわゆる「訪問看護ステーション」）の創設		
	1994	エンゼルプラン，新ゴールドプラン策定 年金制度改正（厚生年金の定額部分の給付年齢引き上げ等）			
	1997	介護保険法制定	第3次医療法改正 総合病院の廃止 地域医療支援病院の創設 インフォームド・コンセントの努力義務規定の整備	医療機関の機能分化と在宅療養への移行に伴い，MSWの業務が入院患者の転院・入所，在宅療養支援等を主軸とした退院支援へ偏向	
	1999	新エンゼルプラン策定			
	2000	社会福祉法改正（地域福祉の推進） 介護保険制度施行 成年後見制度施行	第4次医療法改正 療養型病床群が「療養病床」へ整理。 •「一般病床」と「療養病床」の区別化 •回復期リハビリテーション病棟の創設		
医療機能分化の推進 人口減少に伴う財政再建とより一層の医療費抑制化の時代。 MSWの業務が「退院・転院支援」「連携業務」へ偏向していく。	2002			医療ソーシャルワーカー業務指針改訂 従来，「（4）退院（社会復帰）援助」とされていたMSWの業務が，「（2）退院援助」「（3）社会復帰援助」の2項目に分離。全般として，連携・協働にかかる文言が追加	
	2003	次世代育成支援対策推進法制定・少子化社会対策基本法制定 障害者福祉へ支援費制度の導入	包括医療費支払い制度の導入		
	2004	年金制度改革（マクロ経済スライドの導入）			
	2005	介護保険法改革（予防重視型システムの転換，地域包括支援センター，地域密着サービスの創設）			
	2006	医療制度改革（医療費適正化の総合的な推進等） 障害者福祉自立支援法施行	「老人診療報酬点数表」と「医科診療報酬点数表等」の原則一本化 第5次医療法改正 •医療機関の機能の分担及び業務の連携が明記	•診療報酬上に「社会福祉士」が明記された半面，「医療ソーシャルワーカー」の表記が消滅 •社会福祉士をMSWとして採用する流れが加速	以下5項目に「社会福祉士」明記 •ウイルス疾患指導料 •回復期リハビリテーション病棟入院料 •リハビリテーション総合計画評価料 •退院時リハビリテーション指導料 •在宅時医学総合管理料

資料1の続き

保健医療の政策動向	年	社会保障制度等	保健医療および衛生と医療法	MSWの歩み	MSWの診療報酬における評価（加算などの名称は当時の名称で記載）
	2007	社会福祉士及び介護福祉士法改正			
	2008	高齢者の医療の確保に関する法律制定 後期高齢者医療制度の導入	診療報酬上「退院支援部門があること」が評価対象に	平均在院日数の短縮化を背景に，MSWは迅速な退院支援を求められるように	• 退院調整加算に「社会福祉士」明記
	2010				• 介護支援連携指導料に「社会福祉士」明記 • 栄養サポートチーム加算に「社会福祉士」明記
	2011	介護保険法改革（介護サービス基盤強化，地域包括ケアの5つの視点の提示）			
	2012		地域連携計画加算の創設		• 退院調整加算に社会福祉士必置 • 回復期リハビリテーション病棟に社会福祉士必置
	2013	社会保障制度改革国民会議報告書	第6次医療法改正 地域包括ケアシステム推進		
地域包括ケア時代へ 団塊の世代が75歳以上となる2025年に向け，高齢になっても住み慣れた地域での暮らしを保障する地域包括ケアシステムに向けた取り組みの開始。	2014	医療介護総合確保推進法制定 地域医療介護総合確保基金の創設	地域包括ケア病棟の創設		• 回復期リハビリテーション病棟体制強化加算に病棟への社会福祉士必置 • リハビリテーション総合計画評価料，がん患者リハビリテーション料に「社会福祉士」明記 • 介護保険リハビリテーション移行支援料に「社会福祉士配置」明記
	2015	生活困窮者自立支援法施行	第7次医療法改正 地域医療構想の策定		
	2016		「退院調整加算」が「退院支援加算」へ変更	地域連携計画加算内に「退院支援」業務が設けられ，MSWの業務が退院支援とそれに伴う連携業務へ偏重	• 認知症ケア加算に「社会福祉士」明記
	2017	社会福祉法改正（地域共生社会の実現に向けた取り組みの推進） 地域包括ケアシステム強化法制定	介護医療院の創設		
	2018	生活困窮者自立支援法改正	「退院支援加算」が「入退院支援加算」へ変更		• 退院時共同指導料に「社会福祉士」明記 • HIV診療におけるチーム医療加算（ウイルス疾患指導料2）算定要件として，施設に社会福祉士または精神保健福祉士配置が必要に • 地域包括ケア病棟入院料算定時，入退院支援および地域連携業務を担う部門が必置化され，当該部門専従の看護師または社会福祉士配置が必要に
	2020				• 療養・就労両立支援指導料に相談支援加算が設けられ，看護師または社会福祉士が行う相談支援が算定可能に
地域共生社会へ 人口減少による担い手の不足や，血縁，地縁，社縁といったつながりの脆弱化を踏まえ，人と人，人と社会がつながり支え合う取り組みが生まれやすいような地域共生社会の実現に向けた取り組みの開始。	2021	社会福祉法改正（地域共生社会の実現に向け重層的支援体制整備事業の開始）			

医療ソーシャルワーカー業務指針

〔厚生労働省健康局長通知 平成14年11月29日健康発第1129001号〕

一　趣旨

　少子・高齢化の進展，疾病構造の変化，一般的な国民生活水準の向上や意識の変化に伴い，国民の医療ニーズは高度化，多様化してきている。また，科学技術の進歩により，医療技術も，ますます高度化し，専門化してきている。このような医療をめぐる環境の変化を踏まえ，健康管理や健康増進から，疾病予防，治療，リハビリテーションに至る包括的，継続的医療の必要性が指摘されるとともに，高度化し，専門化する医療の中で患者や家族の不安感を除去する等心理的問題の解決を援助するサービスが求められている。

　近年においては，高齢者の自立支援をその理念として介護保険制度が創設され，制度の定着・普及が進められている。また，老人訪問看護サービスの制度化，在宅医療・訪問看護を医療保険のサービスと位置づける健康保険法の改正等や医療法改正による病床区分の見直し，病院施設の機能分化も行われた。さらに，民法の改正等による成年後見制度の見直しや社会福祉法における福祉サービス利用援助事業の創設に加え，平成15年度より障害者福祉制度が，支援費制度に移行するなどの動きの下，高齢者や精神障害者，難病患者等が，疾病をもちながらもできる限り地域や家庭において自立した生活を送るために，医療・保健・福祉のそれぞれのサービスが十分な連携の下に，総合的に提供されることが重要となってきている。また，児童虐待や配偶者からの暴力が社会問題となる中で，保健医療機関がこうしたケースに関わることも決してまれではなくなっている。

　このような状況の下，病院等の保健医療の場において，社会福祉の立場から患者のかかえる経済的，心理的・社会的問題の解決，調整を援助し，社会復帰の促進を図る医療ソーシャルワーカーの果たす役割に対する期待は，ますます大きくなってきている。

　しかしながら，医療ソーシャルワーカーは，近年，その業務の範囲が一定程度明確となったものの，一方で，患者や家族のニーズは多様化しており，医療ソーシャルワーカーは，このような期待に十分応えているとはいい難い。精神保健福祉士については，すでに精神保健福祉士法によって資格が法制化され，同法に基づき業務が行われているが，医療ソーシャルワーカー全体の業務の内容について規定したものではない。

　この業務指針は，このような実情に鑑み，医療ソーシャルワーカー全体の業務の範囲，方法等について指針を定め，資質の向上を図るとともに，医療ソーシャルワーカーが社会福祉学を基にした専門性を十分発揮し業務を適正に行うことができるよう，関係者の理解の促進に資することを目的とするものである。

　本指針は病院を始めとし，診療所，介護老人保健施設，精神障害者社会復帰施設，保健所，精神保健福祉センター等様々な保健医療機関に配置されている医療ソーシャルワーカーについて標準的業務を定めたものであるので，実際の業務を行うに当たっては，他の医療スタッフ等と連携し，それぞれの機関の特性や実情に応じた業務のウェート付けを行うべきことはもちろんであり，また，学生の実習への協力等指針に盛り込まれていない業務を行うことを妨げるものではない。

二　業務の範囲

　医療ソーシャルワーカーは，病院等において管理者の監督の下に次のような業務を行う。

（1）療養中の心理的・社会的問題の解決，調整援助

　入院，入院外を問わず，生活と傷病の状況から生ずる心理的・社会的問題の予防や早期の対応を行うため，社会福祉の専門的知識及び技術に基づき，これらの諸問題を予測し，患者やその家族からの相談に応じ，次のような解決，調整に必要な援助を行う。

　①受診や入院，在宅医療に伴う不安等の問題の解決を援助し，心理的に支援すること。

　②患者が安心して療養できるよう，多様な社会資源の活用を念頭に置いて，療養中の家事，育児，教育就労等の問題の解決を援助すること。

　③高齢者等の在宅療養環境を整備するため，在宅ケア諸サービス，介護保険給付等についての情報を整備し，関係機関，関係職種等との連携の下に患者の生活と傷病の状況に応じたサービスの活用を援助すること。

　④傷病や療養に伴って生じる家族関係の葛藤や家族内の暴力に対応し，その緩和を図るなど家族関係の調整を援助すること。

　⑤患者同士や職員との人間関係の調整を援助すること。

　⑥学校，職場，近隣等地域での人間関係の調整を援助すること。

　⑦がん，エイズ，難病等傷病の受容が困難な場合に，その問題の解決を援助すること。

　⑧患者の死による家族の精神的苦痛の軽減・克服，生活の再設計を援助すること。

　⑨療養中の患者や家族の心理的・社会的問題の解決援助のために患者会，家族会等を育成，支援すること。

（2）退院援助

　生活と傷病や障害の状況から退院・退所に伴い生ずる心理的・社会的問題の予防や早期の対応を行うため，社会福祉の専門的知識及び技術に基づき，これらの諸問題を予測し，退院・退所後の選択肢を説明し，相談に応じ，次のような解決，調整に必要な援助を行う。

　　①地域における在宅ケア諸サービス等についての情報を整備し，関係機関，関係職種等との連携の下に，退院・退所する患者の生活及び療養の場の確保について話し合いを行うとともに，傷病や障害の状況に応じたサービスの利用の方向性を検討し，これに基づいた援助を行うこと。

　　②介護保険制度の利用が予想される場合，制度の説明を行い，その利用の支援を行うこと。また，この場合，介護支援専門員等と連携を図り，患者，家族の了解を得た上で入院中に訪問調査を依頼するなど，退院準備について関係者に相談・協議すること。

　　③退院・退所後においても引き続き必要な医療を受け，地域の中で生活をすることができるよう，患者の多様なニーズを把握し，転院のための医療機関，退院・退所後の介護保険施設，社会福祉施設等利用可能な地域の社会資源の選定を援助すること。なお，その際には，患者の傷病・障害の状況に十分留意すること。

　　④転院，在宅医療等に伴う患者，家族の不安等の問題の解決を援助すること。

　　⑤住居の確保，傷病や障害に適した改修等住居問題の解決を援助すること。

（3）社会復帰援助

　退院・退所後において，社会復帰が円滑に進むように，社会福祉の専門的知識及び技術に基づき，次のような援助を行う。

　　①患者の職場や学校と調整を行い，復職，復学を援助すること。

　　②関係機関，関係職種との連携や訪問活動等により，社会復帰が円滑に進むように転院，退院・退所後の心理的・社会的問題の解決を援助すること。

（4）受診・受療援助

　入院，入院外を問わず，患者やその家族等に対する次のような受診，受療の援助を行う。

　　①生活と傷病の状況に適切に対応した医療の受け方，病院・診療所の機能等の情報提供等を行うこと。

　　②診断，治療を拒否するなど医師等の医療上の指導を受け入れない場合に，その理由となっている心理的・社会的問題について情報を収集し，問題の解決を援助すること。

　　③診断，治療内容に関する不安がある場合に，患者，家族の心理的・社会的状況を踏まえて，その理解を援助すること。

　　④心理的・社会的原因で症状の出る患者について情報を収集し，医師等へ提供するとともに，人間関係の調整，社会資源の活用等による問題の解決を援助すること。

　　⑤入退院・入退所の判定に関する委員会が設けられている場合には，これに参加し，経済的，心理的・社会的観点から必要な情報の提供を行うこと。

　　⑥その他診療に参考となる情報を収集し，医師，看護師等へ提供すること。

　　⑦通所リハビリテーション等の支援，集団療法のためのアルコール依存症者の会等の育成，支援を行うこと。

（5）経済的問題の解決，調整援助

　入院，入院外を問わず，患者が医療費，生活費に困っている場合に，社会福祉，社会保険等の機関と連携を図りながら，福祉，保険等関係諸制度を活用できるように援助する。

（6）地域活動

　患者のニーズに合致したサービスが地域において提供されるよう，関係機関，関係職種等と連携し，地域の保健医療福祉システムづくりに次のような参画を行う。

　　①他の保健医療機関，保健所，市町村等と連携して地域の患者会，家族会等を育成，支援すること。

　　②他の保健医療機関，福祉関係機関等と連携し，保健・医療・福祉に係る地域のボランティアを育成，支援すること。

　　③地域ケア会議等を通じて保健医療の場から患者の在宅ケアを支援し，地域ケアシステムづくりへ参画するなど，地域におけるネットワークづくりに貢献すること。

　　④関係機関，関係職種等と連携し，高齢者，精神障害者等の在宅ケアや社会復帰について地域の理解を求め，普及を進めること。

三　業務の方法等

　保健医療の場において患者やその家族を対象としてソーシャルワークを行う場合に採るべき方法・留意点は次のとおりである。

（1）個別援助に係る業務の具体的展開

　患者，家族への直接的な個別援助では，面接を重視するとともに，患者，家族との信頼関係を基盤としつつ，医療ソーシャルワーカーの認識やそれに基づく援助が患者，家族の意思を適切に反映するものであるかについて，継続的なアセスメントが必要である。

　具体的展開としては，まず，患者，家族や他の保健医療スタッフ等から相談依頼を受理した後の初期の面接では，患者，家族の感情を率直に受け止め，信頼関係を形成するとともに，主訴等を聴取して問題を把握し，課題を整理・検討する。次に，患者及び家族から得た情報に，他の保健医療スタッフ等からの情報を加え，整理，分析して課題を明らかにする。援助の方向性や内容を検討した上で，援助の目標を設定し，課題の優先順位に応じて，援助の実施方法の選定や計画の作成を行う。援助の実施に際しては，面接やグループワークを通じた心理面での支援，社会資源に関する情報提供と活用の調整等の方法が用いられるが，その有効性について，絶えず確認を行い，有効な場合には，患者，家族と合意の上で終結の段階に入る。また，モニタリングの結果によっては，問題解決により適した援助の方法へ変更する。

（2）患者の主体性の尊重

　保健医療の場においては，患者が自らの健康を自らが守ろうとする主体性をもって予防や治療及び社会復帰に取り組むことが重要である。したがって，次の点に留意することが必要である。

　　①業務に当たっては，傷病に加えて経済的，心理的・社会的問題を抱えた患者が，適切に判断ができるよう，患者の積極的な関わりの下，患者自身の状況把握や問題整理を援助し，解決方策の選択肢の提示等を行うこと。

　　②問題解決のための代行等は，必要な場合に限るものとし，患者の自律性，主体性を尊重するようにすること。

（3）プライバシーの保護

　一般に，保健医療の場においては，患者の傷病に関する個人情報に係るので，プライバシーの保護は当然であり，医療ソーシャルワーカーは，社会的に求められる守秘義務を遵守し，高い倫理性を保持する必要がある。また，傷病に関する情報に加えて，経済的，心理的，社会的な個人情報にも係ること，また，援助のために患者以外の第三者との連絡調整等を行うことから，次の点に特に留意することが必要である。

　　①個人情報の収集は援助に必要な範囲に限ること。

　　②面接や電話は，独立した相談室で行う等第三者に内容が聞こえないようにすること。

　　③記録等は，個人情報を第三者が了解なく入手できないように保管すること。

　　④第三者との連絡調整を行うために本人の状況を説明する場合も含め，本人の了解なしに個人情報を漏らさないこと。

　　⑤第三者からの情報の収集自体がその第三者に患者の個人情報を把握させてしまうこともあるので十分留意すること。

　　⑥患者からの求めがあった場合には，できる限り患者についての情報を説明すること。ただし，医療に関する情報については，説明の可否を含め，医師の指示を受けること。

（4）他の保健医療スタッフ及び地域の関係機関との連携

　保健医療の場においては，患者に対し様々な職種の者が，病院内あるいは地域において，チームを組んで関わっており，また，患者の経済的，心理的・社会的問題と傷病の状況が密接に関連していることも多いので，医師の医学的判断を踏まえ，また，他の保健医療スタッフと常に連携を密にすることが重要である。したがって，次の点に留意が必要である。

　　①他の保健医療スタッフからの依頼や情報により，医療ソーシャルワーカーが係るべきケースについて把握すること。

　　②対象患者について，他の保健医療スタッフから必要な情報提供を受けると同時に，診療や看護，保健指導等に参考となる経済的，心理的・社会的側面の情報を提供する等相互に情報や意見の交換をすること。

　　③ケース・カンファレンスや入退院・入退所の判定に関する委員会が設けられている場合にはこれへの参加等により，他の保健医療スタッフと共同で検討するとともに，保健医療状況についての一般的な理解を深めること。

　　④必要に応じ，他の保健医療スタッフと共同で業務を行うこと。

　　⑤医療ソーシャルワーカーは，地域の社会資源との接点として，広範で多様なネットワークを構築し，地域の関係機関，関係職種，患者の家族，友人，患者会，家族会等と十分な連携・協力を図ること。

　　⑥地域の関係機関の提供しているサービスを十分把握し，患者に対し，医療，保健，福祉，教育，就労等のサービスが総合的に提供されるよう，また，必要に応じて新たな社会資源の開発が図られるよう，十分連携をとること。

⑦ニーズに基づいたケア計画に沿って，様々なサービスを一体的・総合的に提供する支援方法として，近年，ケアマネジメントの手法が広く普及しているが，高齢者や精神障害者，難病患者等が，できる限り地域や家庭において自立した生活を送ることができるよう，地域においてケアマネジメントに携わる関係機関，関係職種等と十分に連携・協力を図りながら業務を行うこと。

（5）受診・受療援助と医師の指示

医療ソーシャルワーカーが業務を行うに当たっては，（4）で述べたとおり，チームの一員として，医師の医学的判断を踏まえ，また，他の保健医療スタッフとの連携を密にすることが重要であるが，なかでも二の（4）に掲げる受診・受療援助は，医療と特に密接な関連があるので，医師の指示を受けて行うことが必要である。特に，次の点に留意が必要である。

① 医師からの指示により援助を行う場合はもとより，患者，家族から直接に受診・受療についての相談を受けた場合及び医療ソーシャルワーカーが自分で問題を発見した場合等も，医師に相談し，医師の指示を受けて援助を行うこと。

② 受診・受療援助の過程においても，適宜医師に報告し，指示を受けること。

③ 医師の指示を受けるに際して，必要に応じ，経済的，心理的・社会的観点から意見を述べること。

（6）問題の予測と計画的対応

① 実際に問題が生じ，相談を受けてから業務を開始するのではなく，社会福祉の専門的知識及び技術を駆使して生活と傷病の状況から生ずる問題を予測し，予防的，計画的な対応を行うこと。

② 特に退院援助，社会復帰援助には時間を要するものが多いので入院，受療開始のできるかぎり早い時期から問題を予測し，患者の総合的なニーズを把握し，病院内あるいは地域の関係機関，関係職種等との連携の下に，具体的な目標を設定するなど，計画的，継続的な対応を行うこと。

（7）記録の作成等

① 問題点を明確にし，専門的援助を行うために患者ごとに記録を作成すること。

② 記録をもとに医師等への報告，連絡を行うとともに，必要に応じ，在宅ケア，社会復帰の支援等のため，地域の関係機関，関係職種等への情報提供を行うこと。その場合，（3）で述べたとおり，プライバシーの保護に十分留意する必要がある。

③ 記録をもとに，業務分析，業務評価を行うこと。

四　その他

医療ソーシャルワーカーがその業務を適切に果たすために次のような環境整備が望まれる。

（1）組織上の位置付け

保健医療機関の規模等にもよるが，できれば組織内に医療ソーシャルワークの部門を設けることが望ましい。医療ソーシャルワークの部門を設けられない場合には，診療部，地域医療部，保健指導部等他の保健医療スタッフと連携を採りやすい部門に位置付けることが望ましい。事務部門に位置付ける場合にも，診療部門等の諸会議のメンバーにする等日常的に他の保健医療スタッフと連携を採れるような位置付けを行うこと。

（2）患者，家族等からの理解

病院案内パンフレット，院内掲示等により医療ソーシャルワーカーの存在，業務，利用のしかた等について患者，家族等からの理解を得るように努め，患者，家族が必要に応じ安心して適切にサービスを利用できるようにすること。また，地域社会からも，医療ソーシャルワーカーの存在，業務内容について理解を得るよう努力すること。医療ソーシャルワーカーが十分に活用されるためには，相談することのできる時間帯や場所等について患者の利便性を考慮する，関連機関との密接な連絡体制を整備する等の対応が必要である。

（3）研修等

医療・保健・福祉をめぐる諸制度の変化，諸科学の進歩に対応した業務の適正な遂行，多様化する患者のニーズに的確に対応する観点から，社会福祉等に関する専門的知識及び技術の向上を図ること等を目的とする研修及び調査，研究を行うこと。なお，三（3）プライバシーの保護に係る留意事項や一定の医学的知識の習得についても配慮する必要があること。

また，経験年数や職責に応じた体系的な研修を行うことにより，効率的に資質の向上を図るよう努めることが必要である。

索引

執筆者一覧

【編集委員／執筆】

代表　村上須賀子　　広島文化学園大学 人間健康学部 教授

　　　大垣　京子　　医療法人武田内科 相談室

　　　小嶋　章吾　　国際医療福祉大学 医療福祉学部／大学院 教授

　　　中川　美幸　　早良病院 医療社会福祉部

【推薦のことば】

　　　京極　高宣　　日本医療ソーシャルワーク学会 顧問

【執筆（50音順）】

　　　伊原　和人　　厚生労働省 政策統括官（総合政策担当）

　　　今村　浩司　　西南女学院大学 保健福祉学部 教授

　　　岩田　夕佳　　医療法人社団ときわ 経営企画部

　　　小畑　正孝　　医療法人社団ときわ 理事長（医師）

　　　折原　重光　　医療法人恵会 光風台病院 企画運営部

　　　笠藤　晋也　　大阪府済生会 中津特別養護老人ホーム喜久寿苑
　　　　　　　　　　梅田東地域在宅サービスステーション

　　　梶平　幸子　　医療法人社団広仁会 広瀬病院 地域医療連携室

　　　柏木　秀行　　株式会社麻生 飯塚病院 連携医療・緩和ケア科（医師）

　　　梶原　　順　　済生会唐津病院 医療福祉相談室

　　　加藤　雅江　　杏林大学 保健学部 健康福祉学科 教授

　　　加藤　洋子　　帝京科学大学 医療科学部／大学院 教授

　　　金蔵　常一　　アップルハート柏の森ケアプランセンター

　　　河村　隆史　　医療法人社団共愛会 己斐ヶ丘病院 生活支援部

　　　黒木　信之　　名古屋医療福祉相談所 所長

　　　小島　好子　　自治医科大学附属病院 患者サポートセンター 医療福祉相談室

　　　才津　旭弘　　球磨郡公立多良木病院 内科・総合診療科（医師）
　　　　　　　　　　古屋敷診療所 所長

　　　佐々木哲二郎　一般社団法人まちづくり四日市役場

首藤美奈子	国立病院機構 九州医療センター AIDS/HIV総合治療センター
髙石麗理湖	一般社団法人巨樹の会 原宿リハビリテーション病院 医療福祉総合相談室
田川　雄一	広島国際大学 医療福祉学部 助教
竹内　啓祐	小坂内科医院（院長）／広島大学 医学部 客員教授
竹尾　明子	医療法人社団恵愛会 介護老人保健施設希望の園
土肥　尚浩	一般社団法人熊本県医療ソーシャルワーカー協会
長尾　哲彦	特定医療法人社団三光会 誠愛リハビリテーション病院（院長）
西田　弥生	医療法人要会 かなめクリニック
橋本　康男	日本赤十字広島看護大学 非常勤講師
長谷　好記	広島国際大学 総合リハビリテーション学部 教授（医師）
畑　香理	福岡県立大学 人間社会学部 助教
畠山　稔	仙台市立病院 医療福祉相談室
服部　美栄	関西医科大学香里病院 地域医療連携部
早川　浩	早川クリニック（院長）
古寺　愛子	広島市立病院機構 広島市立広島市民病院 医療支援センター
前田　宏	国立病院機構 南九州病院 地域医療連携室
宮本　佳子	帝京科学大学 医療科学部 助教
村岡　則子	聖カタリナ大学 人間健康福祉学部 教授
村田　朱	広島逓信病院 地域連携・医療福祉相談室
森﨑　千晴	医療法人ハートフル 相談支援事業所あおぞら
藪下　茂樹	三重県厚生連 鈴鹿中央総合病院 社会福祉科
山地　恭子	広島医療生活協同組合 広島共立病院 医療福祉相談室
渡邊佳代子	広島市立病院機構 広島市立舟入病院 医療支援室
和田　光徳	兵庫大学 生涯福祉学部 教授

【表紙絵】　久留井真理

医療ソーシャルワーク実践テキスト

2018年9月21日 発行　　　第1版第1刷
2021年9月27日 発行　　　第2版第1刷

企　画：日総研グループ

編集：日本医療ソーシャルワーク学会©

代　表　岸田良平

発行所：日総研出版

本部　〒451-0051 名古屋市西区則武新町3－7－15(日総研ビル)　☎ (052)569－5628　　FAX (052)561－1218

日総研お客様センター　電話 0120-057671 FAX 0120-052690　名古屋市中村区則武本通1－38 日総研グループ縁ビル 〒453-0017

札幌	☎ (011)272－1821　　FAX (011)272－1822 〒060-0001 札幌市中央区北1条西3－2(井門札幌ビル)	**広島**	☎ (082)227－5668　　FAX (082)227－1691 〒730-0013 広島市中区八丁堀1－23－215
仙台	☎ (022)261－7660　　FAX (022)261－7661 〒984-0816 仙台市若林区河原町1－5－15－1502	**福岡**	☎ (092)414－9311　　FAX (092)414－9313 〒812-0011 福岡市博多区博多駅前2－20－15(第7岡部ビル)
東京	☎ (03)5281－3721　　FAX (03)5281－3675 〒101-0062 東京都千代田区神田駿河台2－1－47(廣瀬お茶の水ビル)	**編集**	☎ (052)569－5665　　FAX (052)569－5686 〒451-0051 名古屋市西区則武新町3－7－15(日総研ビル)
名古屋	☎ (052)569－5628　　FAX (052)561－1218 〒451-0051 名古屋市西区則武新町3－7－15(日総研ビル)	**商品 センター**	☎ (052)443－7368　　FAX (052)443－7621 〒490-1112 愛知県あま市上萱津大門100
大阪	☎ (06)6262－3215　　FAX (06)6262－3218 〒541-8580 大阪市中央区安土町3－3－9(田村駒ビル)		この本に関するご意見は，ホームページまたは Eメールでお寄せください。E-mail cs＠nissoken.com

研修会・出版の最新情報は

www.nissoken.com

日総研　 検索